U0236071

新编养老护理师实务

XINBIAN YANGLAO HULISHI SHIWU

主　编　黄　琳

副主编　隋国辉　蔡山彤　张　翼

　　　　黄莉莎　杜吉利

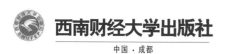

西南财经大学出版社

中国·成都

图书在版编目（CIP）数据

新编养老护理师实务/黄琳主编.—成都:西南财经大学出版社,2021.6
(2023.4重印)
ISBN 978-7-5504-4546-8

Ⅰ.①新… Ⅱ.①黄… Ⅲ.①老年人—护理学 Ⅳ.①R473.59

中国版本图书馆 CIP 数据核字(2020)第 172710 号

新编养老护理师实务

主　编　黄　琳

副主编　隋国辉　蔡山彤　张　翼　黄莉莎　杜吉利

责任编辑:李特军

封面设计:杨红鹰　张姗姗

责任印制:朱曼丽

出版发行	西南财经大学出版社(四川省成都市光华村街 55 号)
网　　址	http://cbs.swufe.edu.cn
电子邮件	bookcj@swufe.edu.cn
邮政编码	610074
电　　话	028-87353785
照　　排	四川胜翔数码印务设计有限公司
印　　刷	郫县犀浦印刷厂
成品尺寸	185mm×260mm
印　　张	19
字　　数	412 千字
版　　次	2021 年 6 月第 1 版
印　　次	2023 年 4 月第 5 次印刷
印　　数	10001— 12000 册
书　　号	ISBN 978-7-5504-4546-8
定　　价	45.00 元

新编养老护理师实务
编 委 会

主　编　黄　琳

副主编　隋国辉　蔡山彤　张　翼

　　　　　黄莉莎　杜吉利

编　委　曾　莲　黄丹凤　陈时奉

　　　　　席　丽　蒋　研　范之维

　　　　　黄　琴　赵学红　谢秋菊

　　　　　孟维雅

主审单位　贵州省养老服务指导中心

序

近年来，国务院先后出台《国务院关于加快发展养老服务业的若干意见》《关于促进健康服务业发展的若干意见》，在《中共中央关于制定国民经济和社会发展第十四个五年规划和二〇三五年远景目标的建议》中提出，"推动养老事业和养老产业协同发展，健全基本养老服务体系，发展普惠型养老服务和互助性养老，支持家庭承担养老功能，培育养老新业态，构建居家社区机构相协调、医养康养相结合的养老服务体系，健全养老服务综合监管制度"。健康养老已经成为党和国家重要的战略发展领域。随着人口老龄化程度的加深，社会对老年照护服务的需求不断上升，对老年照护服务从业者的专业知识、技能、职业道德都有了更高要求，因此培养养老专业化、职业化的照护队伍势在必行。由黄琳同志主编的《新编养老护理师实务》教材，从实际出发，突出实用性，兼顾知识体系的完整性。本书分为上下两篇，总共二十三章，主要涵盖养老护理师初级及中级内容，内容包含：职业认知及认识老年人、营养与饮食照料、清洁照料、排泄照料、老年人搬运、睡眠照料、冷热应用、沟通交流、观察与记录、老年人常见的急救技术、康乐活动、安全防护与意外事故预防、给药、风险应对、护理技术、失智照护、皮肤护理、康复护理、心理护理、老年人常见疾病的护理、感染防控、消防安全、安宁疗护。

该书在编写过程中，以案例导学，以养老护理岗位工作内容及技能要求为依据，参照国家职业标准，以职业活动为导向，以知识和职业技能的掌握为核心。

本教材可作为养老服务行业从业者职业技能培训参考教材，也可供职业院校相关专业师生参考使用，助力中国养老专业照护质量的提升。

蔡山彤

2020 年 12 月于成都

前言

QIANYAN

《新编养老护理师实务》一书的编写是为了让老年照护者做到医养结合，使老年照护者不仅要有医护思维，还要有关注老年人身心需求的能力，做到全方位照护长者。目前我国养老专业人才队伍短缺，总量亟待扩大。截至 2018 年年底，我国 60 岁老年人口已达 2.5 亿，其中需要照护的失能半失能老年人超过 4 000 万，需要的养老护理人员至少 1 000 万，然而我国养老护理人员极度缺乏，养老服务的质量有待提高。因此，本书编者旨在使老年照护者能给老年人提供专业服务，使养老服务朝着专业化、职业化、人文化方向发展。

《新编养老护理师实务》从一线养老工作人员所需知识与技能，满足长者身体需求、心理精神需求、社会需求出发，使养老照护者通过理论和操作技能的学习，可以了解人体基本结构和系统的功能，熟悉人体各组织器官的衰老表现，掌握老年人特有的身心特点、常见疾病以及适合老年人的饮食营养、运动、安全、卫生与防护，具备生活照料、基础护理、心理护理、急救护理等相关知识与技能，熟悉养老服务行业相关政策、法规，养老机构服务标准及养老护理工作职业工作规范，达到为不同阶段的老年人进行护理服务的职业要求。

本书的编写人员有长期从事一线临床养老服务工作的护理人员，也包含社会工作师、心理学教师、药学教师等人员。由于时间仓促，编者水平有限，本书目前只涵盖养老护理师初级及中级部分内容，关于养老护理师高级部分内容尚待完善，本书内容难免有疏漏不当之处，恳请读者批评指正。

编者

2020 年 8 月

M目录

MULU

上 篇

第一章 职业认知及认识老年人 ······················· (003)

    第一节 养老护理师的工作内容和职业规范 ··········· (004)

    第二节 人口老龄化的社会现状、特点及发展趋势 ······· (007)

    第三节 老年人的心理特征及心理变化影响因素 ········· (008)

    第四节 老年人各系统衰老表现 ··················· (011)

第二章 营养与饮食照料 ··························· (015)

    第一节 老年人的营养素需求及饮食种类 ············· (016)

    第二节 老化对饮食的影响及老年人的不良饮食习惯 ····· (018)

    第三节 不同类型老年人的营养补充原则 ············· (020)

    第四节 老年人的进食体位 ······················· (023)

    第五节 老年人的进食观察及进食协助 ··············· (025)

    第六节 鼻饲老年人的进食照料 ··················· (027)

第三章 清洁照料 ······························· (030)

    第一节 老年人的生活环境照料 ··················· (031)

    第二节 床铺的整理与被服的更换 ················· (033)

    第三节 老年人的口腔照护 ······················· (036)

    第四节 老年人的头发养护 ······················· (042)

    第五节 老年人的指（趾）甲修剪 ················· (046)

    第六节 老年人的皮肤清洁 ······················· (047)

    第七节 老年人仪容仪表的修饰 ··················· (050)

    第八节 手卫生 ······························· (054)

第四章　排泄照料 ·· （058）

　　第一节　老年人的排泄照料 ·· （059）

　　第二节　老年人的便秘照料 ·· （063）

　　第三节　老年人的肠造瘘护理 ··· （066）

　　第四节　老年人的留置导尿照料 ·· （068）

第五章　老年人搬运 ·· （071）

　　第一节　老年人辅助工具的使用 ·· （072）

　　第二节　老年人体位更换 ··· （078）

第六章　睡眠照料 ·· （088）

　　第一节　老年人的睡眠环境及准备 ··· （089）

　　第二节　老年人的睡眠习惯 ·· （091）

　　第三节　老年人的睡眠观察要点 ·· （092）

第七章　冷热应用 ·· （094）

　　第一节　老年人皮肤观察与体温测量 ······································ （095）

　　第二节　老年人的冷疗应用 ·· （098）

　　第三节　老年人的热疗应用 ·· （104）

第八章　沟通交流 ·· （109）

　　第一节　与老年人沟通交流的类型和方法 ································· （110）

　　第二节　与老年人沟通的常用技巧 ··· （112）

　　第三节　冲突发生过程和沟通注意事项 ···································· （114）

　　第四节　与听力、言语障碍的老年人沟通交流 ·························· （115）

第九章　观察与记录 ·· （117）

　　第一节　观察与记录要点 ··· （118）

　　第二节　观察与记录实训 ··· （124）

第十章　老年人常见的急救技术 ································· (127)

　　第一节　老年人的心肺复苏术 ····························· (128)

　　第二节　烫伤的护理 ······································· (131)

　　第三节　老年人噎食的护理 ································· (132)

　　第四节　老年人低血糖的护理 ····························· (134)

第十一章　康乐活动 ··· (136)

　　第一节　健身器材的使用 ··································· (137)

　　第二节　老年人的文体娱乐活动 ··························· (139)

第十二章　安全防护与意外事故预防 ··························· (143)

　　第一节　老年人的安全防护基本规范 ······················· (144)

　　第二节　老年人的人身安全防护 ··························· (146)

　　第三节　养老机构安全防护基本规范 ······················· (149)

下　篇

第十三章　给药 ··· (153)

　　第一节　药物概述 ··· (154)

　　第二节　常见的用药方法 ··································· (155)

　　第三节　用药后的护理 ····································· (157)

第十四章　风险应对 ··· (159)

第十五章　护理技术 ··· (167)

　　第一节　吸氧 ··· (168)

　　第二节　吸痰 ··· (169)

第十六章　失智照护 ··· (171)

　　第一节　失智概述 ··· (172)

　　第二节　失智的预防和护理 ································· (178)

第十七章　皮肤护理 ··· （184）

　　第一节　皮肤评估 ·· （185）

　　第二节　压疮的预防与护理 ··· （188）

第十八章　康复护理 ··· （199）

　　第一节　康复评估 ·· （200）

　　第二节　认知训练 ·· （207）

　　第三节　功能促进 ·· （210）

第十九章　心理护理 ··· （228）

　　第一节　心理健康概述 ·· （228）

　　第二节　老年人常见的心理问题以及识别方法 ················· （230）

　　第三节　老年人的心理健康维护与人际关系调节 ··············· （235）

第二十章　老年人常见疾病的护理 ····································· （237）

　　第一节　高血压的护理 ·· （238）

　　第二节　冠心病的护理 ·· （240）

　　第三节　糖尿病的护理 ·· （241）

　　第四节　帕金森综合征的护理 ····································· （243）

第二十一章　感染防控 ··· （245）

　　第一节　环境及物品的清洁、消毒 ································ （246）

　　第二节　老年人隔离技术 ··· （249）

　　第三节　老年人常见传染病 ·· （251）

　　第四节　新型冠状病毒肺炎流行期间养老机构感染防控 ········ （253）

第二十二章　消防安全 ··· （256）

　　第一节　火灾的预防措施 ··· （257）

　　第二节　逃生方法 ·· （257）

　　第三节　灭火器的使用方法 ·· （258）

第二十三章　安宁疗护 ··· （260）

第一节　安宁疗护概述 ·· （261）

第二节　临终老年人及其家属的护理 ······································ （262）

第三节　临终老年人死亡后的护理 ·· （265）

附录　实训项目 ··· （268）

实训一　鼻饲喂食法 ·· （268）

实训二　口腔护理 ··· （271）

实训三　协助床上排便及更换尿垫 ··· （274）

实训四　床向轮椅转运 ·· （277）

实训五　床向平车转运 ·· （279）

实训六　温水擦浴 ··· （282）

实训七　心肺复苏术 ·· （285）

实训八　海姆利克法 ·· （289）

附件 ··· （291）

附件1　中华人民共和国老年人权益保障法 ······························ （291）

附件2　中华人民共和国劳动法 ·· （291）

附件3　中华人民共和国劳动合同法 ·· （291）

附件4　中华人民共和国消防法 ·· （292）

附件5　中华人民共和国食品卫生安全法 ·································· （292）

上 篇

第一章　职业认知及认识老年人

学习目标

1. 掌握养老护理师的工作内容及职业规范。
2. 熟悉老年人各系统衰老的表现。
3. 了解我国人口老龄化的现状、特点及发展趋势；了解老年人的心理、社会、思想特征。

案例导学与分析

案例导学

国家统计局数据显示，截至 2018 年年底，我国 60 岁及以上老年人口已达 2.5 亿，占总人口的 18.1%。预计到 2050 年，中国老年人口数将达到 4.87 亿，约占总人口的 35%。自 1999 年我国进入人口老龄化社会起，到 2018 年，我国老年人口已净增近 2 亿。

如此庞大的老年人口数量，挑战着我国的社会保障体系和社会养老系统。基于我国目前的经济水平，国家做出了很多应对人口老年化的政策调整，建设了一系列民生工程，但是老龄化带来的问题依然很严峻，需要社会各界的共同参与，让老年人老有所医、老有所养、晚年幸福。

分析：

说出你所在省市近几年的针对老年人的民生工程和福利措施。

第一节　养老护理师的工作内容和职业规范

一、养老护理师的工作内容

养老护理师是指对老年人生活进行照料、护理的服务人员。养老护理的基本任务是根据老年人的生理和心理特点及社会需要，专门为老年人提供日常生活照料、疾病护理、心理护理等常用护理技术。

中国已经提前进入老龄化社会。据国家统计局的数据显示，截至 2018 年年底，我国 60 岁及以上的老年人口已达 2.5 亿，占全国人口的 18.1%，这一比例还将大幅增加。因此，养老护理师成为新的热门职业。为使此行业更加规范，国家有关部门根据相关规定制定了《养老护理员国家职业技能标准（2019 版）》，今后凡从事老年护理工作的人员均要通过专业培训，取得职业资格证书后才能上岗。

二、养老护理师职业规范

（一）养老护理师的职业守则

1. 尊老敬老，以人为本

养老护理师在工作中要处处为老年人着想，在实际行动中体现"以老年人为本"的服务理念，使老年人从养老护理师的工作中感受到尊敬与关怀。

2. 服务第一，爱岗敬业

养老护理师的工作对象是老年人，因此为老年人服务是第一位的。老年人的需要就是对养老护理师的要求。时时处处为老年人着想，急老年人所急，想老年人所想，全心全意为老年人服务是养老护理师职业素质的基本要求。养老护理师只有树立"服务第一"的思想，将其作为工作行为的指导，并落到实处，才能赢得信任和社会赞誉。

3. 遵章守法，自律奉献

养老护理师首先要树立严格的法制观念，认真学习和遵守国家的法律、法规，特别是有关尊老、敬老和维护老年人权益的法律、法规，使自己的一言一行都符合法律、法规的要求，做遵章守法的好公民。其次，养老护理师要遵守社会公德，遵守社会活动中最简单、最起码的公共生活准则。最后，养老护理师要遵守其职业道德和工作守则，爱老、敬老，热忱地为老年人服务，不断提高养老护理工作的质量。

（二）养老护理师的工作要求

1. 老年人生活困难较多，照顾时要有耐心

（1）保持老年人的个人卫生。一些高龄、患病的老年人在日常生活中不能自理，不能

保持个人的清洁卫生，需要养老护理师的帮助。

（2）每日护理。养老护理师要帮助老年人早晚洗脸、刷牙；对于戴有活动假牙的老年人，要注意假牙的护理；每晚睡前要为老年人洗脚，天气热时还要为老年人擦身或洗澡。

（3）每周护理。养老护理师每周要为老年人洗头、洗澡1~2次，换洗内衣、床单1~2次。衣服、被褥若被打湿或弄脏要及时更换，以保持皮肤的清洁卫生。

（4）对于自己不能活动或长期卧床的老年人，养老护理师要做到保持其床铺平整、清洁，定时协助其更换卧位，一般2小时翻身1次。

（5）协助老年人翻身后要观察老年人的皮肤有无褥疮。

（6）对肢体瘫痪、大小便失禁的老年人，要随时协助其更换床单、被褥，以保持老年人身体的清洁和舒适，避免发生褥疮。

（7）老年人的衣着要合体、舒适、保暖。

（8）老年人外出时要戴帽子。冬季可避免受凉，夏季可遮挡阳光。

（9）老年人的鞋袜要舒适。夏季适宜穿轻便、宽松或软牛皮便鞋，冬季适宜穿保暖性能好、轻便、防滑的棉鞋。老年人的袜子应为宽口的棉制品。

2. 对老年人的饮食照顾要周到

（1）饮食照顾要周到。老年人由于牙齿松动或缺失，对较硬的食物咀嚼困难，吃饭慢，食量少，常常饭没吃完就凉了。养老护理师要及时发现，将饭菜重新加热，食物应煮得软烂、可口。

（2）设法满足老年人的营养需要。有的老年人味觉与嗅觉功能减退，常感到食物没有味道，影响食欲和进食量，但老年人又不能吃过多的盐及糖类，此时养老护理师不但要满足老年人的营养需求，还要设法使老年人增加进食量，享受进食的愉悦。

（3）注意进食的安全。对不能自理的老年人，养老护理师要帮助老年人进食。

3. 对老年人排泄的照顾要熟练、耐心

老年人活动少，肠蠕动减慢，再加上平时进食、饮水不足，食物过于精细，容易发生便秘，又易因饮食不当或疾病导致腹泻；个别老年人因衰老、疾病或肛门、尿道括约肌的神经功能失调而易造成大小便失禁等。因此，养老护理师在照顾老年人排泄时应熟练、耐心。

4. 老年人易发生睡眠障碍，需仔细观察和照顾

（1）老年人的睡眠时间要充足。健康的老年人每天需要有8小时以上的睡眠，70~80岁的老年人每天应睡眠9小时以上，80~90岁的老年人每天应睡眠10小时以上。

（2）及时发现老年人睡眠障碍。睡眠障碍是老年人经常发生的健康问题，如失眠、早醒、入睡难等。

5. 老年人感官系统的功能下降，需要特殊照顾

老年人的视力、听力减退，使老年人与外界沟通困难。长此以往，这会对老年人的身

心健康造成不良影响。养老护理师要设法帮助老年人弥补因视力、听力减退造成的困难。

6. 老年人安全保护

（1）注意环境的安全设施。养老护理师在布置老年人的室内及室外环境时，应注意老年人的安全，如室内家具及物品等的摆放，要考虑老年人的需求，以防造成老年人的损伤。养老护理师要强化安全意识，对自理困难的老年人要避免其坠床，对使用热水袋的老年人要防止烫伤。

（2）了解老年人的心理状态。有的老年人不服老或是怕麻烦别人，在生活中，坚持自己的事情自己去做，如爬高取放物品而发生跌倒、摔伤等意外。因此，养老护理师照顾老年人时，应根据具体情况给予照顾。

（3）做好老年人活动时的安全照顾。经常在室内和户外活动有益于老年人的身心健康。要选择天气晴朗时外出活动，外出时间不要太长，每次 30 分钟到 1 小时，每日 2 次，以防老年人疲劳。提醒外出老年人走路要慢，注意安全，并一直陪伴在身边，以防发生意外。

（4）进食中预防误吸、误服。老年人在进食、饮水时易发生呛咳、噎食或误吸等情况，养老护理师要特别注意，要在老年人进食、饮水时做好指导。老年人进食应采取坐位或半坐位。对不能坐起的老年人，养老护理师要将其上半身抬高 30°～50°再进食，以防呛咳、误吸。

7. 要注意预防感染

老年人的免疫力下降，其易患感染性疾病，尤其是呼吸系统与泌尿系统感染性疾病。因此，在对老年人的照顾中，养老护理师要注意预防感染。

（1）养老护理师要注意做好老年人的保暖工作。

（2）老年人要重视口腔及身体各部位的清洁卫生。

（3）养老护理师要经常对老年人的生活环境进行清洁。

（4）老年人要注意饮食卫生。

（5）养老护理师指导老年人不要随地吐痰，要经常洗手。

（6）养老护理师要鼓励能自理的老年人锻炼身体，以增强抗病能力，预防疾病。

（7）养老护理师在照顾老年人前后也要认真洗手。

8. 随时注意观察老年人的身体状况

老年人机体反应能力下降，其患病后常没有典型的临床症状，这使得老年人患病不易被及时发现，也容易被忽略或误诊，从而使老年人不能及时得到治疗，延误了病情。因此养老护理师应随时注意观察老年人的身体状况，如发现异常表现，即使是最细微的表现，也要引起重视。

第二节　人口老龄化的社会现状、特点及发展趋势

一、我国老龄化社会现状

由于我国人口老龄化具有人口基数大、增长速度快、高龄化趋势明显、地区差异较大、失独和空巢老年人比重高、老龄化与社会经济水平不相适应等特点，因此，"未富先老"与"未备先老"是中国人口老龄化的最大问题和挑战。

自改革开放以来，我国经济保持高速增长的态势，社会财富不断累积，国民生活水平明显提高。历经几十年的高速发展，中国已在 2010 年成功超越日本成为仅次于美国的世界第二大经济体，但由于中国人口基数庞大，人均国内生产总值的排名依然落后，我国仍然处于发展中国家行列。

严格地讲，我国人口老龄化超前于现代化，我国的老年人面临着贫困、疾病、失能、缺乏照料和心理关爱等诸多困难和问题。

经济增长速度超过人口老龄化速度是解决人口老龄化问题的关键。

人口老龄化的加速，使照护老年人的成本上升，公共及个人资源的负荷增大，储蓄率降低，人口红利消失，退休金储备日趋紧张，公共财政负担加重，甚至会推高债务付息支出，从而对经济增长产生不可估量的影响。因此，在人口老龄化加速不可避免的情况下，通过合理配置资源，保持经济持续稳健增长，是应对我国人口老龄化问题的核心和关键。

养老保险制度作为社会保障制度中最重要的内容，无论是现收现付制、完全积累制还是目前采用的"统账结合"部分积累制，都是建立在社会财富不断积累的基础上的。从宏观上讲，只要一个国家每年创造的财富大于每年消耗的财富，这个国家的健康发展将得以持续，人口老龄化的问题则能通过社会财富再分配的方式来解决。

二、我国老龄化的特点与发展趋势

（1）老年人口绝对数量大。国家统计局发布的数据显示，截至 2018 年年底，我国大陆人口已经达到 13.95 亿。由于人口基数庞大，加之生活水平的提高和医疗技术的发展及国民平均寿命的增加，2018 年年末我国 60 岁以上的老年人口已达到 2.49 亿。这表明，在 21 世纪上半叶，中国已成为全球老年人口最多的国家，占世界 60 岁及以上老年人口总量的 15%。

（2）老年人口增长速度快。中国 65 岁以上老年人口占总人口的比例从 2001 年的 6.94% 增加到 2018 年的 10.92%，增加了 3.98 个百分点。据预测，这一比例将来会长时间保持较高的增速。我国已成为全球老龄化速度最快的国家之一。

（3）地区发展不均衡。在我国，最早进入人口老龄化城市行列的是上海，最晚进入人口老龄化城市行列的是宁夏，其时间差长达 33 年。由此可见，我国人口老龄化进程具有由东到西逐渐减缓的区域特征，因为经济水平的差异，东部地区显著快于西部地区。

（4）城乡倒置显著。中国是农业大国，农村人口基数大。近年随着农村青壮年外出务工潮的出现，农村出现了大量的"留守老人"或独居老人，加之农村经济欠发达，社会保障体系不健全，农村的养老问题日趋严重。这是中国人口老龄化不同于发达国家的重要特征之一。

（5）老龄化超前于现代化。发达国家的经济发展水平与老龄化进程同步，而我国是在经济尚未发达的情况下提前进入老龄化社会的，出现了"未富先老"的特殊现象。我国目前仍是发展中国家，应对人口老龄化问题的经济基础还比较薄弱。

（6）高龄化、空巢化进度加速。高龄老人是指年龄在 80 岁以上的老年人，是老年特征最突出的人口。截至 2017 年年底，我国 80 岁以上的老年人达到 2 600 万，约占 60 岁以上人口的 11%，每年新增高龄老人 100 余万人，增速远超人口老龄化速度。同时，空巢老人的数量进一步增加。空巢老人是指没有子女照顾、单居或夫妻双居的老人。截至 2010 年年底，全国 65 岁以上空巢老年人有 4 150 万，占老年总人口近 14%。截至 2015 年年底，我国 65 岁以上空巢老人已超过 5 100 万，我国老年人的养老及照护问题日益突出。

第三节　老年人的心理特征及心理变化影响因素

一、认识老年人

老年人是社会中一个独特且庞大的群体，他们有着丰富的人生经验，渴望发挥余热，渴望得到尊重和重视，却因退休或年龄增大退出了社会舞台，加之生活"圈子"缩小，社会地位降低，他们难免产生强烈的失落感。此外，老年人由于身体机能下降，难免对自己的身体更为关注，于是在保持健康、对待疾病的态度上就可能有所偏颇。

二、衰老的基本知识

衰老是指人体从出生到成熟以后，随着年龄的增长，在人体形态和生理功能上发生的一种自然且不可逆转的过程，是所有生物在生命延续过程中的一种自然现象。衰老包含了生理、心理、社会等方面对机体的影响。生理方面主要表现在人体结构与功能的改变，心理方面及社会方面则是受个人文化水平、社会角色变化、自我调节等各方面因素的影响。

衰老是不可避免的，但我们可以延缓衰老的进程，进而延长寿命。衰老具有以下特征：

（1）普遍与累积性。衰老存在于所有生物种类中，且同种生物衰老进程大致相同。衰老是机体结构和生理功能长期变化积累的结果，并不是短时间所致。

（2）渐进与内生性。衰老是循序渐进的过程，并非偶然，而是源于生物固有的特征。衰老受遗传因素的影响最大，其次是环境因素。

（3）不可逆与危害性。衰老一旦出现就不会逆转和消失，只会伴随个体不断加速和变得更加明显。衰老使机体功能衰退甚至丧失，阻碍机体维持基本功能，导致机体产生疾病，最终走向死亡。

三、老年人的心理特征

伴随着年龄的增长，老年人的生理功能逐渐进入衰退阶段，同时也会产生种种心理变化。但由于个体条件的差异，不同年龄阶段的老年人，其心理变化有着各自特点。老年人的心理变化有以下特点：

1. 感知觉衰退

老年人由于感知器官老化、功能衰退，会出现视力下降、听力下降、味觉减退等现象，从而引起反应迟钝、行为迟缓、注意力难集中、易跌倒摔伤等改变。这些现象会给老年人的日常生活和社交生活带来诸多不便。例如，由于听力下降，容易误听、误解他人的意思，老年人容易出现悲观、孤独、敏感、猜疑的情绪，产生孤独感、隔绝感、衰老感和依赖感。

2. 记忆力下降

老年人的记忆力变化的总趋势是随着年龄的增长而逐渐下降的，但是记忆力衰退的速度和程度也因个体差异而各有不同。一般来说，人们从50岁起，记忆力就开始有明显衰退的现象，70岁以后，记忆力减退更加显著，过了80岁，记忆力减退尤其迅速。

3. 智力减退

智力指人类的学习能力，也是个体对环境的适应能力。智力可分为液态智力（fluid intelligence）和晶态智力（crystallized intelligence）。液态智力是指人类获得新观念、洞察复杂关系的能力，如知觉整合能力、近事记忆力、思维敏捷度及与注意力和反应速度等有关的能力。成年后，液态智力随着年龄的增长而减退，其在老年期下降最为明显。晶态智力与后天的知识文化水平及经验的积累有关，如理解能力和常识等，晶态智力持续到70岁或80岁以后才出现减退，且减退速度较为缓慢。因此，随着知识和人生经验的积累，有些老年人会比青年人表现出更多的智慧，对问题和矛盾有着不同寻常的洞察力。

4. 思维能力下降

思维是人类认知过程中的最高形式，是较为复杂的心理过程。老年人由于感知器官老化，记忆力减退，在形成概念、推理逻辑以及解决问题等方面都受到影响，尤其是思维的敏捷性、流畅性、灵活程度相对中青年时期都下降明显，但个体差异较大。有些文化水平高的老年人思维仍很清晰，特别是对自己熟悉的、与年轻时从事专业有关的领域的思考能力在老年时仍能保持。

5. 人格变化

人格指个体在适应社会生活的漫长过程中，在与环境的交互作用下，形成的独特的、相对稳定的身心结构。老年人的性格变化存在因人而异的情况，一般有稳定、连续的特点，又可因生理、心理、社会等方面的影响而发生改变。例如，逐渐由外向变为内向，形成以自我为中心、保守、猜疑、心胸狭隘、爱发牢骚的人格。老年人的人格类型可分为：

（1）整合良好型。大多数的老年人属于这一类型。这类老年人以高度的生活满意感、成熟度正视新的晚年生活，具有良好的认知能力和自我评价能力。

（2）防御型。这类老年人拥有不服老的心态，自认为雄心不减当年，刻意追求目标，对衰老完全否认。

（3）被动依赖型。当年龄日渐增加，该类老年人会过度强调自己的年龄，对周围亲人在生活上和心理上过度依赖。

（4）整合不良型。此类老年人有明显的心理障碍，需要在家庭的照料和社会的帮助下才能正常生活，是适应老年期最差的一种人格模式。

四、老年人心理变化的影响因素

1. 生理功能

随着年龄的增加，老年人的各种生理功能减退，出现一系列老化的现象，如神经组织的老化，尤其是脑细胞逐渐萎缩并减少，造成精神活动减弱、反应迟钝、记忆力衰退，尤其是近期记忆力的衰退，视力及听力也逐渐衰退，感知觉能力也随之降低。

2. 社会地位

离退休对老年人来说是生活的重大转折点。老年人因离退休而从以往的社会工作、社会生活的参与者转变为旁观者，从紧张有序的工作状态转变为自由赋闲的居家状态。社会地位的改变，使老年人产生一些心理上的变化，如孤独、自卑、抑郁、消极等心理，从而加速了心理衰老的进程。

3. 疾病

一些疾病会影响老年人的心理状态，如突然中风、患阿尔茨海默病等急、慢性疾病的老年人可能卧床不起，丧失生活自理能力，这会导致老年人产生悲观、孤独等情绪。患病作为一种应激性事件，特别是患有慢性疾病的老年人，需要长期服药治疗、定期检查，这就容易使老年人产生沉重的心理负担，常出现过分依赖、恐惧、焦虑、抑郁等心理。

4. 家庭环境

老年人的家庭状况发生变化，如子女独立或结婚、老年丧偶、亲人死亡、家庭纠纷及老年夫妇之间的关系不合等，都会对老年人的心理产生明显的影响。

5. 文化程度

老年人的文化水平、精神素养、宗教信仰、道德伦理观点等对其心理状态影响很大，如信仰危机容易使老年人产生空虚等负性心理。

6. 营养状况

当人体缺乏某种物质时，人体组织的功能可能会失调，如维生素 C 严重缺乏，不仅会引起维生素 C 缺乏病，还可能引起精神淡漠、遗忘、抑郁、意识障碍等，这些都会给老年人的心理带来一些不良影响。

第四节　老年人各系统衰老表现

一、运动系统及其衰老表现

运动系统由骨、骨联结和骨骼肌三部分构成，具有支持、运动和保护等功能。骨借骨联结形成的整体组成骨骼，构成人体的支架，起支持作用。骨骼肌附于骨表面，并跨过关节，通过收缩与舒张，使骨以关节为支点发生位置的改变，产生运动。在运动中，骨起着杠杆作用，关节是运动的枢纽，骨骼肌是运动的动力器官。此外，运动系统还参与颅腔、胸腔、腹腔和骨盆的组成，对其内的器官起保护作用。

随着年龄的增长，运动系统功能及生理功能明显减退，从而影响老年人的健康。

老年人运动系统的生理变化如下：

（1）骨骼。进入中老年阶段后，由于性激素分泌减少，钙质、维生素 D、蛋白质、矿物质摄入减少，吸收不良，骨骼逐渐发生退行性变化。其主要表现为骨皮质变薄、骨小梁减少、变细，以致骨密度降低，出现骨质疏松，骨骼变脆，容易发生骨折；椎间盘萎缩变薄，脊柱变短、弯曲，出现身高降低。

（2）关节。老年人关节软骨纤维化、弹性减弱、滑囊僵硬，导致关节僵化，有的关节周围发生骨质增生，形成骨刺，产生疼痛，使关节活动受限。

（3）肌肉。老年期肌纤维的体积变小，数量减少，肌肉的灵活性和弹性减弱。50 岁以后，肌肉衰退速度加快，腰腿部的变化较明显，肌肉收缩功能下降，容易产生疲劳，容易出现腰痛、腿痛等症状。胸部肌肉及软骨弹性减弱，导致肺扩张的容积和储存量变小，使老年人容易发生肺部感染。

二、消化系统及其衰老表现

消化系统由消化管和消化腺两部分组成。其主要功能是消化食物，吸收营养，排出食物残渣。

消化管包括口腔、咽、食管、胃、小肠（十二指肠、空肠、回肠）和大肠（盲肠、阑尾、结肠、直肠、肛管）。临床上通常把口腔到十二指肠的部分称为上消化道，空肠及其以下的部分称为下消化道。

消化腺包括大消化腺和小消化腺。大消化腺包括大唾液腺、肝和胰腺等；小消化腺散布于消化管壁内，如胃腺及肠腺等。

老年人消化系统的解剖及生理变化如下：

1. 口腔

（1）牙齿。牙釉质和牙本质长期磨损，使牙本质内的神经末梢外露，对冷、热、酸等食物过敏而酸痛；牙髓腔缩小，牙髓钙化，加之牙龈萎缩，导致牙齿松动、脱落，食物残渣易残留，使龋齿发生率增加，同时牙周膜变薄，牙龈退缩，牙根暴露，易患牙周病。

（2）唾液腺。唾液腺萎缩、唾液分泌量减少，会影响口腔的自洁功能和消化功能；口腔黏膜萎缩、角化，容易出现口干、口腔感染和损伤。

2. 食管

上段食管括约肌的压力随着年龄增长而降低，从而导致吞咽功能减弱；食管肌肉萎缩，收缩力减弱，食管蠕动反应变慢，食物通过时间延长，部分老年人食管下段括约肌松弛不完全和食管扩张能力减退，容易引发胃食管反流。

3. 胃肠道

随着年龄的增长，胃黏膜萎缩变薄，黏液分泌减少，容易发生胃黏膜损伤；老年人胃酸及胃蛋白酶分泌减少，影响蛋白质消化；老年人胃壁肌肉萎缩，胃蠕动缓慢，食物排空延迟。肠道黏膜萎缩，肠蠕动减慢，老年人容易发生各种类型的消化、吸收不良及便秘。

4. 肝脏

老年人的肝功能减退，合成蛋白、储存蛋白的功能下降，血浆白蛋白减少，肝脏解毒功能减弱，容易发生药物性肝损害，肝细胞损伤后恢复较慢。

5. 胆囊

老年人胆囊充盈迟缓，胆汁分泌、排泄功能减弱，胆汁中无机盐减少，胆固醇含量增加，胆汁黏稠，容易发生胆囊炎、胆石症。

6. 胰腺

胰腺萎缩，重量减轻，胰酶和碳酸氢盐的分泌水平降低，影响脂肪的消化吸收，胰岛β细胞变性，胰岛素分泌减少，对葡萄糖的耐量减退，发生胰岛素依赖型糖尿病的风险增加。

三、呼吸系统及其衰老表现

呼吸系统由呼吸道和肺组成。呼吸道包括鼻、咽、喉、气管及支气管等。临床上通常将鼻、咽、喉合称为上呼吸道，将气管和各级支气管称为下呼吸道。肺由肺泡及肺内的各级支气管构成，是气体交换的场所。呼吸系统的主要功能是进行气体交换，即吸入氧气，排出二氧化碳，此外还有发声、嗅觉、协助静脉血回流入心等功能。

呼吸系统的主要改变是呼吸器官的老化，肺功能降低及免疫系统平衡失调，呼吸道屏障减弱，支气管黏膜纤毛功能和保护性咳嗽反射减弱，咳嗽无力，气管分泌物不易排出，易患上呼吸道感染、气管炎、肺炎等呼吸道感染性疾病。

四、泌尿系统及其衰老表现

泌尿系统由肾、输尿管、膀胱和尿道组成。其主要功能是排出人体代谢过程中产生的废物、多余的水分等，从而维持人体内环境的相对稳定。肾生成尿液，输尿管输送尿液至膀胱暂时贮存，当膀胱中尿液贮存到一定程度时，经尿道排出体外。

老年人泌尿系统的改变主要体现在肾体积逐渐缩小，重量减轻，肾血流量减少，肾脏浓缩和稀释功能下降，容易出现昼夜排尿规律紊乱、夜尿增多等。膀胱肌肉萎缩、纤维组织增生，使膀胱收缩无力，容量减少，出现尿频、夜尿增多等。尿道肌肉萎缩，括约肌松弛，尿流速度减慢、排尿无力、不畅，容易出现尿失禁。

五、生殖系统及其衰老表现

生殖系统的功能是繁殖后代和形成并保持第二性征。男、女性生殖系统都分为内生殖器和外生殖器两部分。内生殖器主要位于盆腔内，外生殖器显露于体表。男性内生殖器由生殖腺（睾丸）、输精管道（附睾、输精管、射精管、尿道）和附属腺组成。外生殖器包括阴囊和阴茎。女性内生殖器由生殖腺（卵巢）、输卵管道（输卵管、子宫、阴道）和附属腺组成。外生殖器即外阴。

老年人生殖系统的衰老主要体现在男性睾丸萎缩，供血量减少，精子数量减少，血清睾酮水平降低，导致性功能减退、阳痿等，也可能会出现前列腺增生等。女性主要表现为卵巢功能减退，阴道分泌物减少，乳酸菌减少，pH 值上升，阴道感染率增加。随着卵巢的老化，卵泡发育不良，黄体功能不全，出现无排卵月经至停经，雌激素水平下降，除性功能减退外，还可出现骨质疏松、动脉粥样硬化等。

六、脉管系统及其衰老表现

脉管系统又称循环系统，包括心血管系统和淋巴系统。心血管系统由心、动脉、静脉和毛细血管组成，是一连续封闭的管道系统，血液充满其中，并循环流动。淋巴系统由淋巴管道、淋巴器官和淋巴组织构成。脉管系统的主要功能是把营养物质和氧输送到全身各器官、组织和细胞；同时将组织和细胞的代谢产物，如二氧化碳、尿素和肌酐等运送到肺、肾、皮肤等器官并排出体外。将内分泌系统分泌的激素等活性物质运送到靶器官和靶细胞，参与人体的体液调节。淋巴系统既是心血管系统的辅助系统，又是机体的防御系统。

随着年龄的增长，心脏功能减退，心肌收缩力降低，动脉管壁硬化，心排出量下降，全身血液供应量减少，老年人容易发生心肌缺氧。

七、感觉器及其衰老表现

感觉器由感受器及其附属结构共同组成，又称感官。其主要包括视器、前庭蜗器。视器由眼球和眼副器组成，能接受可见光波的刺激。前庭蜗器又称位听器，包括前庭器和听器。前庭蜗器包括外耳、中耳和内耳。

随着年龄的增长，部分老年人晶体变浑浊，发生白内障，视野明显缩小，因而进入眼内的光线减少，老年人视物不太清晰，严重者出现中心视力损害甚至失明；老年人泪腺萎缩，眼泪减少，容易眼睛发干；老年人分辨远近物体的相对距离的能力下降，不能正确判断台阶的准确高度，上下楼梯时易摔倒。老年人的听力随着年龄增长而减退，中耳的任何部位都可能变硬和萎缩，造成传音性耳聋。

八、神经系统及其衰老表现

神经系统是人体结构和功能最复杂的系统，由数以亿万计相互联系的神经细胞和神经胶质细胞组成，在人体生命活动中起着重要的调节作用。神经系统根据其分布可分为中枢神经系统和周围神经系统。中枢神经系统由脑和脊髓两部分构成。

随着年龄的增长，神经系统功能下降，老年人容易出现运动肌肉障碍、动作缓慢与震颤麻痹、记忆力减退、睡眠不佳、情绪抑郁等。老年人的学习记忆功能下降，记忆减退并以短程记忆为主，长程记忆也需要较长时间才能回顾。老年人的睡眠障碍表现为早睡、不易入睡、熟睡期减少、早醒、白天嗜睡等。

九、内分泌系统及其衰老表现

内分泌系统由内分泌腺和内分泌组织构成，是人体的一个重要调节系统，其功能是对机体的生长发育、新陈代谢和生殖活动等进行调节。内分泌系统包括垂体、甲状腺、甲状旁腺、肾上腺、松果体、胰岛、胸腺和性腺等。

随着年龄的增长，老年人容易出现腺体萎缩、内分泌器官功能减退、激素合成和分泌异常，从而导致内分泌疾病的发生，如糖尿病、骨质疏松、痛风等。

思考题

1. 养老护理师的职业规范有哪些？
2. 老年人运动系统的衰老有哪些变化？

第二章　营养与饮食照料

学习目标

1. 掌握老年人对营养的需求及饮食种类。
2. 掌握老年人饮食的特点及不良习惯。
3. 掌握不同类型老年人的营养补充原则。
4. 掌握观察、协助老年人进食的方法。
5. 熟悉老年人的饮食常识与原则。
6. 熟悉老年人的进食体位。
7. 了解鼻饲老年人的进食照料方法及注意事项。

技能目标

1. 能为老年人搭配合理的饮食。
2. 能辅助老年人进食。

案例导学与分析

案例导学

测评：您的膳食合理吗？

1. 您昨天吃的食物种类有 12 种吗？
2. 您昨天摄入鲜奶或酸奶等奶制品了吗？
3. 您昨天的餐桌上有没有豆腐或其他豆类、豆制品？
4. 您昨天吃鱼类、鸡肉或瘦肉了吗？

5. 您昨天运动了吗？

6. 您昨天吃到 3 种颜色以上的蔬菜了吗？

7. 您昨天吃水果了吗？

8. 您昨天有没有吃点粗粮、杂粮或薯类？

9. 您昨天炒菜放的油是否少？

10. 您昨天喝够 8 杯水了吗？

以上 10 项，每项 10 分，满分 100 分。60 分以下为不合理；60～80 分为有待改善；81～90 分为基本合理；91～100 分为合理。

分析：

根据上面的测评标准评估自己的膳食状况。

第一节　老年人的营养素需求及饮食种类

一、老年人对营养素的需求

饮食是影响人体健康的重要因素，也是维持生命活动的基本条件。合理的饮食有利于老年人健康长寿。在日常生活中，我们不难发现有的老年人鹤发童颜、身姿挺拔、精神抖擞，而有的老年人却面黄肌瘦、步履蹒跚、弯腰驼背。老年人之间会出现这么大的差异？这与他们不同的日常饮食习惯密切相关。良好的饮食习惯能更好地保证老年人摄入营养素。老年人对营养素的需求如下：

1. 蛋白质

随着年龄的增长，老年人体内的分解代谢增加，合成代谢减少，体内蛋白质逐渐被消耗。同时，老年人器官功能出现不同程度的减退，影响蛋白质的吸收利用，故老年人应多摄入优质蛋白才能保证机体的正常运转。若蛋白质摄入不足，会引起老年慢性营养不良综合征、贫血和肌肉衰减等疾病。

2. 脂类

脂类包括类脂和油脂，是人体需要的重要营养素之一，是细胞构成、转化和生长必不可少的物质。中国营养学会推荐老年人的脂肪摄入量应占全天总能量的 20%～30%，但脂肪摄入过多，会引起肥胖、高脂血症、动脉粥样硬化、冠心病等。老年人的胆汁酸分泌减少，酯酶活性降低，消化脂肪的能力减弱，故老年人更应控制脂肪的摄入量。

3. 糖类

糖类又叫碳水化合物，是人体热能的主要来源，也是构成机体的重要物质，能为人体提供大约70%的能量。老年人由于体力活动减少，能量消耗减少，内分泌功能下降，胰腺分泌胰岛素减少，对葡萄糖的耐受能力降低，因此容易患糖尿病。糖类摄入过多，在体内可转化为脂肪，易诱发高脂血症，故老年人应控制膳食中糖类含量的摄入。

4. 维生素

维生素是维持人体生命活动必需的一类有机物质，也是保持人体健康的重要活性物质。维生素分为水溶性维生素和脂溶性维生素两类，水溶性维生素主要是维生素 B、维生素 C，脂溶性维生素主要是维生素 A、维生素 D、维生素 E、维生素 K。只有坚持食物的多样化才能保证摄入足量的维生素，如坚果、豆类、绿色蔬菜、鱼肝油等都要有所补充。

5. 无机盐

无机盐又称矿物质，是存在于人体内和食物中的矿物质营养素，包括钙、铁、钠、钾、磷、氯、镁、铜、锌等。矿物质主要参与并调节生物体的代谢活动，维持生物体内的酸碱平衡。比如人们剧烈运动导致盐分随汗液丢失，必须及时补充盐分才能缓解身体疲劳。根据《中国居民膳食指南（2016）》，成年人每日摄入钠盐 5~6 g 为宜，老年人应减少钠盐摄入量，尤其是伴有心血管系统疾病的老年患者。但老年人对钙的吸收和利用能力下降，容易患骨质疏松症，所以要保证钙的摄入，每日至少摄入 600 mg。老年人也要适量补充其他维生素，以维持机体的平衡。

6. 水

水是生命之源，是重要的营养物质。老年人细胞内液量减少，饮水欲望减退，会加重体内水分不足，因此，老年人应养成良好的习惯，每日摄入水量在 2 000 ml 左右，少量多次，清晨饮适量温水，有利于刺激食欲、促进循环。

7. 膳食纤维

膳食纤维对促进人体消化和排泄具有重要作用。老年人消化系统功能减弱，平滑肌紧张性降低、蠕动缓慢，故老年人便秘的发病率增高。适量的膳食纤维摄入可刺激肠蠕动，能有效地预防老年性便秘，所以每日膳食中应安排一定的膳食纤维，如粗粮、豆类、水果、蔬菜等。

二、老年人的饮食种类

（一）食物多样、谷物为主

（1）每天的膳食应包括谷薯类、蔬菜水果类、畜禽鱼蛋奶类、大豆坚果类等食物。

（2）每天摄入谷薯类食物 250~400 g，其中全谷物和杂豆类 50~150 g，薯类 50~100 g。

（3）平均每天摄入食物 12 种以上，每周摄入食物 25 种以上。其中，谷薯类和杂豆类食物品种数平均每天摄入 3 种以上，每周摄入 5 种以上；蔬菜、菌藻和水果类的食物品种数平均每天摄入 4 种以上，每周摄入 10 种以上；鱼、蛋、禽肉、畜肉类的食物品种数平均每天摄入 3 种以上，每周摄入 5 种以上；奶、大豆、坚果类的食物品种数平均每天摄入

2种，每周摄入5种以上。按照一日三餐食物品种数的分配，早餐至少摄入4~5个品种，午餐摄入5~6个品种；晚餐摄入4~5个食物品种；零食摄入1~2个品种。

（二）多吃蔬果、奶类、大豆

（1）每餐有蔬菜。保证老年人每天摄入300~500 g蔬菜，其中深绿色蔬菜应占1/2，蔬菜颜色应多于3种。

（2）每天吃水果。保证老年人每天摄入200~350 g的新鲜水果，果汁不能代替鲜果。

（3）吃不同种类的奶制品，相当于每天摄入液态奶300 g。

（4）经常吃豆制品，每天摄入大豆25 g以上，吃适量坚果。

（三）适量吃鱼、禽、蛋、瘦肉

（1）要适量摄入鱼、禽、蛋和瘦肉。

（2）每周吃鱼280~525 g，畜禽肉280~525 g，蛋类280~350 g，平均每天摄入此类食物120~200 g。

（3）吃鸡蛋不弃蛋黄。老年人一周摄入鸡蛋4~5个。

（4）少吃肥肉、烟熏和腌制肉制品。

（四）少盐少油，控糖限酒

（1）老年人应培养清淡饮食习惯。少吃高盐和油炸食品，每天摄入食盐不超过6 g，摄入烹调油25~30 g。

（2）老年人应控制糖的摄入量。每天不超过50 g，最好控制在25 g以下。反式脂肪酸摄入量每日不超过2 g。

（3）足量饮水。老年人每天饮水7~8杯，不喝或少喝含糖饮料。

（4）老年人不应该饮酒。

第二节　老化对饮食的影响及老年人的不良饮食习惯

一、老化对老年人饮食的影响

1. 生理功能减退，影响营养物质的摄入

老年人身体老化，新陈代谢变慢，牙齿缺损，咀嚼和消化能力下降，排泄功能下降，影响老年人对营养物质的摄入。

2. 感官反应迟钝，影响身体的真实需求

视觉和味觉反应迟钝，常常无法反映身体对食物、水的真实需求。

3. 肢体活动减少，影响消化和吸收

老年人肌肉萎缩和关节退化，脂肪量增加，运动系统功能减退，肢体活动受限，能量消耗减少，影响他们的消化、吸收功能。

4. 负面情绪增多，影响饮食习惯

随着年龄的增长和角色的转变，退休、丧偶、空巢、患疾病的老年人，容易产生抑郁、焦虑、孤独等情绪，这些负面情绪对老年人的膳食影响较大。

5. 疾病和药物影响食欲和营养素的吸收

随着年龄的增加，多数老年人存在不同程度和不同类别的慢性疾病，并服用多种药物，这些都会对食物的摄取和营养素的吸收产生影响。例如，药物会导致多种不良反应，影响食欲或干扰营养素的吸收。

二、老年人的不良饮食习惯

1. 常吃泡饭

有些老年人经常吃水泡饭、汤泡饭，认为既简单又有助于消化，殊不知吃泡饭不仅不利于食物消化，反而会影响正常的消化程序和规律。因为吃泡饭往往使食物还没有得到咀嚼、形成糜团，就滑到胃里去了，从而不利于食物的消化。同时，泡饭中的汤和水还可冲淡胃液，影响消化和吸收。

2. 多食少餐

每天就餐次数在 3 次或 3 次以下的老年人中，肥胖患者和胆固醇增高者所占比例很大。专家们分析认为，空腹时间越长，造成体内脂肪积聚的可能性就越大。

3. 晚餐过迟

老年人吃晚饭的时间过迟，并且进食难消化的食物，会加重胆固醇在动脉壁上的沉积，导致动脉硬化的发生。

4. 喜吃精粮

有些人不吃糙米粗粮，只吃精米白面，殊不知在稻麦的麸皮里，含有多种人体需要的微量元素和膳食纤维，若经过加工、精制以后，这两种元素就大大减少。膳食纤维能促进胆固醇的排泄，使血液中的胆固醇含量降低。食物太精细，纤维太少，不容易让人产生饱腹感，往往会使老年人过量进食而发生肥胖。因此，长期进食精粮的老年人，其血管硬化、患高血压的概率会增大。

5. 饭后马上吃水果

有些老年人喜欢饭后吃水果，认为有助于消化，其实这并不科学。水果中含有大量的单糖类物质，很容易被小肠吸收，但若被饭菜阻塞在胃中，往往会因为腐败而形成胀气，导致胃部不适。正确的做法是，应在饭前 1 h 或饭后 2 h 食用水果。

第三节　不同类型老年人的营养补充原则

一、高血压老年人的营养补充原则

1. 限制热量，避免肥胖

肥胖是导致高血压的重要因素，且肥胖者的高血压发病率比正常体重者要高。限制热量摄入是控制血压的重要措施，轻度肥胖者控制热量的摄入，增加体力活动。肥胖者应注意控制体重，忌吃高热能食物，如巧克力、葡萄糖、蔗糖等。

2. 摄入适量蛋白质

蛋白质的代谢产物可导致血压波动，故高血压老年人应限制动物蛋白质的摄入。在调配饮食时，高血压老年人应尽量选择优质蛋白质。含动物蛋白的食物有鱼肉、鸡肉、牛肉、鸡蛋白、牛奶、猪瘦肉等。

3. 选择多糖类食物

进食多糖类及膳食纤维丰富的食物，如糙米、标准粉、玉米、小米等均可促进肠蠕动，促进胆固醇的排出，有利于预防原发性高血压，而葡萄糖、果糖及蔗糖等则可升高血脂，应少用。

4. 适当补钾、补钙、补镁

钾能减小钠的不利作用，因此高血压老年人在限钠时应注意补钾，钾钠比至少为1.5∶1，高血压老年人应摄入含钾量高的食物，如新鲜绿色蔬菜、豆类、香蕉、梅等。钙与血管的舒缩功能有关。高血压老年人补钙可使血压下降，所以要多摄入富含钙的食品，如牛奶、豆类等。高血压老年人增加镁的摄入，能使外周血管扩张，血压下降。镁含量较高的食物有黄豆、黑豆、香菇、菠菜、桂圆、紫菜等。

5. 补充维生素 C

维生素 C 可使胆固醇氧化为胆汁酸排出体外，改善心脏功能和血液循环。高血压老年人应保证每天食用新鲜蔬菜 400~500 g，水果 100~200 g。

6. 饮茶限酒

茶叶尤其是绿茶对防治原发性高血压有效。而高血压老年人在服用降压药的同时饮酒，可出现血压严重升高、心肌梗死、休克等症状，过量饮酒则会增加中风的危险，因此高血压病老年人最好禁酒。

二、糖尿病老年人的营养补充原则

1. 减少脂肪摄入

防止或延缓血管并发症的发生与发展是治疗糖尿病的原则之一。糖尿病老年人减少饮食脂肪能减缓动脉硬化的产生，其饮食中脂肪占总能量的适合比例在 20%～30% 为宜。动物脂肪含饱和脂肪酸较多（鱼油除外），摄入过多可引起血脂升高和动脉硬化，糖尿病老年人应严格控制。

2. 食物多样化

维生素和矿物质是调节生理功能不可缺少的营养素。而糖尿病患者需要摄入的微量元素主要有抗氧化维生素（维生素 C、维生素 E、胡萝卜素等）和锌、铬、硒等微量元素，因此，糖尿病患者的食物应多样化，以保证各种营养素的摄入。

3. 适当补充膳食纤维

膳食纤维可降低人体餐后血脂、血糖水平，增加饱腹感，防止肥胖。糖尿病老年人每日的膳食纤维摄入量以 30 g 左右为宜。膳食纤维的主要来源是蔬菜、水果、豆类等。

4. 少食多餐

糖尿病老年人一日至少保证三餐，早、中、晚餐的能量按 20%～30%、40%、30%～40% 的比例来分配。注射胰岛素或易发生低血糖者，要求在三餐之间加餐，加餐应从正餐的总能量中扣除，做到加餐不加量。不用胰岛素治疗的老年人也可以酌情少食多餐，分散进食，以降低餐后血糖。糖尿病老年人用餐时要专心，细嚼慢咽，清楚自己所吃的每种食物的摄入量，避免在无意中吃下过多的食物。

5. 限制饮酒

对糖尿病老年人来说，饮酒不利于糖尿病的控制，空腹饮酒还会引起低血糖，因此血糖控制不佳的老年人不宜饮酒。

三、痛风老年人的营养补充原则

1. 限制嘌呤

尿酸是嘌呤的代谢终产物，主要由细胞代谢分解的核酸，其他嘌呤类化合物及食物中的嘌呤分解而来。痛风老年人应长期控制嘌呤含量高的食物。急性期应选用低嘌呤饮食，每天嘌呤摄入量在 150 mg 之内。根据食物嘌呤含量的不同，将食物分为以下四类：

（1）嘌呤最多的食物（每 100 g 含嘌呤 150～1 000 mg），如肝、脑、肾、牛羊肚、沙丁鱼、凤尾鱼、鱼子、胰脏、肉精、浓肉汤。

（2）含嘌呤较多的食物（每 100 g 含嘌呤 75～150 mg），如扁豆、干豆类、干豌豆、鲤鱼、大比目鱼、鲈鱼、贝壳类、熏火腿、猪肉、牛肉、野鸡、鸽子、鸭、野鸭、鹌鹑、鹅、绵羊肉、兔、火鸡、鹿肉、鳗鱼、鳝鱼、淡鸡汤、淡肉汤、淡肝汤等。

（3）含嘌呤较少的食物（每 100 g 含嘌呤低于 75 mg），如芦笋、菜花、菠菜、龙须菜、四季豆、青豆、鲜豌豆、菜豆、菠菜、蘑菇、麦片、青鱼、鲜鱼、蛙鱼、金枪鱼、白鱼、龙虾、鳝鱼、鸡肉、火腿、羊肉、淡牛肉汤、花生。

（4）含嘌呤很少的食物（每 100 g 含嘌呤低于 30 mg），如奶类、蛋类、水果、可可、咖啡、茶、海参、果汁饮料、豆浆、糖果、蜂蜜；精制谷类如富强粉、精磨稻米、玉米；蔬菜类如紫菜头、卷心菜、胡萝卜、芹菜、黄瓜、茄子、冬瓜、土豆、山芋、莴笋、西红柿、葱头、白菜、南瓜。

2. 限制能量摄入

痛风与肥胖、糖尿病、高血压及高脂血症关系密切。故痛风老年人应降低体重、限制能量，切忌减肥过快，否则可促进脂肪分解，易诱发痛风症的发作。

3. 适量摄入脂肪和蛋白质

标准体重时，痛风老年人蛋白质按 $0.8 \sim 1.0$ g/(kg·d) 供给，每天应摄入的蛋白质量为 $40 \sim 65$ g，并以植物蛋白为主。动物蛋白可选用牛奶、鸡蛋。尽量不用肉类，如一定要用，可采用水煮肉类，弃汤后食肉可减少嘌呤摄入。肉类每天摄入应限制在 100 g 以内，脂肪会减少尿酸正常排泄，也应适当限制，每天脂肪摄入应控制在 50 g 左右。

4. 足量维生素

多吃蔬菜、水果等碱性食物。维生素 C 可促进组织内尿酸盐溶解，有利于尿酸排出。建议痛风老年人每天摄入蔬菜 1 000 g，水果 $4 \sim 5$ 个；限制钠盐，每天 $2 \sim 5$ g。

5. 多饮水

痛风老年人每天的饮水量应维持在 2 000 ml 以上，最好达到 3 000 ml，以保证尿量，促进尿酸的排泄。

6. 禁用刺激性食物

禁止饮酒和禁食辛辣调味品，可适量选用咖啡、茶叶和可可。

四、高血脂老年人的营养补充原则

1. 限制烟酒

酒可直接干扰机体的能量代谢，加重病情。高血脂病人在服用降糖药的同时饮酒，可使血糖骤降，诱发低血糖，影响治疗。此外，酒精会加快降糖药的代谢，使其半衰期明显缩短，影响药物的疗效。因此，高血脂老年人必须限制饮酒。

2. 适量摄入富含膳食纤维的食物

膳食纤维是不能为人体消化吸收的多糖，对人体有显著的健康益处。高血脂老年人适当摄入富含膳食纤维的食物，可降低餐后血糖，改善其葡萄糖耐量。

3. 适量摄入糖与淀粉

糖与淀粉统称碳水化合物，碳水化合物总量越大，升糖的潜力就越大。所以，控血糖的关键，就是不要吃过多的甜食和淀粉类食物。

4. 用粗加工食物代替精加工食物

食物加工得越精细，打得越碎，烹煮得越软烂，消化就越容易，高血脂老年人餐后的血糖上升速度就越快。相反，那些不够软烂、需要细细咀嚼的烹调食物，有利于保持餐后血糖水平的稳定。

第四节　老年人的进食体位

合理的饮食与营养能够维持老年人的各项生理功能，提高机体免疫力，而不良的饮食习惯会引起老年人营养失衡，甚至导致各类疾病的发生。因此，养老护理师应掌握饮食与营养的相关知识，正确评估老年人的饮食与营养状况，采取适宜的供给途径实施饮食照料。

老年人的进食体位是指根据老年人的自理程度及病情，采取适宜的进餐体位。通过为老年人摆放适宜的进食体位，有利于老年人增进食欲，增强营养摄入；同时也能够避免老年人因不良体位引发呛咳、误吸、噎食，甚至窒息等意外事故的发生。

生活完全能够自理的老年人，进食时尽量采取坐位；对于生活不能自理的老年人，养老护理师应协助老年人采取比较舒适的进餐姿势；不便下床的老年人，可采取坐位或半坐位，并于床上摆放小餐桌进餐；卧床的老年人，可采取侧卧位或仰卧位（头偏向一侧），并给予适当支撑。

一、轮椅坐位（适用于下肢功能障碍者）

首先，养老护理师使轮椅扶手与床呈 30° 左右的夹角，固定脚刹，抬起脚踏板，并叮嘱老年人用双手环抱养老护理师的颈部。随后，养老护理师用双手环抱老年人的腰部或腋下，协助老年人坐起，使其双腿下垂、两脚置于地面，再用膝部抵住老年人的双膝部位，挺身带动老年人站立并向轮椅移动，使老年人坐在轮椅中间，后背紧靠椅背。最后，养老护理师要为老年人系好安全带（见图 2-1）。

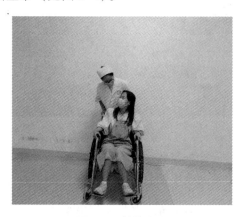

图 2-1　轮椅坐位

二、床上坐位（适用于下肢功能障碍者）

养老护理师协助老年人在床上坐起，将靠垫或软枕垫于老年人后背及膝下，确保体位稳定且舒适，床上放置小餐桌（见图2-2）。

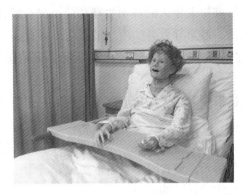

图2-2　床上坐位

三、半卧位（适用于生活部分自理的老年人）

使用可摇式床具时，养老护理师将老年人的床头摇起，抬高至与床具水平面呈30°～45°；使用普通床具时，可将棉被或靠垫置于老年人背部帮助其上身抬起；采用半卧位时，应在老年人的身体两侧及膝下垫软枕以确保体位稳定（见图2-3）。

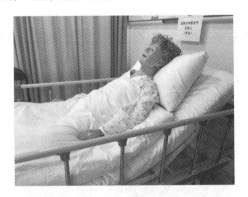

图2-3　半卧位

四、侧卧位（适用于生活完全不能自理老年人）

使用可摇式床具时，养老护理师可将老年人的床头摇起，抬高至与床具水平面呈30°。养老护理师用双手分别扶住老年人的肩部及髋部，使老年人面向养老护理师侧卧，并在老年人的肩部、背部及臀部垫软枕（见图2-4）。一般采取右侧卧位。

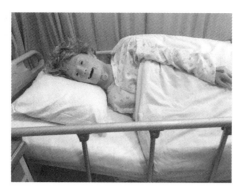

图 2-4 侧卧位

第五节 老年人的进食观察及进食协助

一、老年人进食观察要点

（一）进食时间、频次和量

1. 进食时间

养老护理师根据老年人的生活习惯，合理安排进餐时间。一般早餐为 07:00~08:00，午餐为 11:30~12:30，晚餐为 17:00~18:00。

2. 进食频次

老年人除了保证一日三餐正常进食外，为了适应其肝糖原储存减少及消化吸收能力降低等特点，可适当在两餐之间或睡前补充一些糕点、牛奶等。

3. 进食量

养老护理师根据老年人的活动量，将其每天的进食量均衡地分配到三餐中。

主食"宜粗不宜细"：老年人每日可进食谷类 200 g 左右，并适当地增加粗粮的比例。

蛋白质宜"精"：每日由蛋白质供给的热量应占总热量的 15%；可按每千克体重 1~1.5 g供给。

脂肪宜"少"：老年人应将脂肪供给的热量控制在 20%~25%，每日烹调用油 20 g 左右，以植物油为主。但是，脂肪也不宜过少，否则会影响脂溶性维生素的吸收。

维生素和无机盐应"充足"：老年人应多吃新鲜瓜果、绿叶蔬菜，每天不少于 300 g，因为这是维生素和无机盐的主要来源。

适宜的进食量有利于维持正常的代谢活动，增强机体的免疫力，提高防病抗病能力。

（二）进食速度、温度

老年人进食速度宜慢。慢速进食有利于食物的消化和吸收，同时能防止老年人在进食过程中发生呛咳或噎食。

由于老年人的唾液分泌减少，口腔黏膜抵抗力低，因此不宜进食过热的食物；进食过冷的食物容易伤害脾胃，影响食物的消化、吸收。故老年人的饮食以温热为宜。

二、协助老年人进食

协助老年人进食的技能操作步骤与流程（见图2-5）。

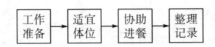

图2-5　协助老年人进食的技能操作步骤与流程

1. 工作准备

（1）物品准备：餐具（碗、筷、汤匙）、食物、围裙、毛巾、手帕或纸巾、小餐桌、水杯。

（2）环境准备：安静整洁，温、湿度适宜，房间内无异味。

（3）养老护理师准备：整理服装，洗净双手。

养老护理师询问老年人是否需要排便，并根据需要协助其排便；协助老年人洗净双手，带上义齿，协助老年人服用餐前药物；向老年人介绍本次进餐食物，并询问有无特殊要求。

2. 适宜体位

养老护理师根据老年人的病情及自理能力状况协助老年人采取适宜的进食体位。在进餐前，养老护理师为老年人穿上围裙或将毛巾垫在老年人胸前。

3. 协助进餐

（1）养老护理师将准备好的食物盛入老年人的餐盘中并摆放在餐桌上。

（2）养老护理师鼓励能够自己进餐的老年人自行进餐；指导老年人上身坐直并稍向前倾，头稍向下垂；叮嘱老年人用餐时应细嚼慢咽，进食期间不要讲话，以免发生呛咳。

（3）对于不能自行进餐的老年人，养老护理师可协助喂饭。养老护理师先用手腕部触及餐具外壁，感受食物温度，待温度适宜时，再给老年人喂食。用汤匙喂食时，食物量为汤匙的1/3。养老护理师要在老年人完全吞咽后再喂食下一口。

（4）对于有视力障碍的老年人，养老护理师首先要向其说明餐桌上的食物种类和食物摆放位置，并帮助其用手触摸以便确认，再将汤勺放到老年人手中。对于易引起烫伤的食物，养老护理师要提醒其注意。此外，老年人进食鱼类时，养老护理师要协助剔除鱼刺。

4. 整理记录

（1）进餐后，养老护理师协助老年人漱口，并用毛巾擦干唇部水渍。

（2）叮嘱老年人进餐后不要立即平卧，要保持进餐体位30 min再卧床休息。

（3）整理床铺，收好用物。

（4）使用流动水清洁餐具并放回原处备用。必要时对餐具进行消毒。

第六节　鼻饲老年人的进食照料

一、鼻饲的基本知识

鼻饲即鼻饲法，是指经鼻腔将导管置入胃内，并通过导管注入维持人体代谢所需营养素的一种方法。对于不能经口进食的老年人，养老护理师从胃管注入流质食物、肠内营养素或药物，从而保证老年人摄入足够的营养、水分和药物，满足老年人机体的需要，帮助其早日康复。根据老年人的消化能力、身体需要，鼻饲饮食可分为混合奶、匀浆混合奶和要素饮食三类。

（一）混合奶

混合奶是用于鼻饲的流质食物，适用于身体虚弱，消化功能差的鼻饲老年人。其主要成分有：牛奶、豆浆、鸡蛋、藕粉、米粉、豆粉、浓肉汤、鸡汤、奶粉、麦乳精、新鲜果汁、菜汁（如青菜汁、西红柿汁）等。其主要特点是：营养丰富，易消化，易吸收。

（二）匀浆混合奶

匀浆混合奶适用于消化功能较好的鼻饲老年人。匀浆混合奶是将混合食物（类似正常膳食内容）用电动搅拌机进行搅拌、打碎成均匀的混合浆液。其主要成分包括：牛奶、豆浆、豆腐、煮鸡蛋、瘦肉末、熟肝、煮蔬菜、煮水果、稠粥、去皮馒头、植物油、白糖和盐等。其主要特点是：营养平衡，富含膳食纤维，口感好，易消化，配置方便。

（三）要素饮食

要素饮食是一种简练精制的食物，含有人体所需的易于消化吸收的营养成分，适用于患有非感染性严重腹泻、消化不良、慢性消耗性疾病的老年人。其主要成分包含游离氨基酸、单糖、主要脂肪酸、维生素、无机盐类和微量元素等。其主要特点是：无须经过消化过程即可直接被肠道吸收和利用，为人体提供热能及营养。

二、协助鼻饲老年人进食

（一）照料鼻饲老年人进食的方法

（1）备齐用物至老年人床位旁，核对床头牌或床尾卡、呼叫老年人姓名、解释目的和主要方法，取得老年人配合。

（2）协助老年人取半坐卧位（30°~45°）、坐位、右侧卧位或仰卧位（见图2-6），铺一次性治疗巾于老年人颌下（见图2-6和图2-7）。

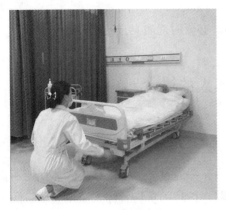
图 2-6　取半坐卧位

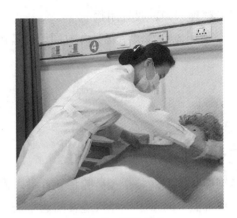
图 2-7　铺治疗巾

（3）打开胃管开口端，用注射器缓慢注入少量温开水（不少于 10 ml），湿润管腔，然后注入流质饮食，注射完毕，再注入少量温开水（一般为 20~30 ml），将管内鼻饲液完全冲入胃内，以避免食物黏附在管壁上变质、发酵，造成管腔堵塞或胃肠炎等（鼻饲喂食见图 2-8）。

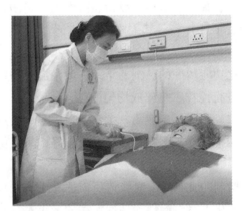
图 2-8　鼻饲喂食

（4）注入完毕后，用塞子塞住一次性鼻胃管开口来封管；橡胶鼻胃管则将胃管开口端反折，用纱布包好，用橡皮圈系紧或用夹子夹紧，用安全别针将其固定于床单、枕旁或衣服上。

（5）取下治疗巾，整理床单位，协助老年人维持原卧位 20~30 min，并给予解释（有助于消化和吸收）。

（6）清理用物，消毒备用；洗手并记录鼻饲液的名称、量、时间和老年人的反应等。

（二）确定鼻饲管在胃内的方法

（1）在胃管末端连接注射器抽吸，能抽出胃液。

（2）放置听诊器在老年人胃部，快速经胃管向胃内注入 10 ml 空气，听到气过水声。

（3）将胃管末端置于盛水的清洁碗中，无气泡溢出。

（三）协助鼻饲老年人进食的注意事项

（1）每次鼻饲前必须评估老年人：检查胃管是否通畅，确定胃管在胃内后方可注入食物；若抽出的胃内容物超过 100 ml，说明有胃潴留现象，则暂停鼻胃管输注；对鼻饲时曾发生呕吐的老年人，应将其体位调整为半卧位（坡度 30°~40°），预防再次发生呕吐。

（2）鼻饲过程中，避免以下几种情况的发生：因灌入空气引起的腹胀；因注食速度过快引起的不适反应；因鼻饲液温度过高或过低，引起黏膜损伤或胃部不适等不良反应。

（3）每次鼻饲量不超过 200 ml，两次鼻饲饮食间隔时间不少于 2 小时。

（4）及时准确地记录胃管插入（或拔出）的时间，老年人的反应，鼻饲的时间、次数及鼻饲饮食的量等。

（5）长期鼻饲者应每天按时进行口腔护理；每周更换胃管一次，次日晨则从另一侧鼻孔插入。

（6）食管静脉曲张、食管梗阻、食管肿瘤的老年人禁用鼻饲法。

思考题

1. 老年人常见的饮食种类有哪些？
2. 老年人的饮食原则有哪些？
3. 不同类型老年人的营养补充原则与禁忌有哪些？
4. 简述老年人进食的观察要点。

第三章　清洁照料

学习目标

1. 掌握老年人的生活环境照料内容；掌握床铺整理与被服更换方法；掌握协助老年人清洁口腔的方法及清洗和存放义齿的原则；掌握协助老年人梳洗头发的方法；掌握协助老年人清洁皮肤的方法；掌握协助老年人修饰仪容仪表的方法。

2. 熟悉老年人的居室卫生要求；熟悉床铺整理与被服更换的注意事项；熟悉老年人保持口腔健康的方法；熟悉义齿的摘取、佩戴方法和注意事项；熟悉老年人的头发养护方法；熟悉老年人清洁皮肤的注意事项。

3. 了解保持口腔清洁的重要性和口腔健康的标准；了解仪容仪表的概念和仪容仪表对老年人的意义；了解老年人选择服装时应注意的事项。

技能目标

1. 能布置好适宜老年人的居室环境。
2. 能为老年人进行生活照料。
3. 能进行手卫生操作。

案例导学与分析

案例导学

　　王爷爷，81岁，有帕金森病史，目前伴有高血压、糖尿病、慢性支气管炎等病症且站立困难，依靠轮椅出行。老年人骶尾部皮肤色素沉着伴发红，表皮少许破损。老年人自带护臀霜等外用药品。

分析：

1. 你认为该老年人的护理级别是什么？

2. 作为养老护理师，你认为清洁照料该老年人的重点应该放在哪些方面？

第一节　老年人的生活环境照料

一、老年人的居室卫生

（1）居室卫生：要求每日清扫，每周进行1次大扫除，多采用湿式清洁的方法进行（见图3-1）。

（2）床铺卫生：要求平整、干燥、无渣屑，一般于晨起或午后整理。养老护理师要使用一次性床刷套或经含氯消毒液浸泡后拧至半干的床刷套进行清扫，并保证一床一套。被褥及枕芯等无法清洗的物品应多进行曝晒。

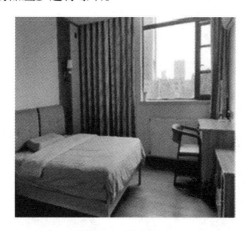

图3-1　居室卫生

（3）空气卫生：要求每日开窗通风。

①春秋季：清晨、午后，开窗30 min。老年人排便后，开窗10 min。

②冬夏季：清晨、午后，开窗10 min。老年人排便后，开窗10 min。

二、老年人的居室环境

（一）房间朝向

（1）房间朝南或东南。

（2）房间光线充足，有利于通风排气。

（二）房间设备

（1）家具简单实用，靠墙放置，以保证活动区域无障碍。

（2）设窗帘，利于午间休息和晚间睡眠。

（三）呼叫器或按铃

卫生间及房间均需设呼叫器或按铃。

（四）床具及用品要求

安全稳固，高矮适宜，软硬适中；床单、被褥以棉织品为佳；枕头高度 10~15 cm 为宜，但颈椎病老年人适宜的枕头高度为 9~10 cm。

（五）卫生间设备

（1）卫生间靠近房间。

（2）卫生间的房门宜向外打开或为推拉门，以方便紧急情况下的急救。

（3）设坐式马桶，方便老年人坐便和起身。

（4）马桶旁设扶手。

（5）卫生用品放在老年人触手可及处。

（六）老年人经常活动区域

走廊、楼梯边设固定扶手（见图 3-2、图 3-3），台阶边沿用鲜艳的颜色做标识，门口处地面不设门槛。

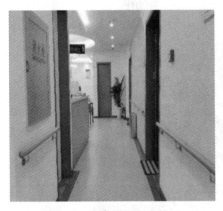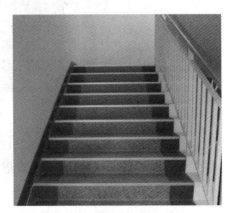

图 3-2　走廊边设固定扶手　　　　图 3-3　楼梯边设固定扶手

三、老年人居室采光要求

（1）太阳光：日间光线充足，夜间或午休应适当遮挡光线。

（2）灯光：光线暗黄适中，并选择夜光开关。

四、老年人的室内温、湿度要求

温度：夏季 26 ℃~30 ℃，冬季 18 ℃~22 ℃；相对湿度 50%~60%。

第二节 床铺的整理与被服的更换

一、整理床铺

（一）技能操作

为卧床老年人整理床铺的技能操作步骤与流程见图3-4。

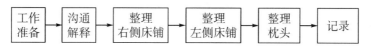

图 3-4 为卧床老年人整理床铺的技能操作步骤与流程

1. 工作准备

（1）用物准备：扫床车1辆，床刷1把，刷套数个，脸盆2个。

（2）环境准备：宽敞明亮，无异味。

（3）养老护理师准备：着装整洁，温暖双手，戴口罩、帽子。

（4）老年人准备：无解便需求，取舒适体位。

2. 沟通解释

养老护理师备齐物品，放置在车上，推车进房，并向老年人解释操作目的和配合方法，以取得老年人的配合。

3. 整理和清扫右侧床铺

养老护理师站在床的右侧，将枕头平移至左侧，协助老年人翻身侧卧，盖好被子。首先，将右侧床头的床单松开并拉平后反折于床褥下压紧；其次，将同侧床尾的床单松开并拉平后反折于床褥下压紧；再次，将中部床单松开并拉平后反折于床褥下压紧；最后，取出床刷并套好刷套，从远到近、从床头至床尾进行纵向清扫。清扫时，下一刷要重叠于上一刷下1/3处，以防遗漏。清扫完毕后，养老护理师要取下刷套，并放置于脸盆。

4. 整理和清扫左侧床铺

养老护理师移至床的左侧，先将枕头平移至右侧，协助老年人向右侧翻身侧卧，并用同样的方法整理和清扫左侧床铺，然后取下刷套，将其放于另一脸盆。

5. 整理枕头

养老护理师将枕头取出，整理成蓬松状后再次放置于老年人头下。枕套开口应背门。

6. 记录

养老护理师清洗双手，记录操作时间并观察老年人有无不良反应。

（二）注意事项

（1）养老护理师需要佩戴口罩。

（2）刷套一床一用，不可重复使用。

（3）刷套使用后，清洗干净，消毒，晾干备用。

二、更换被服

被服使用频率较高。人在睡眠时都要使用被服。老年人的抵抗力下降，被服的使用频率就更高，更容易藏污纳垢，因此养老护理师适时为老年人更换被服尤为重要。同时，适时更换被服也是养老护理师关心、爱护老年人的一种重要表达方式。

（1）更换被服的目的：保持被服清洁，使老年人感觉舒适，预防压疮等并发症。

（2）更换被服的要求：

①每周更换被服（1~2次）。

②污染（小便、大便、呕吐物）时立即更换。

（一）操作技能

为卧床老年人更换被服的技能操作步骤与流程见图3-5。

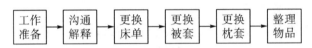

图3-5　为卧床老年人更换被服的技能操作步骤与流程

1. 工作准备

（1）物品准备：扫床车1辆，床刷1把，刷套数个，脸盆2个，污衣袋1个，清洁的床单、被套、枕套各1个。

（2）环境准备：环境整洁，温度、湿度适宜，无人进食，门窗关闭，必要时用屏风遮挡。

（3）养老护理师准备：整洁着装，洗净双手，戴口罩和帽子。

（4）老年人准备：无解便需求，取舒适卧位。

2. 沟通解释

养老护理师备齐物品，放置在车上，推车进房，并向老年人解释操作目的和配合方法，以取得老年人的配合。

3. 更换床单

（1）养老护理师按使用顺序将物品放置于床尾的椅子上（上层放置床单，中层放置被套，下层放置枕套）。

（2）养老护理师站于床的右侧，左手托起老年人的头部，右手将枕头平移至床的左侧，协助老年人向左侧翻身侧卧，为老年人盖好被子，并拉起左侧床栏。

（3）养老护理师从床头到床尾依次松开右侧的污染床单，并将污染床单向上、向内卷裹直至塞入老年人身下。

（4）养老护理师取出刷套并套在床刷上，由远到近、从床头至床尾纵向清扫床褥。清扫时，下一刷要重叠于上一刷下 1/3 处，以防遗漏。清扫完毕后，养老护理师要取下刷套并置于脸盆。

（5）养老护理师取出清洁的床单，使床单的纵中线对齐床中线，然后展开纵中线右侧的床单，将其平整地铺于床褥上。养老护理师将纵中线左侧的床单向上、向内卷裹并塞于老年人的身下，然后将右侧床单的床头和床尾部分分别反折于床褥下，使床单紧绷于床褥上，再将中间部分的下垂床单反折于床褥下。

（6）养老护理师转至床的左侧，将枕头平移至床的右侧，协助老年人平躺、移向右侧和向右侧翻身侧卧，为老年人盖好被子，并拉起右侧床栏。

（7）养老护理师从床头到床尾依次松开污染的床单，将污染的床单向上、向内，从床头至床尾卷裹，并将其放于污衣袋内，然后清扫床褥，方法同（4）。

（8）养老护理师平铺好纵中线左侧的床单，方法同（5）。

（9）养老护理师将枕头移到中间位置，协助老年人取平卧位，并为老年人盖好被子。

4．更换被套

（1）养老护理师站在床的右侧，将被子平铺于老年人身上。养老护理师打开污染被套的尾端开口，将双手伸入被套中，分别将两侧棉胎向中间对折，然后用一只手抓住被套的被头部分，用另一只手抓住棉胎的被尾部分，将棉胎呈 S 形从被套中撤出。养老护理师将棉胎折叠好后置于床尾，并保持污染的被套覆盖于老年人身上。

（2）养老护理师取清洁被套平铺于污染的被套上。被套的纵中线对齐床中线，被头置于老年人的颈部位置。养老护理师打开清洁被套的尾端开口，用一只手抓住棉胎的被头部分，用另一只手抓住被套的被头部分，将棉胎套入清洁的被套内，然后用双手在被套内将折叠的棉胎向左右两侧展开。

（3）养老护理师从床头至床尾卷裹并撤出污染的被套，放于污衣袋内。

（4）养老护理师将被子左右两侧分别内折，形成被筒，同时将被尾内折于床尾。

5．更换枕套

（1）养老护理师用一只手托起老年人的头部，用另一只手快速撤出污染的枕头。

（2）养老护理师撤出枕芯，将污染的枕套放于污衣袋内。

（3）养老护理师站在床尾部，取出清洁的枕套并将内面反转朝外，将双手伸入枕套内，撑开并揪住两内角。

（4）养老护理师抓住枕芯的两角，反转枕套并套好，使枕套的四角充实和平整。

（5）养老护理师将枕头放在老年人的头部旁边，然后用一只手托起老年人的头部，用另一只手将枕头平拉至老年人头下适宜的位置。枕套的开口应背对房门。

6．整理物品

养老护理师开窗通风，洗净双手，将老年人更换下来的被服进行洗涤和消毒，丢弃一次性使用的刷套（可重复使用的刷套，需要用含氯消毒液浸泡至少30min，并经清洗、晾干方可使用）。

（二）注意事项

（1）养老护理师协助老年人翻身侧卧时，应注意安全，要拉起床栏，严防老年人坠床。

（2）养老护理师扫床时，下一刷要重叠至上一刷下1/3处，避免遗漏。

（3）养老护理师应保证一床一刷套。刷套切不可重复或交叉使用。

（4）养老护理师更换被套时，应避免遮住老年人的口鼻。

（5）养老护理师更换被套时，应保证被头充实，没有虚沿。

（6）套好的枕头应该四角充实，枕套的开口应背对房门。

（7）养老护理师操作时应动作轻柔，且尽可能避免暴露老年人的身体，以免受凉。

（8）养老护理师应经常曝晒棉胎和枕芯或使用紫外线对棉胎和枕芯消毒。

第三节　老年人的口腔照护

一、老年人口腔健康的标准

关于老年人的口腔健康标准，国内外尚无全面的标准提出。基于口腔卫生健康工作实践，我们认为有以下几点：

（1）有20颗以上的功能牙。

（2）良好的口腔卫生和健全的口腔功能。

（3）无口腔疾病。

（4）无龋齿，无疼痛。

（5）牙龈为粉红色，无出血现象发生。

二、老年人保持口腔健康的重要性

人的口腔本身含有一定数量的微生物。在正常情况下，这些细菌和微生物会随饮水、刷牙、漱口等清除，人们由此避免了口腔炎症、口腔溃疡、口臭等病症的发生。但老年人免疫力低下，又因病出现进食量和饮水量减少，消化液分泌减少等情况，口腔内的微生物会在适宜温度的催化下大量繁殖，导致菌群失调而出现一系列口腔疾病。

拥有健康的口腔可极大程度地提高老年人的食欲及生活质量，增强老年人晚年的幸福感与自信心，减少因鼻饲等特殊营养方式带来的不良情绪和并发症。

三、老年人保持口腔健康的方法

（1）养成早晚刷牙以及饭后漱口的好习惯。

（2）经常按摩牙龈。

（3）经常叩齿。

（4）定期去医院检查口腔。

（5）做好义齿的养护，如饭后清洗。

（6）改掉不良习惯，如吸烟、咬硬物等。

四、老年人清洁口腔的几种方法

1. 自理或半自理老年人的口腔清洁

自理或半自理的老年人可通过漱口和刷牙的方式清洁口腔。自理的老年人应当尽力亲自动手刷牙；半自理的老年人可经协助取坐位或半卧位进行刷牙；牙齿稀少或已脱落但神志仍清楚的老年人，每次进食后可由养老护理师协助漱口；卧床老年人可采用吸管吸水漱口，以保持口腔清洁。

2. 自理老年人的口腔清洁

对非自理老年人，养老护理师可采用漱口法或棉球擦拭清洁法为其清洁口腔。

五、协助老年人清洁口腔

（一）协助老年人刷牙

1. 技能操作

协助老年人刷牙的技能操作步骤与流程见图3-6。

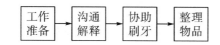

图3-6 协助老年人刷牙的技能操作步骤与流程

（1）工作准备。

①物品准备：牙刷1把，牙膏1支，漱口杯1个，毛巾1条，塑料布1张，水盆1个。

②环境准备：环境整洁，温、湿度适宜。

③养老护理师准备：整洁着装，洗净双手，戴口罩和帽子。

④老年人准备：无解便需求。

（2）沟通解释。

养老护理师备好物品，向老年人解释操作目的和配合方法，以争取老年人的配合。

（3）协助刷牙。

①能行走的老年人。养老护理师在水杯中盛装 2/3 杯的清水→挤出适量牙膏置于牙刷上→搀扶老年人步行至漱口池前→递水杯和牙刷→老年人漱口、刷牙→协助老年人用毛巾清洁面部→撤去物品→搀扶老年人走回床位。

②不能行走的老年人。养老护理师在水杯中盛装 2/3 杯的清水→挤出适量牙膏置于牙刷上→协助老年人坐起→铺塑料布于老年人胸前→放置水盆于床旁桌上→递水杯和牙刷→老年人漱口、刷牙→协助老年人用毛巾清洁面部→撤去物品→协助老年人取舒适体位→倒掉脏水。

（4）整理物品。

养老护理师整理好物品后，洗手并做好记录。

2. 注意事项

（1）脸盆放稳，以免浸湿床铺。

（2）刷牙时，养老护理师要叮嘱老年人动作轻柔，以免损伤牙龈。

（3）无法使用牙刷的老年人可用清水漱口数次。

（二）协助老年人漱口

1. 技能操作

协助老年人漱口的技能操作步骤与流程见图 3-7。

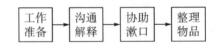

| 工作准备 | → | 沟通解释 | → | 协助漱口 | → | 整理物品 |

图 3-7　协助老年人漱口的技能操作步骤与流程

（1）工作准备。

①物品准备：漱口杯 1 个，毛巾 1 条，水盆 1 个，塑料布 1 张。

②环境准备：环境整洁，温、湿度适宜。

③养老护理师准备：整洁着装，洗净双手，戴口罩和帽子。

④老年人准备：无解便需求，取舒适卧位。

（2）沟通解释。

养老护理师携物品进房，向老年人解释操作目的和配合方法，以取得老年人的配合。

（3）协助漱口。

①养老护理师协助老年人翻身并使其面向养老护理师侧卧。

②养老护理师抬高或垫高床头。

③养老护理师在老年人颌下铺塑料布（覆盖胸前和枕旁）。

④养老护理师递水杯和吸管，提示老年人吸水（吸水量不宜过多）。

⑤养老护理师撤回吸管，提示老年人紧闭嘴唇并鼓动颊部（使漱口水在牙缝中流动、

冲刷，将食物残渣及微生物从牙缝及口腔各部位冲洗出来）。

⑥养老护理师端着水盆使之紧贴老年人的嘴角，老年人吐出漱口水。

⑦养老护理师用毛巾擦干老年人嘴角及脸部的水渍。

（4）整理物品。

养老护理师整理好物品后，洗手并做好记录。

2. 注意事项

（1）昏迷及有意识障碍的老年人不可漱口，以防发生意外。

（2）每次含漱口水的量不宜过多，以免发生呛咳。

（3）卧床老年人漱口时，养老护理师要在其嘴角垫好毛巾，避免浸湿被服。

（三）棉球擦拭清洁法

1. 技能操作

棉球擦拭清洁法的技能操作步骤与流程见图3-8。

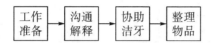

图3-8 棉球擦拭清洁法的技能操作步骤与流程

（1）工作准备。

①物品准备（见图3-9）：漱口水1瓶，棉球若干，镊子或弯钳2把，压舌板1块，弯盘2个，毛巾1条，塑料布1张，润唇油1支。

②环境准备：环境整洁，温、湿度适宜。

③养老护理师准备：着装整洁，洗净双手，戴口罩和帽子。

④老年人准备：无解便需求。

（2）沟通解释。

养老护理师携物品入房，向老年人解释操作目的和配合方法，以取得老年人的配合。

（3）协助洁牙。

①养老护理师在弯盘内盛装棉球若干，倒入适量漱口水，使棉球湿润但无多余漱口水可挤出。

②养老护理师协助老年人面向自己侧卧（见图3-10），铺塑料布和毛巾于老年人胸前（见图3-11）。

③养老护理师先用镊子或弯钳夹取1个棉球，湿润老年人的嘴唇，然后更换棉球并按顺序清洁一侧牙齿：沿臼齿向门齿方向纵向擦洗牙齿外侧面（见图3-12）→上内侧面（见图3-13）→上咬合面（见图3-14）→下内侧面→下咬合面→弧形擦洗颊部，最后用相同方法清洁另一侧牙齿。

④养老护理师撤去弯盘，用毛巾擦干老年人面部的水渍，并为其涂润唇油。

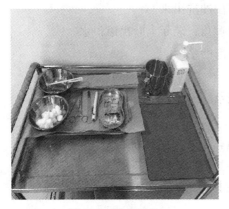

图 3-9　物品准备

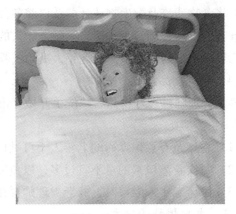

图 3-10　患者体位

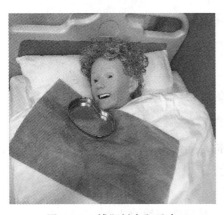

图 3-11　铺塑料布和毛巾

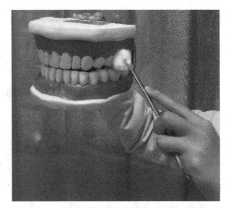

图 3-12　擦洗外侧面

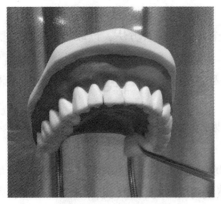

图 3-13　擦洗内侧面

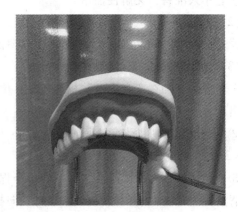

图 3-14　擦洗咬合面

（4）整理物品。

养老护理师整理好物品后，洗手并做好记录。

2. 注意事项

（1）养老护理师的动作要轻柔，尤其是对口腔容易出血的老年人，应避免损伤老年人的口腔黏膜、牙龈等。

（2）养老护理师每次只能夹取 1 个棉球，务必夹紧，且棉球不可过湿。

（3）养老护理师在为老年人洁牙时，不可触及其咽部，以防引起老年人恶心或不适。

（4）为老年人洁牙时，养老护理师应尽量使用温开水。

（5）帮助老年人张口时，养老护理师应从臼齿处放入张口器，慢慢撑开口腔，切不可强力撬开。

（6）假牙应在清洗后存放在凉白开中。

（7）养老护理师应注意观察老年人的口腔有无异常。

六、老年人的义齿摘戴、清洗和存放

（一）义齿的摘取和佩戴方法

（1）佩戴义齿时，首先要找准位置，放好义齿后用手指轻压人工牙颌面，使其轻缓就位，不可用牙直接咬合就位，防止卡环变形或义齿损坏。

（2）饭后、睡前均应刷牙，刷牙时须取下义齿。

（3）上下均佩戴有义齿时，一般优先摘取上义齿，再摘取下义齿。

（二）义齿的清洗和存放原则

（1）在流动的清水下，纵向刷洗义齿。

（2）使用义齿清洗液浸泡一定时间可达到清洗义齿的效果。

（3）刷毛不宜过硬，刷洗时用力不宜过猛，以免磨损义齿。

（4）不使用热水、乙醇或其他具有腐蚀性的清洁液浸泡义齿。

（5）义齿应浸泡在凉白开中保存。

（三）老年人佩戴义齿的注意事项

（1）初戴义齿时，口腔内或有异物感。坚持佩戴一段时间后，症状可逐渐消失。

（2）义齿佩戴者不宜吃过硬的食物。初戴者应从吃软食开始练习。

（3）老年人切不可强行摘戴义齿。

（4）初戴者有黏膜压痛症状时，应去医院复诊。

（5）饭后应取下义齿，清洗后再佩戴，以防食物残渣沉积于义齿上。

（6）定期复查。每隔半年至一年到医院复诊一次。

（四）为老年人摘戴、清洗义齿

1. 技能操作

为老年人摘戴、清洗义齿的技能操作步骤与流程见图3-15。

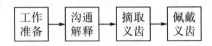

图3-15 为老年人摘戴、清洗义齿的技能操作步骤与流程

（1）工作准备。

①物品准备：水杯1个（盛适量凉白开），纱布数块。

②环境准备：环境整洁，温、湿度适宜。

③养老护理师准备：整洁着装，洗净并温暖双手，戴口罩和帽子。

④老年人准备：无解便需求，取坐位或卧位。

（2）沟通解释。

养老护理师携物品入房，向老年人解释操作目的和配合方法，以取得老年人的配合。

（3）摘取义齿。

养老护理师提示老年人张口→用右手垫纱布轻轻拉动义齿基托将义齿取下（上义齿轻轻向外下方拉动，下义齿轻轻向外上方拉动），上下均佩戴有义齿时，先摘取上义齿，再摘取下义齿，然后清洗义齿，最后存放于凉白开中。

（4）佩戴义齿。

养老护理师取出义齿→在流动的清水下冲洗→将义齿放于床头桌→提示老年人张口→用右手垫纱布包裹义齿，轻轻上推义齿基托将义齿戴上→提示老年人轻轻咬合几次，使义齿与牙床完全吻合。

2. 注意事项

（1）对意识不清的老年人，养老护理师应将义齿取下，清洗干净，并保存于凉白开中。

（2）养老护理师为老年人摘戴义齿时，动作应轻柔，以免损伤牙龈；摘取受阻时，可尝试轻推卡环。

第四节 老年人的头发养护

一、老年人的头发养护方法

（1）保持乐观的心态。

（2）加强身体锻炼。

（3）多吃对头发有益的食物。

①碘元素可使头发乌黑、发亮。老年人应多吃含碘元素的食物，如海带、紫菜等。

②含铜、铁等元素的食物能促进头发黑色素的合成，具有乌发效果，如菠菜、番茄、土豆、柿子等。

③有利于头发生长的食物，主要有大豆、芝麻、花生等。

④富含头发所需维生素的食物，主要有胡萝卜、卷心菜、糙米、南瓜、鲜枣、草莓、柑橘等。

（4）经常梳头。

梳理头发不但可以加快头皮的血液循环，巩固发根，还能提神醒脑、减缓大脑衰退、增强记忆力。老年人可于每日晨起后和晚睡前各梳头 1 次，每次 5~10 min。

梳头顺序及时长：额头→脑后，2~3 min；左鬓→右鬓，1~2 min；右鬓→左鬓，1~2 min；枕部→前额，1~2 min。

（5）经常进行头部按摩。

老年人可于每日晨起后、午休前和晚睡前各按摩一次。老年人用稍屈的十指指尖和指腹自发际开始，由前向后，经头顶至后脑勺，一边梳头发一边按摩头皮，每次按摩 5~10 min；将双手向两侧分开，按摩两鬓的皮肤，每次按摩 5~10 min。

（6）尽量减少染发和烫发的次数。

染发、烫发均会对头发、发根甚至头皮造成一定的影响。老年人应尽可能减少染发和烫发的次数，以每年染发、烫发次数均不超过 1 次为宜。此外，染发、烫发最好分开进行，且需间隔 3 个月及以上。老年人应减少吹风机的使用频率。使用吹风机时，老年人可用干毛巾先吸干头发的大部分水分，再将吹风机的风力调至中档进行吹发，以减轻对头发的伤害。

二、老年人的梳发和洗发需求

老年人的日常头发梳理。养老护理师给老年人梳理头发，应先抓住头发中段，把发梢慢慢梳开，再从发梢逐步向发根分段梳理，切勿一次性梳理。

老年人的日常头发清洗。头发每天都可能会沾上灰尘和细菌，养老护理师应注意适时给老年人清洗头发（见表3-1）。洗发时，养老护理师应使用指腹按摩老年人的头皮；水温以 40 ℃~50 ℃为宜。洗发完毕，养老护理师应使用干毛巾或吹风机（辅助）为老年人干发。

表3-1　老年人的洗发时间

分类	春	夏	秋	冬
油性	2~3 天 1 次	1~2 天 1 次	2~3 天 1 次	每周 1~2 次
干性	4~5 天 1 次		7~10 天 1 次	

三、为老年人梳发和洗发

（一）为老年人梳发

1. 技能操作

为老年人梳发的技能操作步骤与流程见图 3-16。

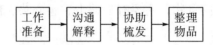

图 3-16　为老年人梳发的技能操作步骤与流程

（1）工作准备。

①物品准备：毛巾 1 条，梳子 1 把。

②环境准备：环境整洁，温、湿度适宜。

③养老护理师准备：整洁着装，洗净双手，戴口罩和帽子。

④老年人准备：无解便需求，取坐位或卧位。

（2）沟通解释。

养老护理师携物品入房，向老年人解释操作目的和配合方法，以取得老年人的配合。

（3）协助梳头。

①坐位梳发。

养老护理师将毛巾置于老年人肩上并将老年人的头发散开，使用梳子由发梢向发根分段梳理。梳理完毕，养老护理师要将毛巾撤下。

②卧位梳发。

养老护理师用一只手托起老年人的头部，用另一只手将毛巾平铺于枕巾上，协助老年人将头偏向左侧，并为其梳理右侧头发，然后用相同方法梳理左侧头发。最后，养老护理师用一只手托起老年人的头部，用另一手将毛巾撤下。

（4）整理物品。

养老护理师整理物品，抖落毛巾上的头屑和脱落的头发，清洗毛巾，晾干备用。

2. 注意事项

（1）梳理动作应轻柔，不可强拉硬拽。

（2）头发打结、不易梳理时，养老护理师可蘸水或酒精后小心梳理。

（3）头发较长时，养老护理师应分段梳理。方法是：由发梢至发根梳理，梳理完上一段后，再梳理下一段。

（二）为老年人洗发

1. 技能操作

为老年人洗发的技能操作步骤与流程见图 3-17。

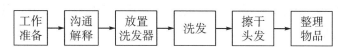

图 3-17 为老年人洗发的技能操作步骤与流程

（1）工作准备。

①物品准备：洗头器 1 个，毛巾 1 条，洗发液 1 瓶，梳子 1 把，暖瓶 1 个，水壶 1 个（盛装 40 ℃~45 ℃的温水），污水桶 1 个，脱脂棉球 1 个，纱布 1 块，必要时备吹风机 1 个（见图 3-18）。

②环境准备：环境整洁，温、湿度适宜，关闭门窗，必要时用屏风遮挡。

③养老护理师准备：整洁着装，洗净双手，戴口罩和帽子。

④老年人准备：无解便需求，平卧于床上。

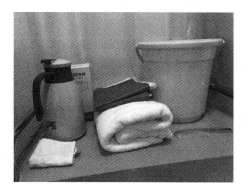

图 3-18 为老年人洗发的物品

（2）沟通解释。

①评估老年人身体状况、疾病情况，确认其是否适宜洗头。

②若适宜洗头，养老护理师携物品入房，向老年人解释操作目的和配合方法，以取得老年人的配合。

（3）放置洗头器。

养老护理师用一只手托起老年人的头部，用另一只手撤去枕头；然后放置洗头器，使老年人的脖颈枕于洗头器凹槽上，并在洗头器排水管下放置污水桶；最后在老年人的颈部、肩部围上毛巾。

（4）洗发。

养老护理师先用一只手持水壶慢慢倾倒温水，用另一手轻揉头发至全部淋湿；然后，涂擦洗发液于老年人的头发上，并用双手指腹轻揉头发，按摩头皮，同时观察并询问老年人有无不适。揉搓完毕，养老护理师按同样的方法将老年人的头发冲洗干净。

（5）擦干头发。

养老护理师取下老年人颈部、肩部的干毛巾，为其擦干面部和颈部的水渍后包裹头部；然后撤去洗头器，并使用毛巾为老年人擦干头发（必要时可使用吹风机）；最后，将老年人的头发梳理整齐。

（6）整理物品。

养老护理师整理物品，倾倒污水，并将物品放回原处备用。

2. 注意事项

（1）洗发过程中，养老护理师应随时观察并询问老年人有无不适。

（2）养老护理师应注意室温、水温变化，及时为老年人擦干头发，以防老年人着凉。

（3）养老护理师应动作轻柔，以减少老年人的不适。

（4）养老护理师可将脱脂棉球塞入老年人的耳朵，用纱布覆盖其双眼，以防污水流入耳内、溅入眼睛。

（5）若有被服溅湿，养老护理师须及时更换。

第五节　老年人的指（趾）甲修剪

一、为老年人修剪指（趾）甲的重要性

老年人的指（趾）甲长时间得不到修剪，容易滋生细菌，且指（趾）甲过长容易让老年人划伤自己，因此养老护理师应定期为老年人修剪指（趾）甲。

二、为老年人修剪指（趾）甲

（一）技能操作

为老年人修剪指（趾）甲的技能操作步骤与流程见图 3-19。

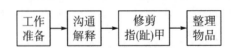

图 3-19　为老年人剪指（趾）甲的操作步骤与流程

1. 工作准备

（1）物品准备：指甲刀 1 把，纸巾 1 包。

（2）环境准备：环境整洁，温、湿度适宜。

（3）养老护理师准备：整洁服装，洗净双手，戴口罩和帽子。

（4）老年人准备：无解便需求，取卧位或坐位。

2. 沟通解释

养老护理师备齐物品入房，向老年人解释操作目的和配合方法，以取得老年人的配合。

3. 修剪指（趾）甲

养老护理师在老年人的手（脚）下铺垫纸巾，用一只手握住老年人的手（脚），用另一手持指甲刀按照弧形方式修剪指（趾）甲。修剪时，将指（趾）甲修剪到与指尖齐平即可，且要逐一修剪。

4. 整理物品

养老护理师用纸巾包裹指（趾）甲碎片，将其丢入垃圾桶，擦干净指甲刀，并整理好床铺。

（二）注意事项

（1）养老护理师应在老年人沐浴后修剪，因为此时的指（趾）甲变软，便于修剪。

（2）老年人的指（趾）甲较硬时，养老护理师可用温热毛巾将其包裹片刻再修剪。

（3）养老护理师修剪指（趾）甲时，应避免损伤老年人的皮肤。

（4）修剪完毕的指（趾）甲，其边缘要光滑，不可有毛刺。

第六节 老年人的皮肤清洁

一、老年人保持皮肤清洁的重要性

老年人通过清洗与擦浴，保持皮肤清洁，能消除疲劳，促进血液循环，改善睡眠，提升皮肤新陈代谢能力和增强抗病能力。

二、协助老年人清洁皮肤

（一）协助老年人淋浴

1. 技能操作

协助老年人淋浴的技能操作步骤与流程见图 3-20。

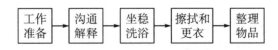

图 3-20 协助老年人淋浴的技能操作步骤与流程

（1）工作准备。

①物品准备：淋浴设施 1 处，洗澡椅 1 把，毛巾 1 条，浴巾 1 条，沐浴液 1 瓶，洗发液 1 瓶，清洁衣裤 1 套，梳子 1 把，防滑拖鞋 1 双，防滑垫 1 块，洗澡椅 1 把。必要时可备吹风机 1 个，洁面乳 1 瓶。

②环境准备：环境整洁，浴室温度为 24 ℃ ~ 26 ℃，门窗关闭。

③养老护理师准备：更换短袖、短裤，洗净双手，戴口罩和帽子。

④老年人准备：无解便需求，取卧位或坐位。

（2）沟通解释。

①养老护理师评估老年人的身体状况，确认其是否适宜淋浴。

②若适宜淋浴，养老护理师向老年人解释操作的目的和配合方法，以取得老年人配合，然后备齐物品，搀扶（或用轮椅运送）老年人着防滑拖鞋进入浴室。

（3）坐稳洗浴。

①调节水温。养老护理师打开淋浴设施开关，调节水温至40 ℃左右（伸手触摸，以温热、不烫手为宜）。

②养老护理师协助老年人脱去衣裤，搀扶老年人坐稳于洗澡椅上，并叮嘱老年人紧握扶手。

③洗发。养老护理师提醒老年人紧靠椅背，头稍后仰，然后为老年人淋洗头发，同时观察和询问老年人有无不适。洗发完毕，养老护理师关闭淋浴设施的开关，用干毛巾擦拭老年人的面部及头发。

④清洗身体。养老护理师淋湿老年人的身体，然后由上至下纵向涂抹沐浴液并依次轻柔擦洗。

⑤养老护理师洗净双手，取少量洁面乳为老年人清洁面部并冲洗干净，然后关闭淋浴设施的开关。

（4）擦拭和更衣。

①养老护理师用毛巾快速擦干老年人的身体、面部及头发，用浴巾包裹老年人的身体。

②养老护理师协助老年人更换好清洁的衣裤，搀扶（或用轮椅运送）老年人回屋休息。

（5）整理物品。

养老护理师将物品放回原处，擦干浴室地面，开窗通风；清洗浴巾、毛巾及老年人更换下来的衣裤。

2. 注意事项

（1）老年人独自淋浴时，浴室不可锁门。养老护理师可在门外的把手上悬挂示意标牌，且应多次询问老年人是否需要帮助。

（2）浴室应放置防滑垫，老年人穿好防滑拖鞋后方可进入。

（3）养老护理师应调好水温再让老年人淋浴，注意先开冷水后开热水。

（4）老年人淋浴时间不可过长，水温不可过高，以免发生眩晕。

（5）淋浴应安排在老年人进餐1 h以后进行，以免影响食物的消化和吸收。

（6）养老护理师应随时观察并询问老年人有无不适，如有不适，应立即结束操作，并告知医护人员。

（二）协助老年人擦浴

1. 技能操作

协助老年人擦浴的技能操作步骤与流程见图3-21。

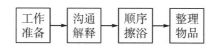

图3-21 协助老年人擦浴的技能操作步骤与流程

（1）工作准备。

①物品准备：脸盆3个（盛装40℃~45℃的温水，分别用于身体、会阴、足部的擦浴），毛巾2条，方巾1条，浴巾1条，浴液1瓶，橡胶单1块，清洁衣裤1套，暖瓶1个，污水桶1个，橡胶手套1副。

②环境准备：环境整洁，房间温度为24℃~26℃，门窗关闭，屏风遮挡。

③养老护理师准备：整洁着装，洗净双手，戴口罩和帽子。

④老年人准备：无解便需求，取卧位。

（2）沟通解释。

①养老护理师评估老年人的身体状况，确认其是否适宜擦浴。

②若适宜擦浴，养老护理师向老年人解释操作目的和配合方法，以取得老年人的配合，然后备齐物品入房。

（3）顺序擦浴。

①面部。

养老护理师先将浴巾覆盖在老年人的枕巾及胸前被子上，然后将方巾浸湿后拧干，横向对折再纵向对折，依次擦洗：

第一，眼睛。养老护理师用对折后的小方巾的四个角分别擦洗内眼角和外眼角。方巾包裹方法：将方巾的左右两边折向手心，将下垂部分折向手掌并与顶部对齐。必要时，养老护理师可涂上浴液进行擦拭。

第二，额部。养老护理师由额头中间擦向额头两边。

第三，鼻部。养老护理师由鼻根擦向鼻尖。

第四，面颊。养老护理师先由鼻翼一侧向下至唇部横向擦洗，然后沿一侧唇角向下至下颌横向擦洗，再顺向斜上方擦洗面颊，最后用相同的方法擦洗另一侧面颊。

②颈部。养老护理师由中间分别向两侧擦洗。

③手臂。养老护理师先擦洗近侧手臂，方法是由前臂向上臂擦洗，然后用相同方法擦洗远侧手臂。

④胸部。首先，养老护理师掀开老年人的被子，露出胸部，并用浴巾遮盖。其次，养老护理师洗净方巾，包裹在手上，涂上沐浴液，掀开浴巾，用方巾由上至下擦洗胸部及两

侧，注意擦洗皮肤褶皱处（如腋窝、女性乳房下部），擦洗后用浴巾遮盖，并洗净方巾。再次，养老护理师用方巾擦净胸部浴液。最后，养老护理师用浴巾擦干胸部水渍。

⑤腹部。养老护理师顺时针螺旋状擦拭老年人的腹部及腰部。

⑥背部和臀部。养老护理师由上至下进行擦洗。

⑦下肢。养老护理师由上至下进行擦洗。

在上述操作过程中，养老护理师应边擦拭边询问，观察老年人有无不适，并随时添加热水和更换清水，保持水温和水质。

⑧足部。养老护理师更换水盆和毛巾后为老年人清洗足部。

⑨会阴。养老护理师更换水盆，戴好橡胶手套，在老年人臀下垫橡胶单和浴巾。

老年女性：由阴阜向下，养老护理师依次擦洗尿道口、阴道口、腹股沟和肛门，边擦洗边转动毛巾。

老年男性：养老护理师依次擦洗尿道口、阴茎、阴囊、腹股沟和肛门，边擦洗边转动毛巾。

擦洗时，养老护理师须随时清洗毛巾，确保毛巾清洁，无异味。

（4）整理物品。

养老护理师清洗水盆、浴巾、毛巾及老年人换下的衣物，擦干地面水渍，并将物品放回原处。

2. 注意事项

（1）在擦浴过程中，养老护理师动作要轻柔，要及时遮盖老年人的身体暴露部位，以防老年人着凉。

（2）养老护理师应随时更换温水，注意调节水温。

（3）在擦洗过程中，养老护理师应询问、观察老年人的反应。如果老年人出现寒战、面色苍白等情况，养老护理师要立即停止擦浴，进行保暖，并通知医护人员。

（4）清洗身体、会阴、足部的水盆和毛巾要分开使用。

第七节　老年人仪容仪表的修饰

一、仪容仪表的基本知识

仪容仪表包括人的容貌、服饰和姿态等，是一个人精神面貌的外在体现。良好的仪容仪表能使人身心愉悦。

修饰仪容仪表的基本原则是：整洁、卫生、美观、得体。

（一）老年人的服装选择要点

（1）实用。冬衣求保暖，夏装能消暑。

（2）舒适。宽松、柔软、轻便，便于活动。

（3）整洁。干净、整齐。

（4）美观。养老护理师根据老年人的品位为其选择适宜的服装，以色彩简洁明快、搭配得当为宜。

（二）适宜老年人穿着的鞋袜

（1）适宜老年人穿着的袜子。袜子以棉质为宜，不宜过紧，且应该勤换洗。

（2）适宜老年人穿着的鞋。日常行走，老年人可选择有适当后跟的布底鞋。运动时，老年人最好选择鞋底硬度适中、后跟适宜、前部微翘的运动鞋，少穿拖鞋。在室内，老年人应选择舒适的拖鞋，后跟在 2~3 cm 为宜。

二、协助老年人更换衣服

（一）协助老年人更换开襟上衣

1. 技能操作

协助老年人更换开襟上衣的技能操作步骤与流程见图 3-22。

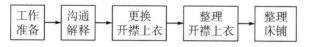

图 3-22　协助老年人更换开襟上衣的技能操作步骤与流程

（1）工作准备。

①物品准备：清洁的开襟上衣。

②环境准备：环境整洁，温、湿度适宜。

③养老护理师准备：整洁着装，洗净双手，戴口罩和帽子。

④老年人准备：平卧于床上。

（2）沟通解释。

养老护理师备齐物品入房，向老年人解释操作目的和配合方法，以取得老年人的配合。

（3）更换开襟上衣。

养老护理师掀开被子，解开老年人的衣服上的扣子。脱衣时，养老护理师应当先脱老年人的健侧，将拟脱下的衣服平整地掖入老年人身下，然后协助老年人翻身，再脱患侧，并撤掉更换下来的衣服。穿清洁的开襟上衣时，养老护理师应协助老年人先穿患侧，然后将清洁的衣服平整地掖入老年人身下，并协助其平躺，最后穿健侧。

（4）整理开襟上衣。

养老护理师拉平老年人身上的衣服，整理衣领，确保无褶皱。

（5）整理床铺。

养老护理师为老年人盖好被子，并整理床铺。

2. 注意事项

（1）操作轻柔、快速，避免老年人受凉。

（2）协助老年人翻身时，养老护理师应注意安全，必要时拉起床栏。

（二）协助老年人更换套头上衣

1. 技能操作

协助老年人更换套头上衣的技能操作步骤与流程见图3-23。

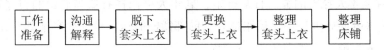

图3-23　协助老年人更换套头上衣的技能操作步骤与流程

（1）工作准备。

①物品准备：清洁的套头上衣。

②环境准备：环境整洁，温、湿度适宜。

③养老护理师准备：整洁着装，洗净双手，戴口罩和帽子。

④老年人准备：取坐位。

（2）沟通解释。

养老护理师备齐物品入房，向老年人解释操作目的和配合方法，以取得老年人的配合。

（3）脱下套头上衣。

养老护理师先将老年人穿着的套头上衣的下端向上拉至胸部，再用一只手托起老年人的头部，用另一只手从背后向前脱下套头上衣，然后扶住老年人的肩部，用一只手拉住一侧袖口，脱下衣袖，最后用相同方法脱下另一侧衣袖。

（4）更换套头上衣。

养老护理师取清洁的套头上衣并辨别衣服的正反面，然后协助老年人穿上衣袖。养老护理师将手伸入一侧袖子里，抓住老年人的手腕并将衣袖套上，再用相同方法协助老年人穿上另一侧衣袖。养老护理师将套头上衣向上拉至老年人的肩部，用一只手托起老年人的头部，用另一只手为其套上套头上衣。

（5）整理套头上衣。

养老护理师拉平老年人身上的衣服，整理衣服，确保无褶皱。

（6）整理床铺。

养老护理师协助老年人取舒适体位，盖好被子，并整理床铺。

2. 注意事项

（1）操作轻柔、迅速，避免老年人受凉。

（2）协助老年人取坐位时，养老护理师应注意安全，必要时拉起床栏。

（三）协助老年人更换裤子

1. 技能操作

协助老年人更换裤子的技能操作步骤与流程见图3-24。

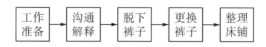

图3-24 协助老年人更换裤子的技能操作步骤与流程

（1）工作准备。

①物品准备：清洁的裤子。

②环境准备：环境整洁，温、湿度适宜。

③养老护理师准备：整洁着装，洗净双手，戴口罩和帽子。

④老年人准备：平卧于床上。

（2）沟通解释。

养老护理师备齐物品入房，向老年人解释操作目的和配合方法，以取得老年人的配合。

（3）脱下裤子。

养老护理师松开老年人的裤带、裤扣，协助老年人先左倾身体，将右侧裤子向下拉至臀部以下，再右倾身体，将左侧裤子向下拉至臀部以下；提示老年人屈膝，用双手向下拉裤子至膝部以下，再抬起一侧下肢以扯去裤腿，最后用相同方法脱去另一侧腿。

（4）更换裤子。

养老护理师取清洁的裤子并辨别正反面，将左手伸入一侧裤腿至裤腰开口处，轻握老年人的脚踝，用右手将裤腿向大腿方向提拉，然后用同样方法穿上另一侧裤腿；用双手分别拉住两侧裤腰部分并向上提拉至老年人的臀部，协助老年人左倾身体，将右侧裤腰部分向上提拉至腰部，再协助老年人右倾身体，将左侧裤腰部分向上提拉至腰部，最后系好裤带、裤扣。

（5）整理床铺。

养老护理师协助老年人盖好被子，并整理好床铺。

2. 注意事项

（1）操作轻柔、迅速，避免老年人受凉。

（2）穿脱裤子不可硬拽，以免损伤老年人的皮肤。

第八节　手卫生

养老护理师在操作实践中离不开双手，因此加强手卫生可以有效预防交叉感染，保障老年人的安全。养老护理师需要进行手卫生规范化管理，提高手卫生的依从性。

一、定义

手卫生。手卫生是医务人员洗手、手卫生消毒和外科手消毒的总称。洗手是指医务人员用肥皂（或皂液）和流动水洗手，去除手部皮肤污垢、碎屑和部分致病菌的过程。手卫生消毒是指医务人员用速干手消毒剂揉搓双手，以减少手部暂居菌的过程。外科手消毒是指手术前医务人员用皂液（洗手液）和流动水洗手，再用手消毒剂消除或杀灭手部暂居菌和减少常用菌的过程。

二、洗手目的

洗手的目的是清除养老护理师手上的污垢和致病微生物，切断通过手传播感染的途径。

三、洗手指征

（1）直接接触每个老年人前后。

（2）从同一老年人的污染部位移动到清洁部位时。

（3）接触老年人的血液、体液、分泌物、排泄物、伤口敷料等之后。

（4）接触老年人周围的环境及物品后。

（5）穿脱隔离衣前后，脱手套之后。

（6）接触清洁、无菌物品之前。

（7）处理药物或配餐前。

四、洗手操作步骤及流程

1. 技能操作

（1）操作前准备。

①环境准备：清洁、宽敞。

②养老护理师准备：衣帽整洁，修剪指甲，取下手表、饰物，卷袖过肘。

③物品准备：流动水洗手设施、清洁剂、干手设施，必要时备护手液或直接备速干手消毒液。

（2）湿手。打开水龙头，调节合适的水流和水温，在流动水下，使双手充分淋湿。

（3）涂剂。关上水龙头并取适量清洁剂均匀涂抹至整个手掌、手背、手指和指缝。

（4）揉搓。使用七步洗手法认真揉搓双手至少 15 s，具体揉搓步骤如下：

①掌心相对，手指并拢，相互揉搓（见图 3-25）。

②掌心对手背，沿指缝相互揉搓，交换进行（见图 3-26）。

③掌心相对，双手交叉指缝，相互揉搓（见图 3-27）。

④弯曲手指关节，在另一掌心旋转揉搓，交换进行（见图 3-28）。

⑤一手握住另一手大拇指，旋转进行揉搓，交换进行（见图 3-29）。

⑥五个手指尖并拢在另一掌心中旋转揉搓，交换进行（见图 3-30）。

⑦握住手腕，回旋摩擦，交换进行（见图 3-31）。

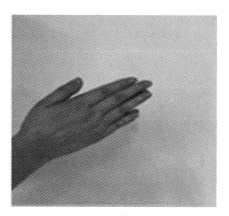

图 3-25　搓手掌

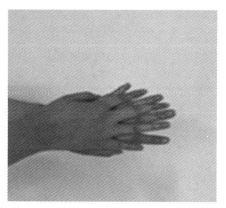

图 3-26　搓手背

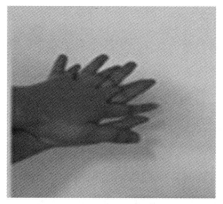

图 3-27　搓指缝

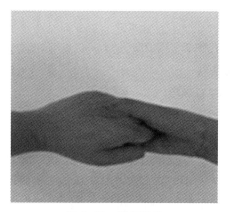

图 3-28　搓指关节

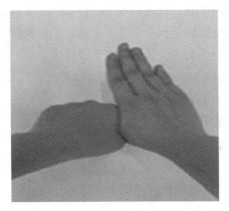

图 3-29　搓拇指

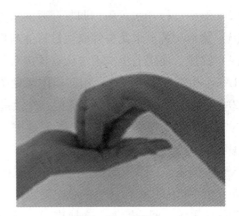

图 3-30　搓指尖

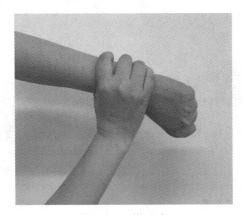

图 3-31　搓手腕

（5）冲净。打开水龙头，在流动水下彻底冲净双手。

（6）干手。关闭水龙头，以擦手纸或毛巾擦干双手或在干手机下烘干双手；必要时取护手液护肤。

2. 注意事项

（1）肥皂应保持清洁、干燥。

（2）洗手时不可溅湿工作服，不可污染周围环境。

（3）擦手毛巾应保持清洁、干燥，每日消毒。

（4）当手部有血液或其他体液等肉眼可见污染时，应用清洁剂和流动水洗手；当手部没有肉眼可见污染时，可用速干洗手消毒液消毒双手代替洗手，揉搓方法同洗手方法。

思考题

1. 简述会阴清洗的范围。
2. 简述七步洗手法。

第四章　排泄照料

学习目标

1. 掌握观察留置导尿老年人的尿量及颜色的要求。
2. 掌握造瘘袋的更换方法及注意事项。
3. 熟悉帮助老年人养成规律排便习惯的方法。
4. 熟悉老年人尿失禁的分类并掌握尿失禁老年人的照料方法。
5. 熟悉老年人排泄物异常的观察方法。
6. 熟悉解除便秘的常用方法。
7. 了解影响排便的环境因素及床上应用的便器种类。
8. 了解尿垫、纸尿裤的种类和适用范围。
9. 了解排泄的定义及老年人的胃肠活动和排泄功能。
10. 了解老年人便秘的相关知识。

技能目标

1. 能为老年人更换一次性尿垫。
2. 能帮助卧床老年人使用便器排便。
3. 能观察留置导尿老年人的尿量及颜色并记录异常。
4. 能使用合适的方法协助老年人排便。
5. 能为人工造瘘的老年人更换造瘘袋。

案例导学与分析

案例导学

沈爷爷，80 岁，因脑梗塞后活动受限，卧床 2 年，又因尿失禁，安置了导尿管，近期出现排便困难，感到非常痛苦。

分析：

假如你是他的养老护理师，你会怎样处理以下问题：

1. 应该怎样护理沈爷爷的导尿管？
2. 应该怎样帮助沈爷爷排便？

第一节　老年人的排泄照料

一、排泄的基本知识

排泄是指机体将新陈代谢的产物和不需要或过剩的物质排出体外的生理活动过程。

二、影响老年人排便的因素

（一）心理因素

排便与情绪相关，如紧张、焦虑等情绪不利于排便。

（二）环境

排泄涉及个人隐私，如果缺乏隐蔽的环境，老年人会减少排便甚至拒绝排便以降低窘迫感。

（三）饮食

饮食对排泄有很大的影响，进食过多的精细食物、摄入的纤维素不足，不利于排便。

（四）水分

水分可影响粪便的软硬度。如果水分摄入不足，肠道便会主动吸收水分，导致粪便干硬，出现便秘。

（五）个人习惯

养成良好的、规律的排便习惯是非常重要的。排便不规律的老年人可进行排便训练，通常经过训练后可在特定的时间进行排便。但是，若老年人总是忽略便意，影响排便的规律，便无法建立其规律性。

（六）肌肉张力

肌肉张力会影响肠道肌肉活动以及骨骼肌协助排便的能力。

（七）药物

老年人如果长期使用预防便秘或缓解便秘的药物，会产生依赖心理。

（八）刺激物

如细菌、毒素等会刺激肠道，促使肠蠕动加快，影响肠道的功能。

（九）疼痛

如疼痛或局部水肿影响排便。

（十）年龄

老年人的代谢能力下降，发生运动、神经障碍的概率也相对增加，排便的习惯会有所改变。

三、帮助老年人养成规律的排便习惯

（一）改变不良的排便习惯

（1）避免过分依赖药物。

（2）避免在马桶上久坐。

（3）提供有利于排便的独立、隐蔽、无异味的宽松环境。

（二）养成规律的排便习惯

（1）不要人为地控制排便。

（2）应养成定时排便的习惯。

四、帮助卧床老年人使用便器排便

（一）技能操作

1. 沟通

养老护理师与老年人沟通，询问其是否有便意。

2. 工作准备

（1）物品准备：一次性护理垫、卫生纸、便器等，必要时备水盆、温水和毛巾。

（2）环境准备：环境整洁，温、湿度适宜，门窗关闭，必要时用屏风遮挡。

（3）养老护理师准备：整洁着装，修剪指甲，洗净并温暖双手，戴口罩和手套。

3. 协助使用便器

（1）仰卧位使用便器法。养老护理师协助老年人取仰卧位，掀开被子，协助其将裤子脱至膝部。养老护理师提示老年人屈膝，用一只手抬高老年人的臀部，用另一只手放置便器（便器窄口朝向足部）于老年人臀下。为防止老年人在排便时污染床单及被子，养老护

理师可在床上垫 1 张护理垫，在便器内放置卫生纸，在会阴部覆盖 1 张一次性护理垫，并为老年人盖好被子。

（2）侧卧位使用便器法。养老护理师协助老年人将裤子脱至膝部。养老护理师用一只手扶肩，用另一只手扶髋，同时翻转身体，使老年人面向自己侧卧。养老护理师掀开被子，将一次性护理垫垫于老年人的腰部及臀下，再将便器扣于老年人的臀部（便器窄口朝向足部），协助老年人平卧。为防止老年人排便时污染床单及被子，养老护理师可在会阴部覆盖 1 张一次性护理垫，并为老年人盖好被子。

（3）老年人排便结束后，养老护理师用一只手扶稳便器，用另一只手协助老年人取侧卧位，然后取出便器并放置于床下的架子上或护理车下层，最后撤去一次性护理垫。

4. 整理与记录

（1）养老护理师协助老年人取舒适卧位，穿好裤子，整理床铺，并协助老年人清洗双手。

（2）养老护理师开窗通风，倾倒粪便，冲洗便器，消毒备用，并做好记录。

（二）注意事项

（1）物品使用前，养老护理师应检查其是否洁净完好。

（2）养老护理师放置便器时，不可以强塞、硬塞，以免损伤老年人的皮肤。

（3）养老护理师协助老年人排便时，应注意保暖，避免老年人受凉。

（4）老年人排便后，养老护理师应及时倾倒粪便，清洗便器和消毒。

五、为老年人更换一次性尿垫

（一）技能操作

为老年人更换一次性尿垫的技能操作步骤与流程见图 4-1。

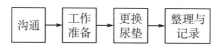

图 4-1 为老年人更换一次性尿垫的技能操作步骤与流程

1. 沟通

（1）养老护理师了解老年人上次排泄的时间。

（2）取得老年人同意后，养老护理师检查一次性尿垫，确认是否需要更换。

（3）若需要更换，养老护理师要与老年人沟通，以取得配合。

2. 工作准备

（1）物品准备：一次性尿垫、手套、水盆、温水和毛巾。

（2）环境准备：环境整洁，温、湿度适宜，门窗关闭，必要时用屏风遮挡。

（3）养老护理师准备：整洁着装，修剪指甲，洗净并温暖双手，戴口罩和帽子。

3. 更换尿垫

养老护理师将水盆、毛巾置于床旁的椅子上→试水温→戴手套→掀开被子→用双手扶老年人的肩部和髋部，使其翻转身体并背向自己侧卧→将污染的一次性尿垫向侧卧方向折叠→用一只手扶住老年人，用另一只手温湿毛巾→擦拭会阴部及肛周→观察皮肤情况→将清洁的一次性尿垫一半平铺一半卷折→翻转老年人的身体至平卧位→撤下污染的一次性尿垫并放入专用污物桶→整理和拉平一次性尿垫→盖好被子。

4. 整理与记录

养老护理师整理床铺，撤去屏风，开窗通风，清洗毛巾、水盆并晾干备用。

（二）注意事项

（1）养老护理师应定时查看一次性尿垫的情况，及时更换。

（2）养老护理师应动作轻柔，注意为老年人保暖，防止老年人坠床。

六、为老年人更换纸尿裤

（一）技能操作

为老年人更换纸尿裤的技能操作步骤与流程见图4-2。

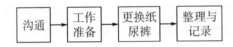

图4-2 为老年人更换纸尿裤的技能操作步骤与流程

1. 沟通

（1）养老护理师了解老年人上次排泄的时间。

（2）取得老年人同意后，检查纸尿裤，确认是否需要更换。

（3）若需要更换，养老护理师与老年人沟通，以取得配合。

2. 工作准备

（1）物品准备：纸尿裤、手套、水盆、温水和毛巾。

（2）环境准备：环境整洁，温、湿度适宜，门窗关闭，围帘遮挡。

（3）养老护理师准备：整洁着装，修剪指甲，洗净并温暖双手，戴口罩和帽子。

3. 更换纸尿裤

养老护理师将水盆、毛巾置于床旁的椅子上→试水温→戴手套→掀开被子→协助老年人取平卧位→解开纸尿裤粘口→将前片后叠→清洗会阴→协助老年人翻转身体为侧卧位→将污染的纸尿裤内面对折于臀下→擦拭会阴及肛周→将清洁的纸尿裤前后对折的两片平铺于臀下→向下展开上片→翻转身体至平卧位→从一侧撤下污染的纸尿裤→拉平清洁的纸尿裤→向上提起纸尿裤前片→整理纸尿裤→将前片两翼拉紧→将后片粘贴于前片上→盖好被子。

4. 整理与记录

养老护理师整理床铺，开窗通风，清洗毛巾、水盆并晾干备用。

（二）注意事项

（1）养老护理师应根据老年人的情况选择大小适宜的纸尿裤。

（2）要拉平大腿内侧和外侧边缘的纸尿裤，防止测漏。

（3）排便后，使用温热的毛巾为老年人清洁会阴部，以减轻异味。

第二节　老年人的便秘照料

一、便秘的基本知识

（一）定义

便秘是指排便形态改变，排便次数减少（每周少于 3 次），排便困难，粪便干硬，排便时间延长。

（二）缓解便秘的常用方法

1. 喝水法

喝水法是解决便秘问题的重要方法。老年人应养成爱喝水的习惯。

2. 顺从生理法

顺从生理法是指尊重便意，随意而行，切勿憋便。

3. 调整姿势法

蹲式排便方法不符合人体生理结构。正确的排便姿势是坐式，抬高腿部，使上身与大腿形成 75°。若病情允许，老年人可取坐位或抬高床头，以借重力作用增加腹内压力，促进排便。

4. 简易的瑜伽法

瑜伽法有助于酝酿便意。

5. 按摩法

按摩法指用食指、中指、无名指稍用力按压腹部，自右下腹盲肠部开始，依结肠蠕动方向，经升结肠、横结肠、降结肠、乙状结肠做环形按摩，或在乙状结肠部由近心端向远心端做环形按摩，每次 5~10 min，每日 2 次。

6. 抖动法

排便困难的老年人可采取此法。方法是抖动自己的肚子以促使肠道物质加速流动。

7. 饮食促排法

老年人可以适量多食用一些富含膳食纤维的食物，如水果和蔬菜。

8. 药物疗法

遵医嘱用药。

二、开塞露的使用

（一）开塞露的有关知识

1. 开塞露的分类

常见的开塞露有两种制剂，即甘油制剂和甘露醇、硫酸镁复方制剂。

2. 机理

开塞露具有高渗功能，能刺激肠道壁，起到润滑的作用。

3. 适用人群

开塞露适用于年老体弱的便秘者。

4. 使用时机

开塞露应在老年人有便意时使用。轻度便秘者使用后保留 5~10 min；严重便秘者使用后，保留时间适量延长，但不超过 0.5 h。

5. 用量

开塞露的用量：成年人每次 1 支。

（二）使用开塞露辅助老年人排便

1. 技能操作

使用开塞露辅助排便的技能操作步骤与流程见图 4-3。

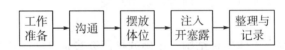

图 4-3　使用开塞露辅助排便的技能操作步骤与流程

（1）工作准备。

①物品准备：开塞露（见图 4-4）、卫生纸、便器、一次性护理垫。

②环境准备：环境整洁，温、湿度适宜，门窗关闭，围帘遮挡。

③养老护理师准备：整洁服装，修剪指甲，洗净并温暖双手，戴口罩、帽子和手套。

（2）沟通。

养老护理师说明操作方法及目的，消除老年人的紧张、恐惧心理。

（3）摆放体位。

老年人背对养老护理师侧卧，将臀部置于床边。

（4）注入开塞露（见图 4-5）。

养老护理师拧开瓶盖→挤出少量药液润滑瓶口前端和肛门口→用手分开臀部，将瓶子前段插入老年人肛门内→提示老年人深吸气→用力将全部药液挤压至肛门→拔出开塞露瓶子→用卫生纸按压肛门 5 min，嘱咐老年人保持原体位 10 min 后再排便。

（5）整理与记录。

①养老护理师整理床铺并洗手。

②养老护理师记录开塞露的使用量、老年人的排便量与排便次数。

2. 注意事项

（1）使用前，养老护理师确认瓶口前端光滑圆润，以免损伤肛周皮肤。

（2）给痔疮患者使用时，应动作轻柔并充分润滑瓶口前端。

（3）过敏者严禁使用。

（4）老年人不可长时间使用，以避免产生耐药性而影响用药效果。

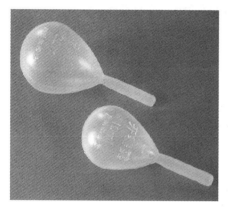

图 4-4　开塞露

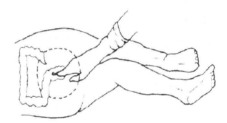

图 4-5　注入开塞露

三、人工取便

（一）定义

人工取便指使用手指将嵌顿在直肠内的大便取出。

（二）适用对象

大便干硬、滞留于直肠内，经一般导泻剂治疗仍不能解决问题的老年人。

（三）人工取便的时机

当老年人出现排便不畅，时间延长，有肛门疼痛的表现，且有少量液化的大便渗出体外时，养老护理师应及时将手指伸入肛门内，掏出干硬的粪便，以解除老年人的痛苦。

（四）人工取便的目的

老年人出现排便困难后，若过分用力地排便，可发生晕厥、心绞痛、心梗甚至猝死等。因此便秘的老年人在排便时，养老护理师应认真观察，及时予以协助。

（五）使用人工取便的方法辅助老年人排便

1. 技能操作

使用人工取便的方法辅助老年人排便的技能操作步骤与流程见图4-6。

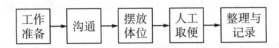

图4-6　为老年人人工取便的技能操作步骤与流程

（1）工作准备。

①物品准备：一次性手套，一次性护理垫，润滑油，卫生纸和便器。

②环境准备：环境整洁，温、湿度适宜，门窗关闭，围帘遮挡。

③养老护理师准备：整齐着装，洗净双手，修剪指甲，戴好口罩、帽子和手套。

（2）沟通。

养老护理师向老年人说明操作目的及方法，消除老年人紧张、恐惧的心理。

（3）摆放体位。

养老护理师协助老年人取左侧卧位，脱下裤子，在臀下垫1张一次性护理垫，露出臀部。

（4）人工取便。

养老护理师用左手分开老年人的臀部，给右手食指涂上润滑油，提示老年人深呼吸，待肛门肌肉松弛时，将右手食指沿直肠一侧轻柔地插入老年人的直肠内，缓慢地由浅入深地将粪便掏出。

（5）整理与记录。

养老护理师协助老年人取便后，用温水清洁肛周，整理物品，洗手，并记录操作时间和大便形态。

2. 注意事项

（1）养老护理师不可采用器械取便。

（2）养老护理师注意观察老年人的身体变化情况。若老年人出现面色苍白、呼吸急促、大汗淋漓等表现时，养老护理师应立即停止操作，及时将其送医。

第三节　老年人的肠造瘘护理

一、肠造瘘的基本知识

肠造瘘一般称人工肛门或肠造口，是将肠管一端或两端引出到体表形成的一个开口。

造口周围无括约肌，无法控制排泄，需要运用造口袋收集排泄物。造口的护理极其重要。

二、护理

（一）协助老年人更换造口袋

1. 技能操作

协助老年人更换造口袋的技能操作步骤与流程见图4-7。

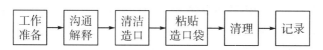

图4-7　协助老年人更换造口袋的技能操作步骤与流程

（1）工作准备。

①物品准备：治疗盘、治疗碗、镊子、弯盘、无菌治疗巾、造口测量板、造口袋、底板、剪刀、纱布、棉球、生理盐水、纸、笔。必要时备护肤粉、护肤膜、防漏膏或防漏条、一次性引流袋和一次性护理垫。

②环境准备：环境整洁，温、湿度适宜，围帘遮挡。

③养老护理师准备：整洁着装，洗净双手，戴口罩、帽子和手套。

④老年人准备：取舒适卧位。

（2）沟通解释。

养老护理师与老年人沟通，向老年人解释操作目的以取得配合。

（3）清洁造口。

①养老护理师携物品至床旁。

②养老护理师检查造口袋的型号、款式、有效期，并选择合适的造口袋。

③养老护理师协助老年人取舒适卧位。

④养老护理师在老年人的腰下垫无菌治疗巾，放置弯盘。

⑤养老护理师剥除原造口袋，然后左手轻按腹壁，右手缓慢撕下造口底板，由上至下剥离，注意保护皮肤。

⑥养老护理师使用沾生理盐水的棉球清洗造口及其周围皮肤，勿用其他消毒液进行清洗。

⑦养老护理师用纱布擦干老年人的皮肤，保持皮肤干燥。

（4）粘贴造口袋。

①养老护理师用造口测量板测量造口大小。

②养老护理师用笔画出大小，再用剪刀修剪出与造口大小一致的底板。

③养老护理师将底板与造口进行比对，查看大小是否合适。

④养老护理师除去造口袋底盘外的粘纸，将底盘对准造口并粘贴在皮肤上，袋口的凹

槽与底盘扣牢，袋囊朝下，尾端反拆，并用外夹关闭，必要时用弹性的腰带固定造口袋。

⑤养老护理师关好排放口。

（5）清理。

①养老护理师协助老年人取舒适卧位。

②养老护理师规范化处置物品并洗手。

（6）记录。

①养老护理师观察造口周围的皮肤情况。若皮肤出血，黏膜呈紫黑色或造口回缩，养老护理师应立即汇报医生。皮肤有红肿、糜烂或破损者，可涂护肤粉，严重者可加用保护膜。若造口皮肤不平整或凹陷，养老护理师可用防漏膏填补，或者使用凸面底板的造口袋。

②养老护理师记录造口的异常情况及处理措施。

③养老护理师记录排泄物的颜色、性质、量。

2. 注意事项

（1）造口袋的选用应适当，造口袋的存放应避免阳光直射。

（2）养老护理师指导老年人的饮食、着装、运动、沐浴等。

（3）老年人勿抬举重物，需要咳嗽或打喷嚏时用手按压造口，避免造成造口旁疝。

（4）当造口袋的排泄物超过1/3时，养老护理师须及时更换。

（二）为肠造瘘老年人提供指导

（1）饮食：均衡饮食，注意饮食卫生。

（2）着装：衣着宽松。

（3）运动：避免提举重物。

（4）沐浴：选用中性沐浴液沐浴。

第四节　老年人的留置导尿照料

一、留置导尿的基本知识

（一）定义

留置导尿是经尿道进行导尿后，将尿管保留在膀胱内，将尿液引流出来的方法。

（二）适用对象

（1）留置导尿适用于不能自行排尿的老年人。

（2）需严格记录尿量以观察病情变化的老年人。

（3）尿失禁的老年人或会阴部有伤口需要通过引流尿液以保持会阴部的清洁与干燥的老年人。

（三）护理

（1）对于膀胱高度膨胀且极其虚脱的老年人，第 1 次放尿不可超过 1 000 ml。因大量放尿会使腹腔压力迅速下降，血液会大量地滞留在腹腔的血管内，致使血压下降，虚脱及膀胱黏膜急剧充血，出现血尿。

（2）养老护理师固定导尿管时，可将导尿管从男性老年人的大腿上穿出，从女性老年人的大腿下穿出，妥善固定于床沿上，勿使用别针。尿袋不可高于床沿，防止逆行性感染。使用过程中，养老护理师应防止导尿管受压，扭曲。出现引流不畅时，养老护理师须积极寻找原因，及时处理，保持引流通畅。

（3）养老护理师协助老年人翻身时须夹闭导尿管，防止逆行性感染。操作结束后，养老护理师务必及时打开开关。

（4）保持会阴部的清洁，防止泌尿感染。女性老年人用消毒棉球擦拭外阴和尿道；男性老年人用消毒棉球清洁尿道口、龟头及包皮，每日 1~2 次。养老护理师根据要求定时更换导尿管及尿袋，及时放尿。

（5）老年人增加饮水量，每天饮水 2 000~3 000 ml，以达到冲洗的目的。

（6）养老护理师按要求准确记录尿量，观察尿色及性状。

（7）养老护理师训练老年人的膀胱功能，可间歇性夹闭导尿管，每 3~4 h 放尿 1 次，以定时充盈排空的膀胱。

二、观察留置导尿

（一）观察留置导尿老年人的尿量及颜色

观察留置导尿老年人的尿量及颜色的技能操作步骤与流程见图 4-8。

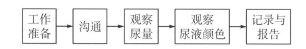

图 4-8　观察留置导尿老年人的尿量及颜色的技能操作步骤与流程

1. 工作准备

（1）物品准备：笔、记录单。

（2）养老护理师准备：整洁着装，洗净双手，戴口罩、帽子和手套。

2. 沟通

（1）养老护理师与老年人沟通以取得配合。

（2）养老护理师询问老年人有无腹部不适，并观察老年人的精神状态。

3. 观察尿量

养老护理师的视线与尿袋中的尿液液面齐平，液面所对刻度即为尿量。

4. 观察尿液颜色

养老护理师将尿袋置于白色背景下并观察尿液的颜色。

5. 记录与报告

养老护理师登记尿量、尿液颜色情况，若有异常，应及时告知医务人员。

（二）注意事项

（1）留置导尿期间，养老护理师应注意观察尿量，发现尿少时，养老护理师应首先检查导尿管是否通畅，有无弯折。

（2）养老护理师需结合老年人的饮食、输液状况等观察尿量。

（3）养老护理师结合老年人的饮食及药物观察尿液颜色，若有异常及时告知医护人员。

（4）长期留置导尿的老年人，尤其是女性，可能会出现尿液渗漏的现象，养老护理师应重点关注。

思考题

1. 如何协助便秘的老年人进行排便？

2. 如何为老年人更换尿垫？

第五章　老年人搬运

学习目标

1. 掌握协助老年人更换卧位和转运的方法。
2. 熟悉拐杖高度的测量、转运的注意事项。
3. 了解拐杖、轮椅的作用和种类。

技能目标

1. 具有协助老年人正确使用拐杖、轮椅辅助行走的能力。
2. 能够根据老年人的身体情况摆放正确的体位。
3. 能够使用正确的方法协助老年人更换卧位和转运。

案例导学与分析

案例导学

张奶奶，78岁，不慎摔倒，导致右股骨颈骨折，入院后接受人工股骨头置换手术。术后一周，张奶奶恢复情况较好，康复医生建议其使用拐杖下地活动。

分析：

1. 作为张奶奶的养老护理师，你应该怎样为她选择适宜的拐杖？
2. 该如何指导她正确使用拐杖？

第一节　老年人辅助工具的使用

一、拐杖

（一）拐杖的基本知识

拐杖是助行器的一种，大多由木材、钢材或铝合金制成，小巧、轻便。拐杖在室内室外都可以使用，帮助老年人在步态不稳的情况下进行移动。老年人使用拐杖的主要作用有保持身体平衡，减轻下肢承重，缓解疼痛，改善步态等。

1. 手杖

手杖是一种手握式的拐杖，种类繁多，按形状可以分为钩形手杖、T形手杖、鹅颈形手杖等；按长度是否可调可以分为长度可调杖、长度不可调杖；按支撑点的不同可以分为单脚手杖、多脚手杖。

（1）单脚手杖。单脚手杖底座只有一个支撑点，这要求老年人上肢有一定的握力与支撑力。单脚手杖主要适用于步态不稳、下肢轻度功能障碍的老年人（见图5-1）。

（2）多脚手杖。多脚手杖底座有三个或四个支撑点，增加了手杖的支撑面积，稳定性较单脚手杖更好，但上下楼梯或道路不平时难以使用。多脚手杖主要适用于使用单脚手杖不稳或平衡能力差的老年人（见图5-2）。

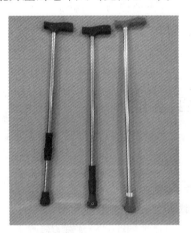
图 5-1　单脚手杖

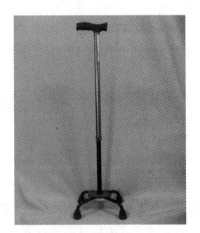
图 5-2　多脚手杖

2. 肘杖

肘杖由立柱、手柄和前臂支架构成。由于肘托受力在肘部的后下方，因此命名为肘杖，也叫前臂杖或洛氏拐。肘杖要求老年人有一定的腕部力量，主要适用于下肢力量和平衡能力极差的老年人，可以单个使用，也可以成对使用（见图5-3）。

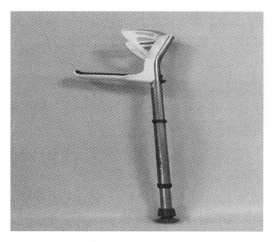

图 5-3 肘杖

3. 腋杖

腋杖是一种利用腋窝和手部共同支撑的拐杖，主要由腋垫、把手、侧弓、伸展杆、橡皮底座、长度调节部件等构成。腋杖主要适用于使用手杖或肘杖仍无法稳定行走的老年人或下肢截瘫，下肢功能障碍，无法负重或部分负重的老年人（见图 5-4）。

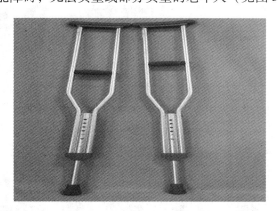

图 5-4 腋杖

（二）拐杖高度的测量

1. 手杖高度的选择

养老护理师让老年人着鞋站立。肘关节屈曲 150°，腕关节背伸约 30°，手杖底座位于小趾前外侧 15 cm 处。手杖底座至背伸手掌面的距离即为手杖的高度。老年人站立困难，养老护理师可在老年人仰卧时测量。肘杖高度与手杖高度的选择相同。

2. 腋杖高度的选择

（1）老年人着鞋站立，身高减去 41 cm 即为腋杖的高度，把手的高度为大转子的高度。

（2）老年人着鞋仰卧，将腋杖底座放于小趾前外侧 15 cm 处，腋杖的高度距腋窝 3~4 cm（2 横指），肘关节屈曲约 150°，把手的高度为大转子的高度。

（三）利用拐杖行走

1. 利用手杖行走

（1）三点步：先出手杖，再迈出患足，然后再迈健足。双侧杖只作为一点。三点步常用于患肢开始部分负重训练时。

（2）两点步：先出手杖和患足，然后再迈出健足。手杖和患足作为一点，健足作为另一点，交替步行。两点步常用于三点步熟练掌握后或恢复后期。

（3）坐下：缓慢移动身体，使小腿靠近椅子边缘；一手拄杖，一手向后抓住椅子一侧扶手或将手杖放置在椅旁，双手向后抓住椅子两侧扶手；慢慢下降重心到椅子上，将身体重量分摊到健侧肢体上；双手用力支撑，调节重心到椅子中央，坐稳。

（4）站起：移动手杖到椅子边缘或握手杖在手中，缓慢移动身体到椅子前端；将身体微微向前倾，患肢向前略抬起；双手向下支撑，将身体重心集中到健侧肢体，站起。

（5）上台阶：将手杖移到上一级台阶，健侧下肢上台阶；重心集中在健侧肢体，患侧下肢上台阶（见图 5-5）。

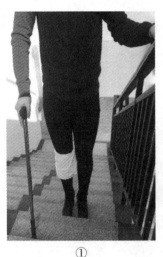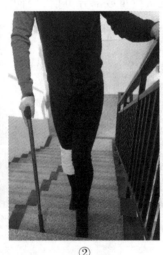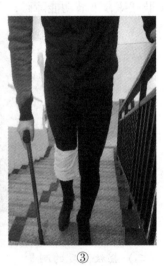

①　　　　　　　　②　　　　　　　　③

图 5-5　上台阶

（6）下台阶：将手杖移至下一级台阶，患侧下肢下台阶，然后健侧下肢下台阶。

2. 利用腋杖行走

（1）四点步：先出一侧腋杖，迈出对侧下肢，再出另一侧腋杖，迈出对侧下肢。四点步要求骨盆上提肌肌力较好，常用于恢复初期双下肢功能障碍的老年人（见图 5-6）。

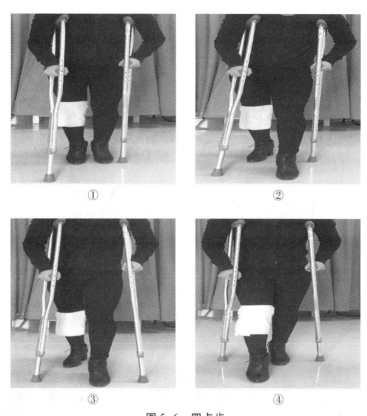

① ②

③ ④

图 5-6 四点步

（2）三点步：先出双侧杖，再迈患肢，最后迈健肢。三点步常用于单侧肢体功能障碍或不能负重的老年人。

（3）两点步：一侧腋杖与对侧下肢同时迈出作为一点，另一侧腋杖与对侧下肢再同时迈出作为另一点，交替步行。两点步常用于熟练掌握四点步或处于恢复后期的双下肢功能障碍的老年人（见图 5-7）。

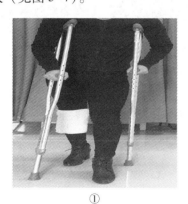
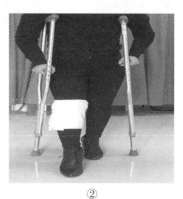

① ②

图 5-7 两点步

（4）摇摆步：两侧腋杖向前，利用手臂力量，将双下肢同时摆动向前。摇摆步适用于腿部无法支撑力量、臂力较好的老年人，常用于行人较少、路面宽阔的场合（见图5-8）。

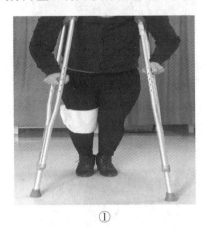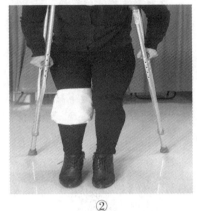

①　　　　　　　　　　　②

图5-8　摇摆步

（5）上台阶：先出腋杖到上一级台阶，再迈健肢，最后迈患肢。双侧腋杖只作为一点（见图5-9）。

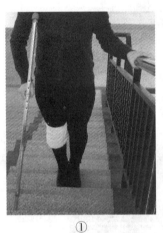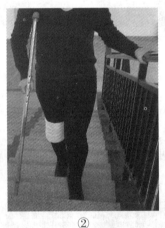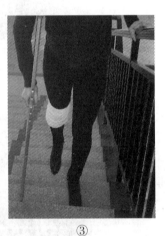

①　　　　　　　　　②　　　　　　　　　③

图5-9　上台阶

（6）下台阶：先出腋杖到下一级台阶，再迈患肢，最后迈健肢。双侧腋杖只作为一点（见图5-10）。

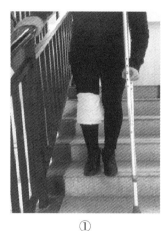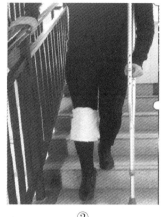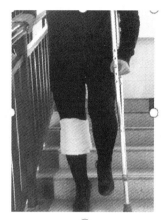

① ② ③

图 5-10　下台阶

二、轮椅

（一）轮椅的基本知识

轮椅是一种重要的助行器，可以帮助不能行走或行走困难的老年人扩大生活范围，参加社会活动。市面上轮椅的种类很多，按材质分类主要有铝合金材质、钢质、航太铝合金材质等，按功能分类主要有普通轮椅和特殊轮椅。

1. 普通轮椅

普通轮椅主要由轮椅架、制动装置、轮等部分构成，主要适用于下肢残疾、偏瘫、胸以下截瘫及行动不便的老年人。

2. 特殊轮椅

特殊轮椅是在普通轮椅上增加了其他功能的轮椅，较为常见的有电动轮椅、站立轮椅、躺式轮椅等。

（二）轮椅的使用

1. 打开与收起

（1）打开：养老护理师将双手放在轮椅两侧横杆处，同时向两侧用力，使轮椅打开。

（2）收起：养老护理师拉起脚踏板，双手握住坐垫中间的两端，同时向上提拉，使轮椅收起。

2. 上坡与下坡

（1）上坡：老年人握紧双侧扶手。养老护理师前倾身体，屈曲双臂，用双手握住椅背把手，平稳向上推轮椅。

（2）下坡：养老护理师用双手握住椅背把手，以八字步平稳站好，缓慢倒退下坡。

3. 上台阶与下台阶

（1）上台阶：养老护理师用脚踩踏椅背的杠杆，抬起前轮；以后轮为支点前移，使前轮先上台阶；以前轮为支点，双手提起把手，带起后轮上台阶。

（2）下台阶：养老护理师用双手握住椅背把手并提起把手，缓慢地将后轮移到台阶下；以两后轮为支点，翘起前轮，轻拖轮椅，使前轮移到台阶下。

第二节　老年人体位更换

一、老年人的卧位

（一）仰卧位

老年人仰卧，头部放于枕上，双臂自然放于身体两侧，两腿自然摆放。仰卧位为较常用的一种体位，如休息、睡眠的体位。根据老年人身体情况的不同，仰卧位在实际运用中又可细分为去枕仰卧位、中凹卧位、屈膝仰卧位。

1. 去枕仰卧位

（1）摆放方法。

将软枕横立在床头，老年人去枕仰卧，头偏向一侧，双臂自然放于身体两侧，两腿自然伸直（见图5-11）。

（2）适用范围。

①昏迷或全身麻醉未清醒的老年人。去枕仰卧位可防止呕吐物误吸入气管，引起窒息和肺部并发症。

②椎管内麻醉或脊髓腔穿刺后的老年人。去枕仰卧位可防止颅内压降低而引起头痛。

2. 中凹卧位

（1）摆放方法。

老年人的头部和胸部抬高10°~20°，下肢抬高20°~30°（见图5-12）。

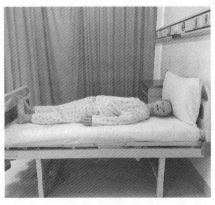
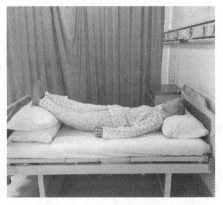

图5-11　去枕仰卧位　　　　　　　　图5-12　中凹卧位

（2）适用范围。

中凹卧位适用于休克的老年人，通过抬高头部和胸部，保持呼吸道通畅，利于呼吸；抬高下肢，利于静脉回流，增加心排出量。

3. 屈膝仰卧位

（1）摆放方法。

老年人仰卧，双臂自然放于身体两侧，两腿屈起，稍向外分开（见图5-13）。

（2）适用范围。

①腹部、胸部检查时。屈膝仰卧位能放松腹肌，利于检查。

②会阴护理、导尿术时。屈膝仰卧位能暴露操作部位。

（二）侧卧位

1. 摆放方法

老年人侧卧，双臂屈肘，一手置于胸前，一手置于枕旁，下腿稍直，上腿弯曲。为了稳定卧位，增强舒适感，可在两膝之间、胸腹部、背部放置软枕（见图5-14）。

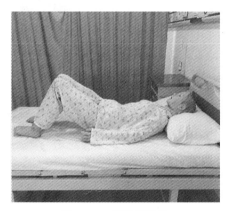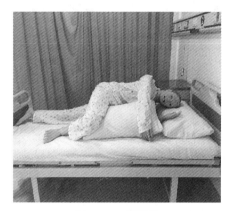

图 5-13　屈膝仰卧位　　　　　　图 5-14　侧卧位

2. 适用范围

侧卧位适用于诊疗或护理操作时，便于暴露相关部位，如灌肠、肛门检查、胃、肠镜检查、臀部肌肉注射等。

（三）半坐卧位

1. 摆放方法

老年人卧于床上，抬高上半身与床水平面成30°~50°，再抬高膝部。躺平时，先放低床尾再放低床头。若床不可摇起，可用背架、软枕等替代（见图5-15）。

2. 适用范围

（1）面、颈部术后的老年人。半坐卧位可减少局部出血。

（2）急性左心衰的老年人。半坐卧位可减少静脉回流，减轻肺部淤血和心脏的负担。

（3）呼吸困难、有心肺疾病的老年人。半坐卧位可扩大胸腔容积，改善呼吸。

（4）腹腔、盆腔术后或有炎症的老年人。半坐卧位可使感染局限化。

（5）腹部术后的老年人。半坐卧位可减轻腹部张力，利于伤口的愈合。

（6）身体虚弱长期卧床的老年人。半坐卧位有利于其向站立位过渡。

（四）俯卧位

1. 摆放方法

老年人俯卧于床上，头偏向一侧，双臂屈曲并放于头两侧，双腿伸直，在胸部、髋部、踝部分别放置软枕（见图5-16）。

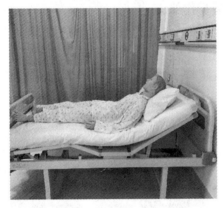
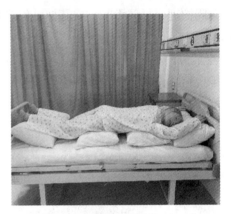

图5-15 半坐卧位　　　　　　　图5-16 俯卧位

2. 适用范围

①配合诊疗，多用于腰部检查、背部检查、胆管造影等。

②腰部、背部、臀部术后的老年人。

二、协助老年人更换卧位

（一）协助老年人翻身侧卧

1. 解释与评估

（1）养老护理师向老年人解释操作的目的、注意事项及配合要点，以取得老年人的同意。

（2）养老护理师评估老年人的病情、意识情况、体重、活动能力、皮肤受压情况。

（3）养老护理师评估老年人有无骨折现象，导尿管、氧气管、输液管等是否通畅。

2. 操作准备

（1）物品准备：软枕、床。

（2）养老护理师准备：整洁着装，修剪指甲，洗净双手。

3. 协助翻身

（1）养老护理师核对老年人的姓名、床号。

（2）养老护理师将导尿管夹闭，协助老年人仰卧，使其将双手放于胸前。

（3）养老护理师根据老年人的病情、体重及自理能力等具体情况，有针对性地选择翻身方案。

①一人协助法：适用于体重较轻，有一定活动能力的老年人（见图5-17）。

a. 养老护理师站于老年人的右侧，双手从下方伸至老年人身体对侧，分别托住老年人的肩部和臀部，将老年人的上半身移向近侧，再托住老年人的臀部、腘窝，将下半身移向近侧。

b. 养老护理师协助老年人屈膝，用双手扶住老年人的肩部和膝部，轻轻将老年人转向对侧，并在老年人背部放一软枕，固定体位。

②二人协助法：适用于体重较重、活动能力差的老年人（见图5-18）。

a. 养老护理师甲、乙站于床的同侧，两人分别将双手从下方伸至老年人的对侧。养老护理师甲托住老年人的肩部和腰部；养老护理师乙托住老年人的臀部及腘窝，两人同时用力将老年人抬向近侧。

b. 养老护理师甲扶住老年人的肩部和腰部，养老护理师乙扶住老年人的臀部和膝部，轻轻将老年人转向对侧，并在老年人背部放一软枕，固定体位。

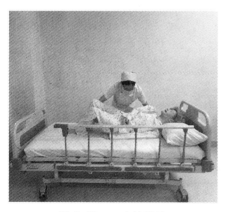

图5-17　一人协助法

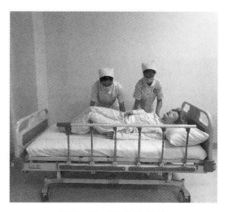

图5-18　两人协助法

4. 检查

养老护理师检查老年人的导尿管等管道有无弯曲、脱落的情况，并打开导尿管等管道。

5. 整理与记录

（1）养老护理师整理床铺，拉好床栏。

（2）养老护理师洗手并做记录。

（二）协助老年人移向床头

1. 解释与评估

（1）养老护理师向老年人解释操作的目的、注意事项及配合要点，以取得老年人的同意。

（2）养老护理师评估老年人的病情、意识情况、体重、活动能力、皮肤受压情况。

（3）养老护理师评估老年人有无骨折现象，导尿管、氧气管、输液管等是否通畅。

2. 操作准备

养老护理师准备：整洁着装，修剪指甲，洗净双手。

3. 协助移动

（1）养老护理师核对老年人的姓名及床号，并取下枕头立于床头。

（2）养老护理师将导尿管夹闭。

（3）养老护理师根据老年人的病情及活动能力，选择移动方法。

①一人协助法：适用于体重较轻、有一定活动能力的老年人（见图5-19）。

a. 老年人仰卧、屈膝，双手拉住床头的床栏。

b. 养老护理师将双手从下方伸至老年人身体对侧，分别托住老年人的肩部和腘窝，稳定老年人的双脚；在抬起老年人的同时，告知老年人用脚往上蹬，上移至床头。

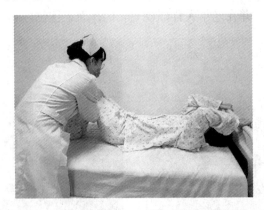

图5-19　一人协助法

②两人协助法：适用于体重较重、活动能力差的老年人。

a. 养老护理师协助老年人仰卧、屈膝、放双手于胸前。

b. 养老护理师甲、乙站于床的同侧，分别将双手从下方伸至老年人身体对侧。养老护理师甲一手托肩部，一手托腰部，养老护理师乙一手托臀部，一手托腘窝；或者养老护理师甲、乙分别站于床的两侧，两人双手交叉相连分别托住老年人的肩部和臀部，同时用力抬起老年人移向床头。

4. 检查

养老护理师检查老年人的导尿管等管道有无反折、弯曲、脱落的情况，并打开导尿管。

5. 整理与记录

（1）养老护理师放回枕头，整理床铺，拉好床栏。

（2）养老护理师洗手并做记录。

三、老年人的转运

（一）床向轮椅转运（见图5-20）

1. 解释与评估

（1）养老护理师向老年人及家属解释操作的目的、注意事项及配合要点，以取得老年人及家属的同意。

（2）养老护理师评估老年人的病情、体重及活动能力。轮椅主要适用于不能行走但可以坐起的老年人。

2. 操作准备

（1）物品准备：轮椅、棉被、枕头等。

（2）环境准备：环境整洁，无障碍物。

（3）养老护理师准备：整洁着装，修剪指甲，洗净双手。

3. 床向轮椅转运的方法

（1）养老护理师核对老年人的姓名及床号。

（2）养老护理师检查轮椅部件是否完好。

（3）养老护理师调节床面高度与轮椅坐垫高度一致，推轮椅与床呈 30°~45°。

（4）养老护理师固定刹车，抬起脚踏板。

（5）养老护理师夹闭管道，妥善固定，协助老年人坐在床沿。老年人的双手手臂扶在养老护理师的肩上或交叉环抱在其颈后，身体前倾并靠于养老护理师的肩部。

（6）养老护理师环抱老年人的腰部，然后以自身身体为转动轴，将老年人移到轮椅上。

（7）养老护理师告知老年人拉好扶手，将两臂从老年人的腋下伸入，使老年人后移并坐稳，最后系好安全带。

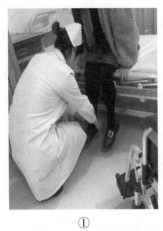 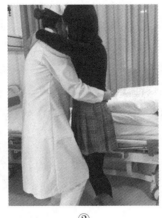 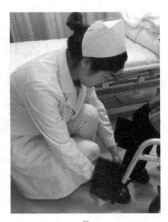
① ② ③

图 5-20 床向轮椅的转运

4. 注意事项

（1）转运过程中，协助老年人系好安全带，不可让老年人自行上下轮椅。

（2）养老护理师随时观察老年人的病情。上下坡时，速度要慢，推行要稳。

（3）老年人乘坐轮椅的时间不宜太长，每 30 min 要更换体位 1 次。

（4）养老护理师应注意保护老年人的隐私。

5. 反馈与记录

（1）养老护理师询问老年人在床向轮椅转运时的感受，以便改进操作。

（2）养老护理师洗手并做好记录。

（二）床向平车转运

1. 解释与评估

（1）养老护理师向老年人及家属解释操作的目的、注意事项及配合要点，以取得老年人及家属的同意。

（2）养老护理师评估老年人的病情、体重及活动能力。平车适用于不能坐稳轮椅的老年人或急诊、急救的老年人。

2. 操作准备

（1）物品准备：平车、棉被、枕头、中单等。

（2）环境准备：环境整洁，无障碍物。

（3）养老护理师准备：整洁着装，修剪指甲，洗净双手。

3. 床向平车转运的方法

（1）养老护理师核对老年人的姓名及床号。

（2）养老护理师检查平车部件是否完好。

（3）养老护理师根据老年人的病情和体重选择相应的转运方法。

①挪动法：适用于能在床上活动的老年人。

a. 养老护理师推平车至床旁，移开床旁桌、床旁椅。

b. 养老护理师掀开被子，夹闭导尿管，并妥善固定。

c. 养老护理师推平车至床旁，使平车与床平行并靠拢，大轮端在床头，然后调节床面高度与平车高度一致，并固定刹车。

d. 养老护理师协助老年人将上半身、臀部、下肢依次向平车中央移动，拉起平车两侧的栏杆。

②一人搬运法：适用于上肢活动能力较好、体重较轻的老年人（见图5-21）。

a. 养老护理师推平车至床旁，使平车与床尾成钝角，大轮端在床尾，然后调节床面高度与平车高度并固定刹车。

b. 养老护理师将双手从下方伸至老年人的身体对侧，分别托住老年人的肩部和腘窝；然后告知老年人双手交叉环抱于养老护理师颈后。养老护理师抱起老年人平稳地放于平车中央，拉起平车两侧的栏杆。

③二人搬运法：适用于活动能力较差、体重较重的老年人（见图5-22）。

a. 养老护理师推平车至床旁，使平车与床尾成钝角，大轮端在床尾，然后调节床面高度与平车高度一致，并固定刹车。

b. 养老护理师甲、乙站于床的同侧，协助老年人仰卧，使其双手置于胸前。

c. 养老护理师甲、乙分别将双手从下方伸至老年人身体对侧。养老护理师甲一手托肩部，一手托腰部，养老护理师乙一手托臀部，一手托腘窝，两人同时用力抬起老年人并放于平车中央，然后拉起平车两侧的栏杆。

④三人搬运法：适用于不能活动、体重较重的老年人（见图5-23）。

a. 养老护理师推平车至床旁，使平车与床尾成钝角，大轮端在床尾，然后调节床面高度与平车高度一致，并固定刹车。

b. 养老护理师甲、乙、丙三人站于床的同侧，三人分别将双手从下方伸至老年人的身体对侧。养老护理师甲一手托头颈部，一手托肩部，养老护理师乙一手托腰部，一手托臀部，养老护理师丙一手托腘窝，一手托踝部。三人同时用力抬起老年人并放于平车中央，然后拉起平车两侧的栏杆。

⑤四人搬运法：适用于颈椎、腰椎骨折或病情较重的老年人（见图5-24）。

a. 养老护理师推平车至床旁，移开床旁桌、床旁椅。

b. 养老护理师掀开被子，夹闭导尿管，并妥善固定。

c. 养老护理师推平车到床旁，使平车与床平行并靠拢，大轮端在床头，然后调节床面高度与平车高度一致，并固定刹车。

d. 养老护理师甲、乙分别站于床头和床尾，养老护理师丙、丁分别站于床和平车的两侧。

　　e. 养老护理师丙、丁将中单放在老年人身下。

　　f. 养老护理师甲固定老年人的头颈部，养老护理师乙固定老年人的双足，养老护理师丙、丁分别拉住中单的四角。四人同时用力抬起老年人，放于平车中央，并拉好平车两侧的栏杆。

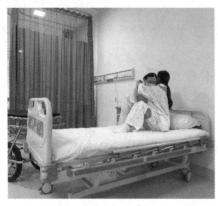

图5-21　一人搬运法

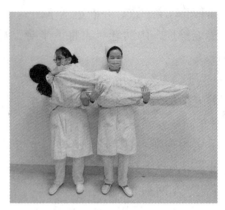

图5-22　二人搬运法

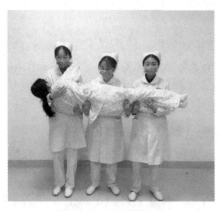

图5-23　三人搬运法

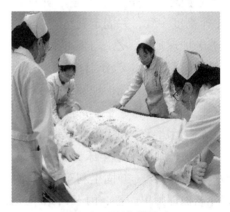

图5-24　四人搬运法

4. 检查

养老护理师检查导尿管等有无脱落、弯曲，然后妥善固定，并为老年人盖好被子。

5. 注意事项

（1）转运过程中，养老护理师应随时观察老年人的病情。

（2）上下坡时，老年人的头部应处于高位。速度要慢，推行要稳。

（3）养老护理师注意保护老年人的隐私。

6. 反馈与记录

（1）养老护理师询问老年人在床向平车转运时的感受，以便改进操作。

（2）养老护理师洗手并做好记录。

思考题

1. 拐杖高度的确定方法？
2. 如何指导老年人正确使用拐杖和轮椅？
3. 老年人常用的卧位有哪些？
4. 怎样协助老年人翻身侧卧？
5. 床向平车转运的操作流程？

第六章　睡眠照料

学习目标

1. 掌握改善老年人不良睡眠习惯的方法。
2. 掌握营造适合老年人的睡眠环境的方法。
3. 熟悉影响老年人睡眠的环境因素。
4. 了解老年人的睡眠特点。
5. 了解老年人的良好睡眠习惯和不良睡眠习惯。

技能目标

能为老年人布置睡眠环境。

案例导学与分析

案例导学

　　王爷爷，64岁，睡眠一直不好，退休后失眠情况加重，整天精神萎靡，无精打采，记忆力减退，心情也不好，常与老伴及子女争吵，同时伴有头晕心悸、胃纳欠佳的症状。最近女儿又下岗了，王爷爷更是情绪低落，彻夜难眠。

分析：

　　该老年人存在什么问题？养老护理师该如何对其进行照护？

第一节　老年人的睡眠环境及准备

一、老年人的睡眠变化及特征

随着年龄的增长，机体的功能会发生退化，老年人的睡眠功能也会退化。老年人的睡眠时间因人而异，良好的睡眠会使老年人精力充沛、心情愉快。由于老年人体力减弱，容易疲倦，因此合理和科学的睡眠对老年人来说十分重要。

（一）老年人的睡眠特点

（1）睡眠时间缩短。60~80岁的健康老年人，平均就寝时间为7~8 h，但平均睡眠时间为6~7 h。

（2）夜间睡眠较浅。老年人的夜间睡眠较浅，且容易受到声音、光线、温度等外界因素以及自身疾病的影响，因而其夜间睡眠很容易变得断断续续。

（3）浅睡眠期增多。老年人的浅睡眠期增多，而深睡眠期减少，且年龄越大，睡眠越浅。浅睡眠期，大脑未得到充分的休息。

（4）老年人趋向于早睡早起。

（二）影响老年人睡眠质量的因素

（1）生理因素：老年人的大脑皮质功能减退，新陈代谢减慢，体力活动减少。

（2）各种疾病的影响：躯体疾病，心理疾病。

（3）睡眠环境改变：住院。

（4）其他因素：睡前饮酒，睡前喝浓茶等。

二、老年人的睡眠环境及要求

影响老年人睡眠的环境包括：室内温、湿度，声音、光线及色彩，通风状况和室内设备等。

（一）室内温、湿度

老年人的体温调节能力差，因此夏季的室内温度应保持在26 ℃~30 ℃，冬季的室内温度应保持在18 ℃~22 ℃。相对湿度以50%~60%为宜。

（二）声音、光线及色彩

老年人的睡眠易受声音的影响，因此居室应保持安静。老年人的视觉适应能力下降，光线过暗会使老年人看不清周围事物，甚至可能发生跌倒、坠床等事故，因此夜间应有适当的照明设施，如夜灯或地灯。墙壁颜色应淡雅，以避免老年人情绪兴奋或焦虑。

（三）通风状况

开窗通风可调节室温并能减少室内细菌数量，降低疾病发生率，有助于老年人的睡眠。因此，老年人的居室要经常通风以保证室内空气新鲜。

（四）室内设备

室内设备应简单实用，尽量选择弧形转角的家具并靠墙摆放，以免老年人碰伤。

三、为老年人布置睡眠环境

（一）技能操作

为老年人布置睡眠环境的技能操作步骤与流程见图6-1。

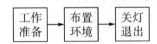

图6-1　为老年人布置睡眠环境的技能操作步骤与流程

1. 工作准备

（1）物品准备：养老护理师根据天气状况准备棉被、床褥、毛毯等。

（2）养老护理师轻敲房门后进入房间，告知老年人准备熄灯休息。

（3）养老护理师协助老年人排便、洗漱。

2. 布置环境

（1）养老护理师关闭门窗，闭合窗帘。

（2）养老护理师调节室内温、湿度。

（3）养老护理师检查老年人的床铺有无渣屑，按压床铺硬度，展开并平铺被褥，整理枕头至蓬松，并按老年人的习惯适当调整高度。

（4）养老护理师协助老年人上床就寝，盖好被子。

（5）养老护理师询问老年人是否还有需求，并及时满足。

3. 关灯退出

养老护理师调节光线，开启地灯，关闭大灯，然后离开。

（二）注意事项

（1）在老年人晨起后及晚睡前，养老护理师应对卧室适当通风换气，避免空气混浊或产生异味。

（2）被褥的厚薄情况随季节调整。

（3）枕头高度适宜，软、硬度适中。

第二节　老年人的睡眠习惯

一、老年人的良好睡眠习惯

（1）每天按时起床及就寝（包括节假日）。午睡 30~60 min，时间不宜过长。

（2）按时进食，晚餐不宜过饱。晚餐进食小米、全麦面包等。晚餐后及睡觉前不进食对中枢神经系统有兴奋作用的食物和饮料，减少饮水量。

（3）睡前洗漱，排空大小便，用温热水泡脚，穿着宽松睡衣。

（4）睡前避免阅读有刺激性内容的图书、杂志；避免看情节刺激的电视节目；不要在床上阅读、看电视。睡前应做身体放松活动，如按摩、气功、静坐等。

（5）睡前适当调整情绪。有未完成的事情可以用笔记录下来，以免就寝后因惦记而影响睡眠。

（6）睡前喝一杯温热的牛奶。

二、老年人的不良睡眠习惯

（1）睡前进食过饱或不足。

（2）睡前饮酒、咖啡、浓茶等。睡前饮酒会使老年人一直停留在浅睡眠期，很难进入深睡眠期。老年人醒来后仍会感到疲乏。咖啡、浓茶等刺激性饮料，含有能使精神亢奋的咖啡因等物质，老年人在睡前饮用易造成入睡困难。

（3）睡前用脑，活动过度，观看情节刺激的电视或影片会扰乱生物钟而影响睡眠。

（4）白天睡眠过多，干扰了正常的生物钟而难以入睡。

三、改善老年人不良睡眠习惯的方法

（1）建立并维持老年人的良好生活节奏。白天，养老护理师应协助老年人保持清醒状态，如散步、参与娱乐活动等。

（2）保证适当的活动或运动。白天，老年人应积极参与各种有益的社会活动，坚持适当的户外运动或体育锻炼。

（3）选择舒适的睡眠用品。适宜的床、枕头、被服等都会提高老年人的睡眠质量。

（4）调整卧室环境。卧室的环境不仅会影响老年人的入睡，还会影响其睡眠质量。因此，养老护理师应注意调节卧室的温、湿度，将灯光调至暖光，并尽量减少各种噪声的干扰。

（5）做好睡前准备工作。睡前，老年人应保持情绪稳定，不宜进行剧烈活动，不宜观

看令人兴奋的电视节目，不宜阅读令人紧张的书籍，不宜饮用兴奋性饮料；晚餐应在睡前两小时完成，晚餐应清淡，不宜过饱；还可以在睡前用温热水泡脚，以促进睡眠。

（6）采取适当的睡眠姿势。良好的睡眠姿势可改善睡眠质量。老年人选择睡眠姿势时，以自然、舒适、放松为原则。最佳的睡眠姿势为右侧卧位，可避免心脏受压，有利于血液循环。

第三节　老年人的睡眠观察要点

一、不同睡眠状况的观察要点

（一）一般睡眠状况

一般睡眠状况的观察要点包括入睡时间，觉醒时间及次数，总睡眠时间等。

（二）异常睡眠状况

异常睡眠状况指入睡困难，不能维持睡眠，昼夜颠倒，睡眠呼吸暂停，夜间阵发性呼吸困难、嗜睡等。

异常睡眠状况的观察要点包括床号，姓名，一般睡眠情况，异常睡眠的表现，有无采取助眠措施等。

二、观察和记录老年人的睡眠

（一）技能操作

观察和记录老年人的睡眠的技能操作步骤与流程见图 6-2。

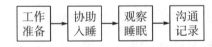

图 6-2　观察和记录老年人的睡眠的技能操作步骤与流程

1. 工作准备

（1）物品准备：记录单和笔，必要时准备毛毯等。

（2）环境准备：环境整洁，温、湿度适宜。

（3）养老护理师准备：查阅既往照料记录，了解老年人的近期状况。

（4）老年人准备：完成排便和洗漱。

2. 协助入睡

养老护理师为老年人布置舒适的睡眠环境，协助老年人入睡。

3. 观察睡眠

养老护理师夜间每 2 h 查房 1 次，观察老年人的睡眠情况。

4. 沟通记录

（1）晨起后，养老护理师向老年人询问夜间睡眠情况。

（2）养老护理师在交班本上记录老年人的睡眠情况，包括睡眠时间，觉醒时间及次数，总睡眠时间，晨起精神状况。

（二）注意事项

（1）养老护理师在夜间查房时要做到"四轻"，即谈话轻、走路轻、操作轻、关门轻，避免惊醒老年人。

（2）内容记录详细，字迹清晰。

思考题

1. 简述影响老年人睡眠的环境因素。

2. 简述老年人的不良睡眠习惯包括哪些内容。

第七章 冷热应用

学习目标

1. 掌握冰袋的相关知识与使用方法。
2. 掌握老年人热水袋的温度控制方法和使用方法。
3. 掌握老年人热湿敷的常用方法、禁忌。
4. 熟悉体温的正常值和影响因素。
5. 熟悉物理降温的相关知识。
6. 熟悉温水擦浴的要求和常用溶液。
7. 了解老年人皮肤的生理变化。
8. 了解老年人使用热水袋可能出现的危害。
9. 了解温水擦浴的概念。
10. 了解老年人热湿敷的应用范围。

技能目标

1. 能为老年人热湿敷。
2. 能为老年人物理降温。

案例导学与分析

案例导学

单爷爷，79岁，右侧膝关节疼痛，医生请养老护理师为单爷爷做局部热湿敷。

分析：

1. 作为养老护理师，你如何为老年人做热湿敷？
2. 在为单爷爷做热湿敷时需要注意什么？

第一节 老年人皮肤观察与体温测量

一、正常皮肤生理结构

皮肤由表皮、真皮和皮下组织构成，并含有附属器官（汗腺、皮脂腺、指甲、趾甲）及血管、淋巴管，神经等。

（一）老年人皮肤生理变化及特征

老年人的皮肤系统呈生理性老化。皮肤是保持身体正常生理活动的第一道防线，从面积和含量而论，它是人体最大的器官。老年人皮肤的触觉、知觉功能减弱，表面的反应性减弱，对不良刺激的防御功能降低，再生和愈合能力减弱。通常人过中年皮肤开始衰老，60 岁以后皮肤老化更加明显。

老年人的皮肤因皮脂腺分泌减少而失去光泽、容易皲裂、瘙痒；由于表面粗糙、松弛、弹性降低而出现皱纹、下眼睑肿胀，形成眼袋；皮肤毛细血管减少、变性，脆性增加，易出血，随着年龄的增长，皮肤神经末梢的密度显著减少，导致皮肤调节温度的功能减弱，感觉迟钝，脂褐素沉积形成老年斑。

（二）老年人皮肤异常的观察

1. 老年人皮肤损伤的表现

老年人的皮肤易受损，表现为以下四个方面：

（1）萎缩：皮肤起皱变薄，干燥松弛，光泽减退，弹性减少，血管脆性增加，易出现紫癜、瘀斑等。

（2）增生：额面部出现皮赘、老年疣、老年皮脂腺痣、樱桃样血管瘤、日光性角化病等。

（3）迟钝：皮肤的功能降低，容易受热中暑、受凉感冒。皮肤的反应性减退，易受损伤，对细菌、病毒、真菌等病原微生物的防御力也减弱。

（4）敏感：对某些因素作用后反应过于强烈，如皮肤干燥、瘙痒、疼痛等。

2. 老年人热疗导致皮肤损伤的观察与处理

老年人使用热疗法要经常观察与检查皮肤，如果出现皮肤发红应立即停止热疗，如已有烫伤迹象，应立即把烫伤部位浸泡在洁净的冷水中。烫伤后越早用冷水浸泡，效果愈佳。用冷水浸泡的时间一般应持续半个小时。冷水浸泡的目的是减少热量停留在伤口的时间，同时也可以止痛，减少渗出和肿胀，从而避免或减少水泡形成。烫伤按程度可分为三度，即Ⅰ°、Ⅱ°、Ⅲ°（见表7-1）。烫伤起泡，如水泡小于5 mm时，不要刺破水泡，应尽量让水泡自然吸收。养老护理师仔细记录烫伤发现的时间、面积、分度，并立即报告，及时就诊，协助医生给予相应处理。

表7-1　不同烫伤级别与皮肤损伤状态

级别	皮肤损伤状态
Ⅰ°烫伤	红斑性，皮肤变红，并有火辣辣的痛感
Ⅱ°烫伤	水泡性，患处产生水泡
Ⅲ°烫伤	坏死性，皮肤剥落

（三）老年人皮肤损伤的观察

1. 技能操作

老年人皮肤损伤的技能操作步骤与流程见图7-1。

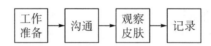

图7-1　老年人皮肤损伤的技能操作步骤与流程

（1）工作准备

①环境准备：环境清洁，温湿度适宜，光线充足。

②养老护理师准备：服装整洁，洗净双手。

③老年人准备：老年人平卧于床上。

④物品准备：手电、护理记录单、笔。

（2）沟通

养老护理师查房，询问老年人有无不适，告知老年人要检查全身皮肤情况，以便取得配合。

（3）观察皮肤

养老护理师掀开盖被，逐步暴露躯体，仔细观察老年人全身皮肤有无异常，如光线不足可用手电照明，如有皮损、破溃、颜色异常，仔细询问老年人有无感、知觉变化；认真听取老年人主诉；观察完毕，协助老年人取舒适卧位，盖好盖被。

（4）记录

养老护理师洗手，记录，将老年人的皮肤情况详细记录在记录单上，主要记录内容包括皮损部位、面积、颜色、性质等。对新发现的皮肤问题，养老护理师应立即报告主管领导。

2. 注意事项

（1）要对皮肤情况作前后对比。

（2）从头到脚进行观察，勿遗漏。

（3）记录完整，报告及时。

（四）老年人的皮肤保健

1. 预防皮肤损伤

老年人的皮肤损伤后，伤口愈合比年轻人慢得多。老年人应避免风吹、日晒、雨淋；寒暑变化时需及时增减衣物，帽子、口罩、围巾、手套、棉鞋等要备齐；天寒地冻时，应减少外出；雨天路滑，应谨防摔倒。

2. 注意饮食起居

减少浓茶、咖啡、辣椒、海鲜等刺激性饮食及烟酒可以有效防止皮炎、湿疹、荨麻疹等瘙痒性皮肤病的发生。内衣宽松适度，以棉织物为好，以防过敏和刺激皮肤。

3. 讲究洗浴方法

老年人洗澡时，水温不宜过高，一般为 35 ℃~38 ℃，桑拿浴和冷水浴对老年人不太适宜；洗澡时间不宜过久，一般为 10~20 分钟，最长不超过半小时；洗澡不宜过勤，一般 7~10 天一次即可；不宜用碱性强的肥皂，最好选用不含碱的多脂皂，如果洗澡次数偏多，则不必每次使用多脂皂。老年人洗浴后及时涂擦润肤品。

4. 选择护肤品

老年人的皮肤容易干燥、皱纹多，可以选择含橄榄油、硅酮油、透明质酸等成分的保湿润肤剂；为了促进血液循环，增加皮肤弹性，提高皮肤抵抗力，可选择含人参、花粉、珍珠、胎盘、鹿茸等成分的营养护肤品；为了抗衰老抗黑色素生成，祛斑增白，防晒除皱，可选择含维生素 A、维生素 E 以及超氧化物歧化酶（SOD）的护肤品。

5. 警惕皮肤病恶变

老年性皮肤病变绝大多数是良性的，本身不恶变也不破溃，只是有碍美观；而自行搔抓、抠挤、烫洗等不良刺激可能会引起恶变；若皮肤溃疡长期不愈合、增生变色或黑痣突然增大、破溃出血则可能是恶变的征象，应及早就医。

二、老年人的体温测量

（一）体温的正常值和影响因素

体温是人体体表温度的简称。由于测量方法的不同，其正常值的参考范围略有差异。一般情况下，老年人的体温口测法为 36.3 ℃~37.2 ℃，肛测法为 36.5 ℃~37.2 ℃，腋测法为 36 ℃~37 ℃。然而体温并不是固定不变的，可随年龄、昼夜、运动和情绪等因素的变化而有所波动，但这种改变一般在正常范围内。

1. 性别因素

一般而言，女性的体温较男性稍高，一个原因是女性的体内脂肪较男性多。女性的体温在月经前期和妊娠早期轻度升高，在排卵期较低。这种波动主要与孕激素分泌周期有关。

2. 年龄因素

新生儿的体温易受外界温度的影响。因为新生儿的中枢神经系统的发育尚未完善，皮肤汗腺发育也不完全，所以体温调节功能较差，容易波动。儿童代谢率高，故体温略高于成人。老年人代谢率低，故体温偏低。

3. 昼夜因素

一般而言，人体的体温在 02：00~06：00 最低，在 16：00~20：00 最高，其变动范围在 0.5 ℃~1 ℃。这种昼夜有规律的波动，是人们长期的生活方式（活动、代谢、血液循环等）造成相应的周期性变化形成的。长期从事夜间工作的工作者则出现夜间体温升高，日间体温下降的情况。

4. 情绪与运动

情绪激动时交感神经兴奋，运动时骨骼肌收缩，均可使体温略升高。此外，外界气温的变化、进食等均可使体温产生波动。

（二）发热和体温过低

体温高于正常称为发热，体温低于正常为体温过低。

1. 发热

发热的原因很多，主要有感染性发热和非感染性发热两大类，其中以感染性发热最常见。感染性发热可由各种病原微生物，如病毒、细菌、支原体等引起。非感染性发热可见于中暑、脑外伤、甲亢等。

2. 体温过低

体温过低主要见于休克、严重营养不良、甲状腺功能低下及过久暴露于低温环境中。

第二节　老年人的冷疗应用

一、冷疗的基本知识

冷疗法（物理降温）是利用低于人体温度的物质，作用于机体的局部或全身，以达到止血、止痛、消炎和退热等作用的一种治疗方法。高热老年人除药物治疗外，最简易、有效、安全的降温方法就是冷疗法。

根据冷疗面积及方式，冷疗法可分为局部冷疗法和全身冷疗法。局部冷疗法包括：使用冰枕（图7-2）、冰袋（图7-3）、冰帽、冷湿敷法和化学制冷袋等；全身冷疗法包括温水擦浴、乙醇擦浴等。

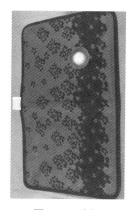
图7-2　冰枕

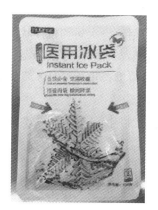
图7-3　冰袋

1. 作用

（1）控制炎症扩散。

化脓早期用冷疗法，可使局部毛细血管收缩、血流减慢、降低细胞的新陈代谢和微生物的活力，从而限制炎症的扩散。

（2）减轻局部充血和出血。

局部软组织损伤的早期应用冷疗法，可以通过收缩局部毛细血管来减轻局部组织的充血和出血。

（3）减轻疼痛。

冷可以抑制细胞的活动，降低神经末梢的敏感性，从而减轻疼痛。同时冷疗后，毛细血管通透性降低，使充血、肿胀的组织对神经末梢的压迫减轻，从而缓解疼痛，在牙痛和烫伤时可使用冷疗法。

（4）降温。

冷疗时，相关物品直接和皮肤接触，通过物理作用，降低高热及中暑老年人的体温。对于脑外伤和脑缺氧的老年人，冷疗法还可以降低老年人局部或全身的体温，以减少其脑细胞耗氧量，从而利于脑细胞功能的恢复。

2. 冷疗效果的影响因素

（1）冷疗时间。

冷疗的时间应根据应用目的、机体状态和局部组织情况而定，一般冷疗法的时间为10~30 min。

（2）冷疗面积。

冷疗效果与冷疗面积有关。若全身用冷，冷疗面积大，则效果较好；反之，则效果较差。

（3）个体差异。

由于老年人的年龄、疾病和机体状况等各有不同，因此他们对冷疗法的耐受性也不相同。例如，高热老年人可用冷疗法降温，而麻疹高热老年人则不可用冷疗法降温。对老年人采用冷疗法时应慎重；末梢循环不良者，应禁用冷疗法。

（4）环境温度。

环境温度直接影响着冷疗法的效果，如在寒冷干燥的环境中采用冷疗法，效果会更好。

二、冰袋的使用

（一）定义

冰袋是最常用的局部冷疗工具。对于需要降温、减少出血和缓解局部疼痛的老年人常需使用。常用的冰袋有自制冰袋和化学冰袋两种。

1. 自制冰袋

自制冰袋的做法是：把砸碎的小冰块放入凉水盆中，融去冰块棱角；将冰袋斜放于桌面上，向其中放入冰块至袋容量的1/2，再放入少许冷水；缓慢放平冰袋使液体接近冰袋口，排出冰袋内的气体后夹紧冰袋口；擦干冰袋外部的水渍，倒提抖动，检查有无漏水，然后套上布套。

2. 化学冰袋

将化学冰袋内芯取出，使两侧化学冰冻介质（硝酸铵和结晶碳酸钠）充分混合，检查无漏液后装入布袋或用毛巾包裹即可使用。

（二）使用方法

高热老年人降温可将冰袋放置于前额、头顶或体表大血管处，避开禁用冷疗的部位（如胸部心前区、腹部、足底、耳郭等部位）。一般冷疗的时间为 10~30 min，时间过长或反复使用冷疗法，可导致不良反应，如寒战、面色苍白、冻疮，甚至影响呼吸或心率。

（三）使用禁忌

（1）组织破损及慢性炎症的老年人禁用冷疗法。由于冷疗法会使局部毛细血管收缩，血流量减少，致使组织营养不良，影响伤口愈合及炎症吸收。

（2）局部组织血液循环明显不良的老年人禁用冷疗法。冷疗法会加重血液循环障碍，导致局部组织缺血、缺氧，甚至出现变性、坏死。

（3）有些老年人对冷刺激格外敏感，用冷疗法后会出现皮疹、关节疼痛、肌肉痉挛等情况，因此不能使用冷疗法。

（4）禁用冷疗法的部位。枕后、耳郭、阴囊处：用冷疗法后容易引起冻伤。心前区：用冷疗法后会出现反射性心率减慢和心律失常。腹部：用冷疗法会造成腹泻。足底：用冷疗法不仅会使末梢血管收缩，影响散热，而且会反射性地引起一过性冠状动脉收缩，可诱发心绞痛。

（四）用冰袋为老年人冷疗

1. 技能操作

用冰袋为老年人冷疗的技能操作步骤与流程见图7-4。

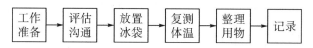

图7-4 用冰袋物为老年人冷疗的技能操作步骤与流程

（1）工作准备。

根据实际情况准备自制冰袋或化学冰袋数个并检查化学冰袋是否完好；准备布套或小巾、体温计、体温记录单、笔。

（2）评估沟通。

养老护理师向老年人解释操作的目的，取得老年人的合作；详细评估老年人的身体状况，以确认是否可进行冷疗操作。

（3）放置冰袋。

①养老护理师用布套或小毛巾将冰袋包裹，置于老年人的前额、头顶和体表大血管处，如腹股沟、腋下，禁止用冰袋直接接触皮肤。

②使用冰袋期间，养老护理师要经常询问老年人的感受，观察冰袋的情况及局部皮肤的颜色，有无冻伤等。冰块融化后应及时更换。

（4）复测体温。

冷疗30 min应给予复测体温，观察降温效果；若采用腋下测温，应注意要在未放置冰袋侧腋窝处测量体温。

（5）整理用物。

①待老年人的体温下降后取出冰袋，整理床单位，安置好老年人，使其取舒适卧位。

②将冰袋中冰水倒空，倒挂冰袋晾干，吹入空气后夹紧袋口（以防两层橡胶粘连），放于通风阴凉处，清洗袋套，晾干备用。若使用一次性化学冰袋，用完后按医疗垃圾分类处置。

（6）记录。

洗手后，记录老年人使用冰袋前后的体温变化。

2. 注意事项

（1）养老护理师每10 min观察用冷疗法部位的皮肤状况，若有苍白、青紫、灰白、颤抖或麻木感须立即停止使用。

（2）使用化学冰袋前，养老护理师应检查有无破损，防止破损后化学物质渗漏，造成皮肤损伤。

（3）养老护理师应密切观察老年人的病情及体温变化。一般而言，降温后体温不宜低于 36 ℃，如有异常，及时报告。

三、温水擦浴

（一）定义

温水擦浴是利用温水接触身体皮肤，通过温水的蒸发、传导作用增加机体的散热，达到降温的目的。温水擦浴的要求如下：

（1）温水擦浴的水温设定为 32 ℃～34 ℃。温水的配置技巧是先加冷水，再如热水，最后再用水温计确定温度。

（2）温水擦浴的手法：小毛巾缠在手上成手套式，以离心方向边擦边按摩。

（3）温水擦浴的部位：擦拭腋下、掌心、腹股沟、腘窝、脚心等部位，用力可略大，时间可稍长，有利于降温。禁擦胸前区、腹部、后颈，这些部位对冷刺激敏感，容易引起不良反应。

（4）一般全部温水擦浴时间为 15～20 min。

（5）高热老年人使用温水擦浴降温时应在头部放置冰袋，足部放置热水袋。

（二）使用温水擦浴为高热老年人降温

1. 技能操作

用温水擦浴为高热老年人降温的技能操作步骤与流程见图 7-5。

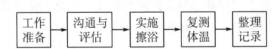

图 7-5　用温水擦浴为高热老年人降温的技能操作步骤与流程

（1）工作准备。

①物品准备：32 ℃～34 ℃温水 1 盆，内浸纱布或小毛巾 2 块，大毛巾、冰袋、热水袋、布套或小毛巾 2 块、屏风，必要时可备干净衣裤 1 套、体温计、体温记录单、笔。

②环境准备：安静整洁；温湿度适宜，最好在 22 ℃～24 ℃；关闭门窗，用屏风遮挡老年人身体。

（2）沟通与评估。

养老护理师向老年人解释操作的目的，取得老年人的配合，同时详细评估老年人的身体状况是否适合进行操作。

（3）实施擦浴。

①养老护理师打开老年人盖被，将准备好的冰袋、热水袋用布袋或小毛巾包裹，在老

年人的头部放冰袋，脚下置热水袋。

②协助老年人露出擦拭部位，垫大毛巾，拧干浸湿的小毛巾缠在手上成手套式，以离心方向边擦边按摩，其顺序如下：露出一侧上肢，自颈部沿上臂外侧擦至手背，自侧胸部经腋窝内侧擦至手心，同法擦拭另一上肢；使老年人侧卧，露出背部，自颈向下擦拭背部，擦拭后穿好上衣；露出一侧下肢，自内髋部沿腿的外侧擦至足背，自腹股沟的内侧擦至踝部，自股下经腘窝擦至足跟；同法擦另一下肢（见图7-6、图7-7、图7-8、图7-9）。

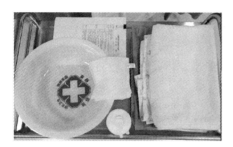

图7-6　物品准备

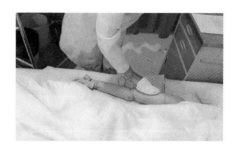

图7-7　擦拭上肢

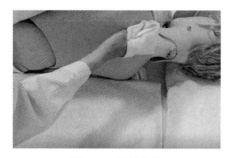

图7-8　擦拭背部

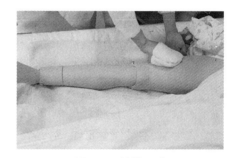

图7-9　擦拭下肢

③擦干后，为老年人穿好裤子，移去热水袋和冰袋，协助老年人盖好被子。

（4）复测体温。

温水擦浴 30 min 后，养老护理师协助老年人测量体温，如体温降至 38.5 ℃ 及以下，则可取下头部冰袋。

（5）整理记录。

养老护理师协助老年人取舒适卧位，按要求整理好热水袋和冰袋，洗手并记录体温变化。

2. 注意事项

（1）温水擦浴过程中应注意保暖。

（2）温水擦浴过程中注意保护老年人的隐私，避免暴露过多。

（3）温水擦浴过程中注意保护老年人的安全，避免坠床的发生。

第三节　老年人的热疗应用

一、老年人热水袋的应用

（一）老年人取暖物品类型

现在通常使用的取暖物品主要有热水袋、电热水袋、暖宝宝。

1. 热水袋

热水袋是以橡胶制成的袋囊，在袋囊中装入热水，再将热水袋装入热水袋套内或用毛巾包裹放置在所需部位，达到取暖的目的。

2. 电热水袋

将电热水袋放于干燥水平面上，连接电源充电大约 5 min，充电指示灯灭后断开电源即可。使用时放置在所需部位，用于取暖。

3. 暖宝宝

取一片暖宝宝，撕开外袋，取出暖贴，撕下暖贴粘贴片，充分暴露在空气中，贴于所需部位内衣的外面，利用袋内高纯度铁氧化反应散发热量达到取暖作用。

（二）使用热水袋可能出现的危害

使用热水袋不当，可能出现低温烫伤。皮肤长时间接触高于体温的低热物体，如接触 70 ℃的温度持续 1 min，接触近 60 ℃的温度持续 5 min 以上时，就会造成烫伤，这种烫伤就叫"低温烫伤"。容易发生低温烫伤者一般是晚上睡觉不易苏醒的人和感觉迟钝的人，常见于老年人。

低温烫伤表现：创面疼痛感不明显，仅在皮肤上出现红肿、水泡、脱皮或发白的现象，面积不大，烫伤皮肤表面看上去烫伤不太严重，但创面深，甚至会造成深部组织坏死，如果处理不当，严重时会发生溃烂，且长时间无法愈合。

（三）热水袋的安全使用方法

（1）热水袋表面应完好，无破损，无漏水现象。

（2）使用热水袋时，水温不可过高，一般人群以 50 ℃左右为宜，老年人应低于 50 ℃为宜。灌水后，排尽袋内空气，拧紧盖子，并在热水袋外面套装防护布套。

（3）老年人使用热水袋应放置在距离身体 10 cm 处，睡前放置，睡觉时取出更为安全。

（4）糖尿病、脊椎损伤或脑卒中的老年人，由于存在感觉、运动功能障碍，痛觉、温觉减退或消失，不宜使用热水袋。如必须使用，应加强看护巡视。

（5）使用电热水袋时，应避免袋内水温不均，加热完毕应摇动袋身，让袋内水温均匀。

（四）使用热水袋为老年人保暖

1. 技能操作

使用热水袋为老年人保暖的技能操作步骤与流程见图 7-10。

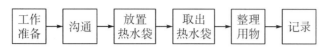

图 7-10　使用热水袋为老年人保暖的技能操作步骤与流程

（1）工作准备。

①环境准备：环境清洁，室温适宜。

②养老护理师准备：服装整洁，洗净双手。

③老年人准备：平卧，盖好盖被。

④物品准备：准备用物包括热水袋、热水袋套、水壶（内盛有 50 ℃左右的温水）、水温计、毛巾、纱布等。

（2）沟通。

评估老年人身体状况，有无感觉、运动功能障碍，痛觉、温觉是否减退或消失，有无皮肤破损情况。向老年人解释将使用热水袋为其保暖，以取得配合。

（3）放置热水袋。

携热水袋至老年人床旁，掀开盖被放置于距离足部或身体 10 cm 处。告知老年人热水袋放置的位置。提醒老年人变换体位时应避免肢体触及，若感觉不适，及时按呼叫器通知养老护理师。热水袋放置期间，养老护理师应每 15 min 巡视一次。

（4）取出热水袋。

使用热水袋 30~60 min 后，取出热水袋。

①检查热水袋温度，询问老年人是否继续使用（需要更换热水）。

②观察老年人靠近热水袋处的肢体是否温暖，皮肤有无发红、水泡等低温烫伤的迹象。

③协助老年人取舒适卧位，将被子盖严，整理床铺。

（5）整理用物。

养老护理师将热水袋内的水倒空，倒挂晾干后吹入空气，旋紧塞子，放在阴凉干燥处备用。

（6）记录。

养老护理师洗净双手，记录热水袋使用情况。记录内容包括热水袋放置时间、取出时间、老年人使用热水袋后全身及局部情况。

2. 注意事项

（1）在老年人使用热水袋过程中，养老护理师要每 15 min 巡视一次。如发生烫伤，应立即停止使用热水袋，进行局部降温并及时报告。

（2）老年人应避免长时间使用热水袋，时间以 30~60 min 为宜。

（3）老年人使用热水袋时，水温应调节至 50 ℃，将热水袋装入布套内或用毛巾包裹，避免与皮肤直接接触，防止烫伤。

二、老年人热湿敷的应用

（一）老年人热湿敷的应用

1. 老年人热湿敷的作用

热湿敷一般指湿布敷法，穿透力强，能利用热传导促进血液循环，帮助炎症吸收或促进消散；可作用于深层组织，使痉挛的肌肉松弛而止痛。热湿敷常用于慢性炎症及痛症（患处没有发红或发热的症状），如慢性腰颈痛、慢性退化性膝关节炎、肌肉疲劳或痉挛等。在推拿的运用上，医生常于手法操作后辅以热湿敷，因为热湿敷有祛风散寒、温经通络、活血止痛的作用，还可以加强手法治疗效果、减轻手法刺激所产生的局部不良反应。

2. 老年人热湿敷的禁忌

患有急性炎症、皮肤炎、血栓性静脉炎、外周血管疾病的老年人，患处有伤口、皮肤刚愈合、过分疼痛或肿胀、失去分辨冷热的能力（如部分糖尿病老年人）、不能清楚表达的老年人（如患有严重老年痴呆症），都不宜使用热湿敷。软组织扭伤、挫伤早期，未经确诊的急性腹痛，鼻周围三角区感染，脏器出血，恶性肿瘤，有金属移植物的老年人也禁用热湿敷。

（二）老年人热湿敷法的应用范围及温度控制

1. 热湿敷的分类及应用范围（见表7-2）

表7-2　热湿敷的分类及应用范围

分类	皮肤损伤状态
非无菌性热湿敷	范围广泛，常用于消炎、镇痛
无菌性热湿敷	用于眼部及外伤伤口热敷
药液热湿敷	用于辅助治疗

2. 热湿敷的温度控制

以 50 ℃~60 ℃ 的热水浸透敷布，拧干。养老护理师用自己的手腕掌侧测试敷布温度是否适当，必须不烫手时才能将其敷于老年人患部。

（三）为老年人热湿敷

1. 技能操作

为老年人热湿敷的技能操作步骤与流程见图7-11。

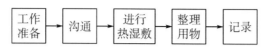

图 7-11 为老年人热湿敷的技能操作步骤与流程

（1）工作准备。

①环境准备：关闭门窗，温湿度适宜。

②养老护理师准备：服装整洁，洗净双手。

③老年人准备：老年人取坐位或卧位。

④物品准备：水盆（内盛 50 ℃ ~ 60 ℃ 热水）、暖瓶 1 只、毛巾 2 块、橡胶单 1 块、浴巾 1 块、润肤油 1 瓶。

（2）沟通。

了解老年人的身体状况。向老年人告知给予一般性热湿敷可以缓解关节疼痛。告知热湿敷的过程，取得老年人的配合。

（3）进行热湿敷。

①备齐物品携至老年人床旁。露出老年人需要热湿敷的部位（如关节），铺好橡胶单及浴巾。

②养老护理师将毛巾浸在水盆中湿透，拧至半干，以不滴水为宜。抖开毛巾，在自己的手腕掌侧测试敷布温度，感觉温热适宜时，将其放于老年人的关节部位上，将干毛巾覆盖在上面，以防散热过快。

③询问老年人有无不适，观察局部皮肤有无发红、起水泡等烫伤情况。如果老年人感觉过热时可揭开毛巾一角放出热气。每 3 ~ 5 min 更换敷布一次，水盆内随时添加热水，热湿敷 20 ~ 30 min（或按医嘱）。

（4）整理用物。

热湿敷完毕，用毛巾擦干局部皮肤，撤去用物。在热湿敷部位涂润肤油，整理好衣裤，盖好盖被，清理用物。

（5）记录。

记录热湿敷的起始及结束时间、老年人局部皮肤情况、老年人的反应等情况。

2. 注意事项

（1）严密观察热湿敷部位皮肤状况，防止烫伤。

（2）瘫痪、糖尿病、肾炎等血液循环障碍或感知觉异常的老年人不可使用热湿敷，以免发生意外。

思考题

1. 冷、热应用的禁忌是什么？
2. 简述为老年人温水擦浴的注意事项。
3. 简述为老年人热湿敷的注意事项。

第八章　沟通交流

学习目标

1. 掌握冲突发生的过程和沟通的注意事项。
2. 熟悉非语言沟通交流的常用方法。
3. 掌握沟通交流的类型、沟通交流的方法。

技能目标

1. 能与失明、失聪、失语等功能受损的老年人进行沟通。
2. 能在冲突发生的情况下进行沟通。
3. 能与老年人及其家属沟通。

案例导学与分析

案例导学

小张是一名养老护理师，喜欢和老年人聊天。其在给护理中心的王奶奶换被单的时候问道："哎，你几岁了?"王奶奶听了，没好气地回答："三岁!"小张听了十分尴尬。

分析:

养老护理师小张为什么会陷入尴尬的境地?

第一节　与老年人沟通交流的类型和方法

一、沟通交流

老年人是个特殊的群体，经历了人生几十年的变迁，阅历丰富。年龄的增长，生理上的疾病，或者丧偶、退休等社会及家庭原因，使得很多老年人的性格发生了很大的变化。因此，沟通交流是保持老年人心理健康的重要方式，加强与老年人的沟通交流是做好养老服务的关键。

二、概念

沟通交流是指在工作和生活中，人与人之间通过语言、文字、形态、眼神、手势等手段来进行的信息交流。沟通与交流的过程是指沟通主体与沟通客体进行有目的、有计划、有组织的思想、观念、信息交流，使沟通成为双向互动的过程。

三、沟通交流的类型

（1）按沟通符号分类，沟通交流分为语言沟通和非语言沟通。

①语言沟通。语言沟通包括口头语言沟通和书面语言沟通。

②非语言沟通。非语言沟通主要指说和写（语言）之外的信息传递。非语言沟通包括面部表情、目光、身体姿势、触摸、倾听、沟通距离等方式，用于增强语言交流的表现力、吸引力和效果。非语言沟通对因认知障碍而逐渐无法表达言语和理解谈话内容的老年人来说极其重要。

有效的沟通是语言沟通和非语言沟通的结合：信息的全部表达＝面部表情和身体姿势（55%）+语调（38%）+语言（7%）。

（2）按沟通渠道分类，沟通交流分为正式沟通和非正式沟通。

（3）按沟通反馈分类，沟通交流分为单向沟通和双向沟通。

四、与老年人沟通的特点

1. 生理改变

由于衰老或疾病，老年人的组织细胞及各功能脏器逐渐衰退，导致感觉功能和认知功能减退，从而对老年人的沟通能力产生较大影响。

2. 价值观的差别

老年人有丰富阅历和时代印记，具有相对独立的价值观。在沟通的过程中，老年人因固有价值观和生活经历的影响，容易与年轻人产生代沟或矛盾，这对老年人的沟通带来不良影响。

3. 社会环境变化

随着信息时代的不断发展，现代化的沟通方式如手机、电脑等在日常沟通中发挥了举足轻重的作用，而老年人学习新事物的能力退化，这在一定程度上也影响了老年人的沟通交流。

4. 社会交往能力下降

老年人由于衰老、疾病、退休、丧偶等原因导致社会支持网络的断裂，因此与其他人的沟通交流减少，社会交往能力下降。

五、与老年人沟通的方法

1. 尊重老年人

尊重是沟通的基础。老年人由于衰老、疾病、退休、丧偶等原因出现自卑心理或社会交往能力降低，因此迫切希望能得到他人的尊重和认同。

2. 全面了解老年人

不同的老年人，其生活习惯、认知与判断及价值观存在个体差异，因此表达诉求及意见的方式也不同。若不了解老年人的情况，可能会在沟通中造成一定的误解，导致沟通无法顺利进行。

3. 说话与倾听

有些老年人年龄较大，反应速度相对减慢，养老护理师与老年人说话要注意控制语速与语调。同听力下降的老年人沟通时，养老护理师需适当加大音量，但同时要注意老年人的表情和反应，以采取合适的语速与音量。同时，养老护理师与老年人沟通时，要学会倾听并给予适当的回应，注意老年人的反馈。

4. 有耐心

在与老年人沟通时，切忌表现出不耐烦的情绪或找借口离开。有的老年人因为记忆力下降会反复诉说同一个话题，与之沟通时也应耐心倾听，养老护理师可以适时把他正在谈论的话题引向另外一个话题。

5. 真诚赞赏

老年人生活阅历丰富，渴望得到他人肯定。在与老年人谈话时，养老护理师给予真诚、适当的赞美，会使老年人心情愉悦以及乐于继续交流，同时也可以活跃谈话气氛。

6. 选择合适的话题

老年人喜欢缅怀往事，如果能引导他们谈论人生中的光辉时刻，会让老年人在回忆中感受到快乐。同时也可谈论家乡、亲人、年轻时的事、电视节目等，避免提及老年人不喜欢的话题，也可以先多说一下自己，让老年人信任你后再展开别的话题。

第二节　与老年人沟通的常用技巧

老年人由于听力、视力功能的减退，接收信息的能力较差，因此养老护理师要运用适合老年人特点的沟通技巧给予其必要的帮助，使老年人感受到关爱，这对促进老年人心理健康、家庭和睦及社会稳定有重要作用。老年人常用的沟通技巧包括非语言沟通与语言沟通。

一、非语言沟通

非语言沟通对因认知障碍而逐渐无法表达言语和理解谈话内容的老年人来说至关重要。非语言沟通不但能够传递信息，还能增进语言表达的效果，实现情感共鸣。非语言沟通包括面部表情、目光接触、身体姿势、触摸、沟通距离、倾听等。

（一）面部表情

养老护理师的面部表情可以传递许多非语言暗示，如在倾听患者诉说时，微笑点头表示鼓励说下去；如频繁看表或向别处张望，则暗示患者停止说话。养老护理师在倾听老年人的诉说时，可适当夸大面部表情，以传达惊喜、关怀等。

（二）目光接触

目光语是对眼睛活动的统称，指用目光来传递信息的非语言行为。研究表明，客观世界信息的80%以上是通过视觉传输的。交谈时，听者视线接触对方脸部的时间，一般应占全部谈话时间的30%~60%，超过60%或低于30%可以明显反映对方是否对谈话感兴趣。若对方是异性，双目连续对视不宜超过10 s，否则是失礼的表现。尤其是与认知障碍的老年人交流时，需要提供简要的引导和保持目光接触以提高老年人的注意力。

（三）身体姿势

养老护理师与老年人沟通时，要注意手势的运用，需大方得体。切忌在老年人面前手舞足蹈、指手画脚等。养老护理师风风火火、动作粗暴，会给老年人带来烦恼和恐惧心理；对使用轮椅代步的老年人注意不要俯身或利用轮椅支撑身体来进行沟通，而应蹲下与老年人进行交流。与失语老年人沟通时，可鼓励其用身体语言表达，如挥手表示再见；指向地点、人物、方向等；模仿动作表示日常功能活动，如洗手、刷牙、洗脸、吃饭、喝水等。

（四）触摸

触摸包括抚摸、握手、依偎、搀扶等。合时宜的触摸可以传递温暖、关怀与鼓励。尤其当老年人悲伤、孤独、沮丧时，此时的一个轻微触摸，如帮助老年人梳理蓬松头发，握住老年人的手等，比语言沟通效果更佳。

但在实施触摸时，应注意以下几点：

（1）选择合适的部位触摸：触摸身体的不同部位有不同的含义。最易被接受的触摸部位是手，其他适宜触摸的部位有手臂、背部与肩膀，其他位置是老年人不乐意被触摸的部位，养老护理师应慎重。

（2）尊重老年人的尊严及社会文化背景：在应用触摸技巧时，如需触碰老年人的隐私部位，需征求老年人同意并做好隐私保护，切勿因触摸不当而造成老年人感觉不被尊重。

（3）渐进性触摸并观察反应：在握老年人的手时，可从单手到双手合握；从远距离交谈逐渐至近距离；在触摸过程中观察老年人的面部表情和触摸部位的松弛度，为选择下一步的沟通措施提供依据。

（4）避免突发性触摸：对于有听力障碍的老年人，注意触摸前给予提示，避免突然触摸使其受到惊吓。对于有视力障碍老年人，尽量选择功能良好的部位开始接触，避免突然从暗侧或背后给予不良刺激。

（5）接受老年人的触摸：老年人的触摸代表对下一代的肯定和鼓励，或者对他人表示谢意。因此养老护理师要善意和正确理解老年人的抚摸，如摸头、拍肩、搭肩、拉手等，避免错误或恶意误解老年人。

（五）沟通距离

老年人的沟通距离可根据老年人不同情况而定。对于孤独的老年人，沟通距离建议0~0.46 m，有利于情感沟通；但对于一些敏感、不喜亲近的老年人，沟通距离可以0.46~1.2 m为宜，否则老年人会感受到不安全感、压迫感。

（六）倾听

养老护理师应耐心倾听，切忌注意力不集中或因不赞同与老年人争辩，在倾听全部后再继续追问有没有其他问题，心平气和地给予解释或回答。在倾听时，适时对老年人点头或说"嗯""是"表示赞同等。

二、语言沟通

（一）口头沟通

称呼适当：运用适当的称谓称呼老年人，如"爷爷""奶奶"或职业性称呼。需经过允许方可称呼其名。

语言通俗易懂：沟通时语言简洁，避免使用专业、抽象术语。

经常做自我介绍：针对记忆力差的老年人，养老护理师经常做自我介绍能增强老年人对养老护理师的印象，拉近彼此距离。

注意音量、语气、语调及语速：与老年人沟通时，一次给一个口令或提示，尽量把动作分解为数个步骤；可根据情况使用方言以增加亲切感。音量适当，与有听力障碍的老年人沟通时，可适度提高音量；音色柔和，语速适中，语调以平调和降调为主。

保护老年人的隐私：注意保护老年人及其家庭的秘密，切忌随意谈论。

（二）书面沟通

使用书写方式与老年人沟通时要注意以下几点：应使用较大字体，便于老年人阅读，且注意文字颜色应与背景色形成高对比度；对关键词应加以强调和重点说明；切忌使用专业词汇，可使用图片或简易图表进行辅助解释；合理使用标签，贴于老年人日常活动区域以示提醒，以防记错或遗忘。

第三节 冲突发生过程和沟通注意事项

冲突指群体内部个体与个体之间、个体与群体之间存在的互不相容、互相排斥的一种矛盾的表现形式。记忆、智力、思维等生理性或病理性变化，离退休后的角色改变，导致老年人在心理上出现一系列情绪反应，容易在日常生活中出现人际关系紧张的问题，若处理不当易出现冲突事件，而有效沟通能降低老年人与养老护理师的冲突。

一、冲突的特点

冲突有以下特点：①冲突是双方都能感知的；②是否存在冲突是一个知觉问题，如果人们没有意识到冲突，那么常常认为冲突不存在；③冲突是一个潜在的或公开的确定性行为过程，是客观的，不可避免的。

二、冲突的基本过程

冲突是一个动态的过程。一般是冲突相关主体潜在的矛盾映射为彼此的冲突意识，再酝酿成彼此的冲突行为意向，然后表现为彼此显性的冲突行为，最终造成结果和影响。这是一个逐步产生、发展和变化的过程。冲突的基本过程包括五个阶段：潜在冲突期、认知冲突期、行为意向期、冲突行为期和冲突结果期。

三、冲突处理策略

（1）回避。回避是指冲突发生时，冲突双方采取置之不理的方式。例如，当管理者的实际权力不足以处理冲突时，或者在分权情况下，各部门自主性较强时，选择回避较为明智。

（2）妥协。妥协是指冲突双方互相让步，以达成协议的局面。例如，冲突双方都放弃部分利益，在一定程度上满足对方的部分需要。

（3）顺应。顺应是指在紧张的冲突局面下，尽量弱化冲突双方的差异，强调双方的共同利益，降低冲突的紧张程度。

（4）强迫。强迫是指利用权力，迫使他人遵从管理者的决定。在一般情况下，强迫的方式只能使冲突的一方满意。经常采用这种方式解决冲突往往会导致负面的效果。

（5）协作。协作是指当冲突双方都愿意了解冲突的内在原因，分享信息，在满足自己利益的同时也满足对方的需要，便会协商和寻求对双方都有利的解决方法。协作方式被认为是处理冲突的最佳方式，但是当冲突内的情绪因素过多时，协作方式有可能导致更大的冲突。

第四节　与听力、言语障碍的老年人沟通交流

一、与听力障碍的老年人沟通

（一）听力障碍的老年人的特点

随着年龄的增长，老年人因听觉系统逐渐衰老退变而出现的双耳对称性的缓慢进行的感音神经性听力减退称老年性耳聋。老年性耳聋给老年人的日常生活和社会交往活动造成不便。

老年人的内耳功能改变首先从高频听力开始，逐渐向低频听力扩张。随着听力的敏感度下降，说话者需要提高音量，但老年人又会感到刺耳、不适并有耳鸣，所以其听力障碍在日常生活中主要表现为小声音说话听不到，放大声音又感到吵闹。高频听力的下降对语言的分辨能力有所影响，此时患者出现听得见声音、听不清内容的情况，需要别人重复。老年人有喜欢安静、喜欢听人慢语速讲话的特点。

（二）环境准备

对于有听力障碍的患者，养老护理师应选择安静的环境，保证隐私性，谢绝会客，避免电话干扰；尽量减少环境中容易影响患者注意力的因素，如关掉电视或停止其手中正在进行的工作。若老年性耳聋患者希望与养老护理师单独交谈时，养老护理师应把交谈安排在单人房间进行，便于患者能够放心诉说某些不愿意被他人知道的信息。

（三）与老年性耳聋患者交谈技巧

（1）确认。老年性耳聋患者常常感觉不到旁人的到来，因此，养老护理师进入患者房间时可轻轻触摸或拍拍其肩膀或上臂，让其知道养老护理师的到来；沟通时应先判断并确认两侧耳朵的听力情况，选择听力较好的一侧与之讲话。

（2）书写。对有文化的老年性耳聋患者可以用书写的方式进行交流，使沟通内容更加直观、有条理，弥补由于听力损失引起的沟通障碍。

（3）说话方式。与老年性耳聋患者沟通时，尽量放慢语速，讲话时应抑扬顿挫、保持均衡的语速和语调；若老年人不能理解养老护理师所使用的词汇，在重复时可用不同的词

语来表达相同的意思，并注意观察老年人的反应。

（4）非语言沟通。使用非语言沟通方式如面部表情、身体姿势、眼神，或者应用书面语言沟通方式如书写卡片、绘制图片等与老年人沟通。

（5）读口型。面对面沟通时，老年人通过识别养老护理师的口型，能准确理解养老护理师传达的意思，从而实现沟通的便捷性。

（6）一对一沟通。一对一沟通使养老护理师能够更加从容地向老年性耳聋患者传递信息以及耐心倾听其想法，促进沟通的有效开展。

（7）面对面沟通。沟通时应面向老年人，让其看到你的面部表情和口型等，不要喊叫，要耐心地对待老年人，应当与老年人保持近距离，必要时贴近老年人的外耳，使其能听清所表达的内容。

（8）音量。老年性耳聋患者由于听力受损，交流时音量要适当高于年轻人。但是高音量会让人感受到不满的情绪，此时应将柔和的表情、关心的语气等加以配合，不致使声音变得生硬而让人误解。

二、与有言语障碍的老年人沟通

1. 有言语障碍的老年人的特点

语言是人类日常交流和沟通中的重要工具，使用语言则是最基本和最重要的一种生存能力和社会行为。但由于老年人受器质性病理因素的影响，如脑血栓、全喉切除术或安置人工呼吸机等，易出现言语性功能损伤，影响人际沟通。有言语沟通障碍的老年人表达自己的想法主要通过记笔记、笔谈、打字等文字表达形式。

2. 与言语障碍的老年人沟通

与有言语障碍的老年人沟通时，可采用写字板、文字、卡片、图画、描绘的符号或标识等方式传递信息，并辅以适当的手势、面部表情等身体语言进行交流。对于能缓慢表达的老年人，鼓励其缓慢、清晰地讲话，养老护理师注意倾听；养老护理师向其表达"我可能听错你的话"时，可在交谈的过程中原封不动地重复老年人的表达。

思考题

1. 与老年人沟通的常用技巧有哪些？

2. 如何与有听力障碍的老年人进行有效沟通？

第九章 观察与记录

学习目标

1. 掌握老年人生命体征的测量方法。
2. 掌握相关护理记录的观察测量方法。
3. 熟悉常见的测量设备。
4. 熟悉各类护理文书的记录方法。
5. 学会为老年人进行生命体征的测量，学会记录文书。

案例导学与分析

案例导学

柳奶奶，75岁，晨起由养老护理师用耳温枪测量的体温为36.7 ℃，血压为152/90 mmHg，复测血压为154/92 mmHg，养老护理师记录柳奶奶的血压并报知医生，请医生为柳奶奶做诊疗。

分析：

1. 血压的测量方法是什么？
2. 作为养老护理师，你如何为老年人测量生命体征？

第一节　观察与记录要点

一、意识、神态、表情、瞳孔的观察

（一）意识的观察

意识是人脑对大脑内外表象的觉察。意识障碍是指人对周围环境及自身状态的识别觉察能力出现障碍，可表现为嗜睡、意识模糊、昏睡和谵妄，严重的意识障碍为昏迷。

1. 嗜睡

嗜睡是最轻的意识障碍，是一种病理性嗜睡。老年人嗜睡表现为陷入持续的睡眠状态，可被唤醒，并能正确回答和做出各种反应，但当刺激撤去后很快又再入睡。

2. 意识模糊

意识模糊是意识水平轻度下降，较嗜睡更严重的一种意识障碍。老年人意识模糊表现为能保持简单的精神活动，但对时间、地点、人物的定向能力发生障碍。

3. 昏睡

昏睡是接近于不省人事的意识状态。老年人昏睡表现为处于熟睡状态，不易唤醒；虽在强烈刺激下（如压迫眶上神经，摇动身体等）可被唤醒，但很快又再入睡；醒时答话含糊或答非所问。

4. 谵妄

谵妄是一种以兴奋性增强为主的高级神经中枢急性活动失调状态，临床上表现为意识模糊、定向力丧失、感觉错乱（幻觉、错觉）、躁动不安、言语杂乱。需要注意的是，老年人由于自身机能下降，急性感染性疾病和一些神经衰弱性疾病出现时往往以谵妄为首发症状。

5. 昏迷

昏迷是最严重的意识障碍，表现为意志持续中断或完全丧失。按其程度不同，可分为以下三个阶段：

（1）轻度昏迷：意识大部分丧失，无自主运动，对声、光刺激无反应，对疼痛刺激尚可出现痛苦的表情或肢体退缩等防御反应。角膜反射、瞳孔对光反射、眼球运动、吞咽反射等存在。

（2）中度昏迷：对周围事物及各种刺激均无反应，对于剧烈刺激可出现防御反应。角膜反射减弱，瞳孔对光反射迟钝，眼球无转动。

（3）深度昏迷：全身肌肉松弛，对各种刺激全无反应。深、浅反射均消失。

（二）神态与表情的观察

神态是指面部呈现的状态，表情是思想情感在面部或姿态上的表现。人在健康时表情

自然，神态自然；患病后会因病痛困扰，常出现痛苦、忧虑或者疲惫的神态与表情。通过观察即可确定老年人的神态和表情，常见的典型面容改变有以下几种：

（1）慢性病容：面色苍白，面色晦暗或苍白无华，目光暗淡，表情忧郁。慢性病容见于患慢性消耗性疾病的病人，如患肿瘤、肝硬化、严重结核病的病人。

（2）急性病容：面色潮红，兴奋不安，鼻翼扇动，口唇疱疹，表情痛苦。急性病容多见于患急性感染性疾病的病人，如患肺炎球菌肺炎、疟疾的病人。

（3）贫血面容：面色苍白，唇舌色淡，表情疲惫。贫血面容见于各类贫血病人。

（4）甲状腺功能亢进面容：面容惊愕，眼裂增宽，眼球凸出，目光炯炯，兴奋不安，烦躁易怒。甲状腺功能亢进面容见于患甲状腺功能亢进症的病人。

（5）二尖瓣面容：面颊紫红，口唇发绀。二尖瓣面容见于患风湿性心脏病的病人。

（三）瞳孔的观察

瞳孔是眼睛中虹膜中央的孔洞，正常直径为 2~5 mm、双侧等大等圆。双侧瞳孔大小不等，常提示颅脑病变，如脑外伤、脑肿瘤、中枢神经梅毒、脑疝等。

对光反射是检查瞳孔功能的测验，包括直接对光反射和间接对光反射。直接对光反射是指用手电筒直接照射瞳孔并观察其动态反应。正常人，当眼受到光线刺激后瞳孔立即缩小，移开光源后瞳孔迅速复原。间接对光反射是指光线照射一眼时，另一眼的瞳孔立即缩小，移开光源，瞳孔扩大。检查间接对光反射时，应以一手挡住光线以免对检查眼受照射而形成直接对光反射。瞳孔对光反射迟钝或消失，见于昏迷老年人。

二、体温的测量

体温包括体核温度和体表温度两部分，我们通常所说的体温是指体核温度，即机体内部胸腔、腹腔等处的温度，其高于体表温度。正常情况下，人的体温是恒定在某个范围的，恒定的体温是人体进行新陈代谢及一切生命活动的必要条件。由于机体内部的温度不易测量，我们通常用从腋窝、口腔和直肠三处测得的温度来代表体温。其中，直肠的温度最接近人体内部的温度。但综合考虑其便利性及可操作性，腋下和口腔是最为常见的测量部位。不同的测量部位，其温度的正常范围也不相同。体温计有水银体温计、电子体温计和红外线体温计（见图 9-1、图 9-2、图 9-3）。

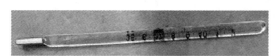

图 9-1　水银体温计

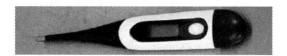

图 9-2　电子体温计

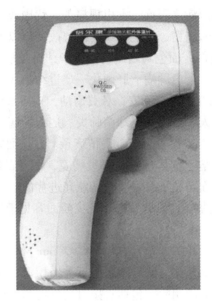

图 9-3　红外线体温计

（一）腋测法

养老护理师将体温计头端放置于老年人的腋窝深处，嘱咐老年人用上臂把温度计夹紧，于 10 min 后读数。正常值 36 ℃ ~37 ℃。使用该法时，腋窝处不能有致热或者降温的物质，并应该将腋窝处的汗液擦干，以免影响测定结果。该方法简便、安全且不易交叉感染，为最常用的体温测定方法。

（二）口测法

养老护理师将消毒后的体温计头端置于舌下，让其紧闭口唇 5 min 后读数。正常值为36.3 ℃ ~37.2 ℃。测量前 10 min，老年人禁饮热水和冰水，以免影响测量结果。该法结果较为准确，但不能用于神志不清者。

（三）肛测法

老年人取侧卧位，养老护理师将体温计头端涂以润滑剂后，缓缓插入老年人的肛门内，深度为体温计长度的一半，5 min 后读数。正常值为 36.5 ℃ ~37.7 ℃。该法测值稳定，多用于神志不清者。

三、脉搏的测量

脉搏，即动脉搏动。测量时，养老护理师可选择桡动脉、肱动脉、股动脉、颈动脉及足背动脉等，测量时需对两侧脉搏情况进行对比。正常情况下两侧脉搏差异很小，一般不易察觉。在测量脉搏时应注意脉率、脉律、脉搏的强弱及动脉壁情况。

（一）脉搏测量应注意的方面

（1）脉率。

脉率指每分钟脉搏搏动的次数。健康成年人在安静、清醒的状态下脉律为 60~100 次/min。脉率受年龄、性别、活动、饮食、情绪变化等的影响。例如，老年人的脉率偏慢，女性的脉率稍快；各种生理、病理情况或药物影响也可使脉率增快或减慢。此外，除脉率快慢外，养老护理师还应该观察脉率是否与心率一致。脉率是心率的指示，当脉率减弱时，应测量心率的变化。

（2）脉律。

脉律是指脉搏的节律性，反映了左心室的收缩情况。正常脉律均匀规则、间隔时间相等、跳动力量均匀。

（3）脉搏的强弱及动脉壁情况。

养老护理师评估脉搏时还应关注脉搏的强弱及动脉壁的情况。正常的脉搏强弱均匀，动脉壁光滑、柔软，富有弹性。

（二）脉搏测量部位及方法

1. 测量部位

皮肤浅表处的大动脉都可作为脉搏的测量部位。常选桡动脉，其次为颈动脉、肱动脉、足背动脉等。

2. 测量方法

让老年人伸展手腕，将手臂放于舒适的位置，养老护理师将食指、中指、无名指的指端以合适的压力（以能清楚测得脉搏搏动为宜）按压在桡动脉搏动处。正常情况下，脉搏测量不应少于 30 s，必要时持续 1 min。若养老护理师发现老年人的脉搏短促，应由两名养老护理师同时测量，1 人听心率，1 人测脉率，由听心率者发出开始或者停止的口令，计时 1 min。

四、呼吸的测量

呼吸是机体和外界进行气体交换的过程，是机体新陈代谢的重要环节。在呼吸过程中，机体不断地从外界环境中摄取氧气，并把自身产生的二氧化碳排出体外。正常成年人安静时的呼吸频率为 16~20 次/min，节律规则，呼吸均匀无声且不费力。呼吸与脉搏的次数比率为 1：4。

呼吸的测量：养老护理师协助老年人采取舒适的体位，将手放在老年人的桡动脉处测量脉搏，用眼睛观察老年人胸部或腹部的起伏，并注意观察其呼吸频率、深度、节律、声音、形态的变化及有无呼吸困难。老年人呼吸的测量方法如下：一起一伏为 1 次呼吸，对正常呼吸者测量 30 s，并将结果乘以 2；对异常呼吸者应测量 1 min。

五、血压的测量

血压是血液在血管内流动时对单位面积血管壁的侧压力。通常所说的血压为动脉血压。心室收缩时，动脉血压上升达到的最高值称为收缩压。心室舒张时，动脉血压下降的最低值称为舒张压。收缩压与舒张压的差值称为脉压。正常成年人安静状态下的血压范围较稳定，以肱动脉为例，其正常范围：收缩压 90~139 mmHg，舒张压 60~89 mmHg，脉压 30~40 mmHg。

（一）异常血压

异常血压指血压高于或者低于正常值范围，有高血压和低血压。

1. 高血压

高血压指成年人在安静、清醒和未使用降压药的条件下，至少 3 次非同日血压值为收缩压≥140 mmHg 和（或）舒张压≥90 mmHg。当收缩压与舒张压分属不同级别时，以较高的分级为准；单纯收缩期高血压也可按照收缩压水平分为 1 级、2 级、3 级。血压的具体分级见表 9-1。

表 9-1　血压分级

分级		收缩压/mmHg	舒张压/mmHg
正常血压		<120	<80
正常高值		120~139	80~89
高血压	1 级	140~159	90~99
	2 级	160~179	100~109
	3 级	≥180	≥110
单纯收缩期高血压		≥140	<90

2. 低血压

收缩压低于 90 mmHg 和（或）舒张压低于 60 mmHg 称为低血压。低血压常见于大量失血、休克、急性心力衰竭等病人。

常用的血压计有台式水银血压计（见图 9-4）、表式血压计（见图 9-5）、电子血压计（见图 9-6）等。

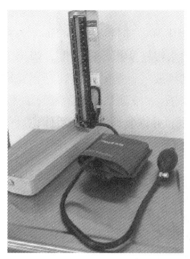

图 9-4　台式水银血压计

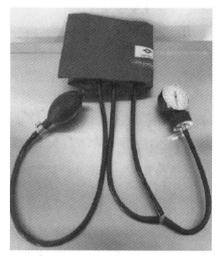

图 9-5　表式血压计

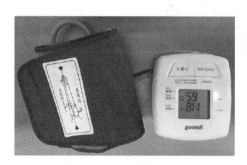

图 9-6　电子血压计

（二）测量方法

（1）养老护理师准备好已经事先检查好的血压计、听诊器、纸和笔。

（2）老年人如果刚进行过运动，需要坐着休息至少 10 min，使情绪平稳、心情放松，否则紧张的情绪会导致测出的数值偏高。

（3）养老护理师协助老年人取舒适体位，如取坐位或仰卧位，使被测肢体肱动脉与心脏处于同一水平。若为偏瘫老年人测量血压，应选择健侧上臂测量。老年人充分暴露上臂，使手掌面向上，手肘伸直，上臂外展 45°。

（4）放平血压计，打开血压计水银开关，驱尽袖带内的空气，将袖带平整地缠于老年人的上臂中部，使袖带下缘在肘窝上方 2~3 cm，松紧以能插入 1 指为宜（见图 9-7）。

（5）带好听诊器，用手触摸肱动脉搏动处，将听诊器的听筒放于肱动脉处，稍加固定。不可将其塞到袖带里面，这样会使测出的血压值比实际值高。养老护理师用另一只手关闭气门并向袖带内充气，充气时应使水银柱平稳上升，高度以动脉搏动音消失后再升高

20~30 mmHg 为宜（见图 9-8）。

（6）松开气门，缓慢平稳地放气，使水银柱缓慢下降，速度以 4 mmHg/s 为宜。放气的时候仔细聆听动脉搏动音，同时双眼平视血压计的水银柱所指示的刻度，当出现第一声动脉搏动音时，此时水银柱所指的刻度为收缩压；继续放气，搏动音继续存在并增大，当动脉搏动音减弱或消失时，水银柱所指的刻度为舒张压。

（7）测量完毕，取下袖带，协助老年人穿好衣服，并恢复原来的舒适体位。关闭水银槽开关，整理血压计及其他物品，记录数据。

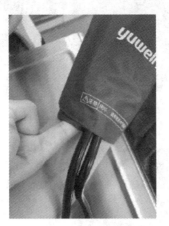

图 9-7　袖带的部位

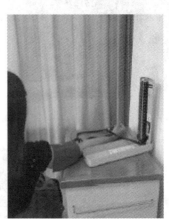

图 9-8　血压的测量

第二节　观察与记录实训

一、观察意识、瞳孔

（一）意识观察

学员两人一组，角色扮演。熟悉嗜睡、意识模糊、昏睡、谵妄、昏迷的表现。

（二）瞳孔观察

直接对光反射：用手电筒的光源从一侧眼睛外角向内直接照射瞳孔并观察其大小变化，再迅速向外侧移走光源，再次观察瞳孔的变化情况。正常人的眼睛受到光线刺激后，瞳孔立即缩小，移开光源后瞳孔迅速复原。

间接对光反射：用手电筒的光源照射一只眼睛并观察另一只眼睛的变化情况。正常情况下，另一只眼睛的瞳孔立即缩小，移开光线后瞳孔扩大。检查间接对光反射时，要以一只手挡住光线，以免对被检查眼形成直接照射。

二、记录生命体征

准备生命体征记录单，学员分别在上面记录老年人的生命体征。

（一）体温的记录

（1）练习使用水银温度计测量老年人的腋温，使用红外线温度计测量老年人的耳尖或额头体温。掌握正常人的腋温参考值。

（2）记录老年人的体温、脉搏、呼吸及其他情况，如出入院、转科或死亡时间，大便、小便、出入量、血压、体重等。住院期间体温单排列在病历的最前面。出院时的病历体温单排在最后面。用蓝色钢笔填写姓名、科别、病室、住院号及日期等项目。填写"日期"栏时，每页的第 1 日应填年、月、日，其余 6 日只写日。但是，如果在 6 日中遇到新的年度或月份，则应填年、月、日或月、日。

（3）"住院日数"从入院第 1 日开始用蓝色钢笔填写，直至出院。用红色钢笔在 40 ℃ ~42 ℃相应时间格内填写入院、转入、出院、死亡时间，时间应使用 24 小时制。

（4）体温曲线的绘制：口温以蓝"●"表示，腋温以蓝"×"表示，肛温以蓝"○"表示；相邻温度用蓝线相连，在同一水平线上可不连接；体温不升时，可将"不升"二字写在 35 ℃ 线以下；物理降温半小时后测量的体温以红"○"表示，划在物理降温前温度的同一纵格内，并用红色虚线将其与降温前的温度相连，下一次测得的温度仍与降温前的温度相连。

（5）体温若与上次温度差异较大或与病情不符，应重复测试，确认无误后在原体温符号上方用蓝色钢笔写上英文字母"v"（verified，核实）。

（二）脉搏的记录

脉搏曲线的绘制方法如下：脉搏符号用红"●"表示，相邻的脉搏用红线相连。脉搏符号与体温符号重叠时，先划体温符号，再用红色钢笔在体温符号外划"○"。脉搏短绌时，心率用红"○"表示，相邻心率用红线相连，在脉搏和心率两曲线间用红色钢笔划直线填满。

（三）呼吸的记录

用红色钢笔在呼吸栏内以阿拉伯数字表示每分钟的呼吸次数，免写计量单位。如果每日记录的呼吸次数超过 2 次，则应上下错开记录，且第 1 次呼吸应当记录在上方。

（四）血压的记录

血压的记录以 mmHg 为单位。对新入院的老年人应及时记录，对住院的老年人每周至少记一次；每日连续测量时，上午测量的血压写在前半格内，下午测量的血压写在后半格内。

三、其他

其他记录可根据老年人的需要进行填写，如记录老年人的身高、体重、大便次数、尿量等。

（1）身高：以 cm 计算填写，对新入院的老年人应及时测量和记录。

（2）体重：以 kg 计算填写，对新入院的老年人应及时测量和记录，对长期住院的老年人每周记录 1 次。

（3）大便次数：记录前 1 日的大便次数。未解大便记"0"，大便失禁记"※"，人工肛门记"☆"，灌肠符号用"E"表示。

（4）尿量：记录前 1 日的排尿总量。

思考题

1. 意识障碍的分级是什么？

2. 如何为老年人测量脉搏和血压？

第十章 　老年人常见的急救技术

学习目标

1. 掌握为老年人进行心肺复苏的方法。
2. 掌握应对老年人烫伤的急救措施。
3. 熟悉老年人发生异物卡喉的处理措施。
4. 熟悉老年人低血糖及跌倒的护理。
5. 能对老年人的烫伤做初步的应急处理。

技能目标

1. 能紧急应对老年人异物卡喉的情况。
2. 能为心脏骤停的老年人进行心肺复苏。

案例导学与分析

案例导学

　　赵奶奶，80岁，因摔倒打破热水壶导致左侧小腿烫伤，出现约 1 cm×1.5 cm 的水泡。烫伤后第二日，赵奶奶于家门口散步，再次跌倒。地面凸起的石子造成烫伤部位出现约 3 cm 的伤口并伴有出血。此时，正在不远处吃饭的老伴见此情形十分紧张，迅速站起，准备来帮赵奶奶。就在站起的那一刻，他突然说不出话，面部发绀，并于数分钟后倒在地上，情况十分危急。幸好此时在医院工作的儿子和儿媳回家探望，及时予以正确有效的急救，两位老年人才成功脱离危险并被送往医院接受后续的治疗。

分析:

1. 该案例中,赵奶奶和老伴分别出现了哪些危急的情况?
2. 针对上述危急情况,我们应该如何采取正确有效的急救措施?

第一节　老年人的心肺复苏术

一、危重老年人的观察要点

(1) 神志情况。观察老年人的意识状态,如询问老年人,看老年人的回答是否切合主题。

(2) 生命体征。监测老年人的体温、脉搏、呼吸、血压。

(3) 大、小便情况。观察老年人的大、小便次数、性状、量等。

(4) 皮肤黏膜。观察皮肤的弹性、颜色、皮疹、出血、水肿,测量温度、湿度等。

(5) 管道情况。查看导尿管有无挤压、弯折现象,固定是否稳妥。

二、心脏骤停的表现

(1) 突然面色死灰,意识丧失。

(2) 大动脉搏动消失,血压无法测出。

(3) 呼吸停止。

(4) 瞳孔散大。

(5) 皮肤苍白或发绀。

(6) 心尖搏动及心音消失。

(7) 伤口不出血。

三、心肺复苏操作步骤

(一) 确保施救现场的环境安全,评估老年人意识

见到老年人晕倒,养老护理师应该先确保施救现场的环境安全,然后跪在老年人身体的一侧,用双手轻拍老年人的双肩,并分别在两侧身边大声地呼喊:"老人家,您怎么啦?"切记不要摇晃老年人的肩膀(见图10-1)。

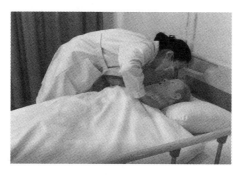

图 10-1 呼叫晕倒的老年人

（二）病人无应答 10 s 内检查病人的呼吸和脉搏

（1）判断呼吸：看胸廓是否有起伏，听是否有气流声音，用面部感觉是否有气流。

（2）判断脉搏：食指和中指并拢，从老年人的气管正中部位向旁滑移 2~3 cm，在胸锁乳突肌内侧轻触颈动脉搏动。

（三）记录时间和呼救

养老护理师记录发现老年人失去意识的时间，同时大声呼叫旁人帮忙拨打 120 急救电话并取除颤仪。

（四）摆放体位

（1）仰卧位，卧于地面或硬床板上。

（2）头、颈、身体同轴整体翻转，保护颈部，身体呈直线。

（3）去枕，头后仰，解开衣领。

（4）跪于老年人一侧。

（五）胸外心脏按压

（1）按压的部位：两乳头连线中点或是剑突以上两横指处。

（2）按压的频率：100~120 次/min。

（3）按压的深度：大于 5 cm。

（4）按压的方法：按压时，前倾上半身，伸直腕部、肘部及肩关节并与地面保持垂直，以髋关节为轴，重叠两手掌的掌跟，交叉两手手指，以掌跟为着力点垂直向下用力，借助上半身的体重、肩部和臂部的肌肉力量进行按压。

（六）开放气道

1. 压额抬颏法（最常用）

方法：用一只手掌的小鱼际肌按压老年人的前额，使其头部后仰，同时将另一只手的食指和中指置于靠近颏部的下颌骨下方，将老年人的下颌向前、向上托起（见图 10-2）。

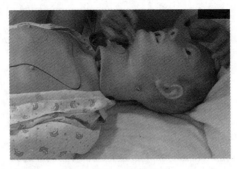

图 10-2　压额抬颏法

2. 压额抬颏法（疑似或有颈部外伤的老年人禁用）

方法：将一只手放在老年人的颈部后面，将老年人的颈部上抬，同时用另一只手掌的小鱼际肌按压老年人的前额，使其头部后仰。

3. 托下颌法（适用于颈部有外伤的老年人）

方法：将双手放在老年人的头部两侧，紧握老年人两侧的下颌角，并用力向上托起下颌。

（七）人工呼吸

（1）在保持气道开放的前提下，将气体经老年人的口腔吹入肺部。

（2）吹气的时候，要用一只手将老年人的鼻孔捏紧（防止吹入的气体从老年人的鼻孔排出）。

（3）吹气的时候，要将嘴唇严密地包住老年人的嘴唇（不留空隙），以防漏气。

（4）吹气后，要松开捏鼻孔的手指。

（5）吹气时，要观察老年人的胸部有没有起伏，如果有，说明气道畅通，吹气是有效的。

（6）每次吹气之前要先深吸一口气。

（7）胸外按压与人工呼吸的比例为30：2，即做30次胸外心脏按压之后要进行2次人工呼吸。

（八）判断心肺复苏效果

每30次胸外心脏按压配2次人工呼吸，这是一个循环。做完5个循环之后，要去判断心肺复苏是否有效。判断心肺复苏效果的指标有如下几点：

（1）瞳孔。看老年人的瞳孔是否由大变小。

（2）颈动脉。按照之前识别心脏骤停的方法触摸颈动脉，看颈动脉是否恢复搏动。

（3）面色。观察老年人的面色、嘴唇和甲床是否由发绀转为红润。

（4）神志。眼球活动、睫毛反射或对光反射是否可见。

（5）呼吸。用识别心脏骤停的方法来判断老年人是否恢复自主呼吸。

第二节 烫伤的护理

一、烫伤的表现和处理方法（见表10-1）

表10-1 烫伤的表现和处理方法

	一度烫伤（表皮烫伤）	二度烫伤（真皮烫伤）	三度烫伤（皮肤全层）
原因	发生于温度并非相当高的热水淋浴时	长时间触碰到热水壶等，或者用温度相当高的热水淋浴时	火灾、爆炸或者接触到沸腾的油
外观与症状	皮肤发红，干燥，具有刺痛感，无水疱	起水泡，表面遭到破坏，带有强烈的疼痛感与灼热感	皮肤表面苍白，表面带有针刺般的疼痛
处理方法	创面放入冷水中浸泡或用冰毛巾冷敷	用冷水将患部冷却，不要弄破水泡，及时就医	不能涂抹药膏，防止感染，及时就医
经过	数日就可康复	1~2周才能康复（化脓时则会变成三度烫伤）	愈合后留有瘢痕，或者行植皮手术
注意事项	在家里可以处理的是一度烫伤，二度烫伤和三度烫伤由专科医生处理		

二、烫伤的处理

（1）冲：用流动水冲洗。

（2）脱：小心脱去衣服。

（3）泡：冷水中浸泡。

（4）盖：覆盖局部创面。

（5）快：尽快就医。

三、烫伤的预防

（1）避免让老年人进厨房。

（2）开水壶、强酸强碱等放在安全的地方。

（3）进食饭菜温度适宜。

（4）洗澡时水温调节适宜。

（5）不用蚊香、火炉等。

（6）做好相关知识的宣教工作。

四、烫伤处理的注意事项

（1）烫伤时，不能在伤口上涂牙膏、酱油、红药水等。烫伤容易发生创面感染，而防止感染的首要措施是保持创面清洁。

（2）不要弄破水泡。

（3）烧伤引起心脏骤停时，应先进行心肺复苏，再进行局部创面的护理。

第三节　老年人噎食的护理

一、噎食的原因

（1）生理因素：进入老年期后，咽喉在生理及功能上发生退行性变化。

（2）体位因素：年老或行动不便的卧床者，平卧于床上进食。

（3）疾病因素：颅内病变，神经肌肉的病变，咽喉的病变，食管的病变，心、肺功能不全。

（4）食物因素：食物过干，进食过快。

（5）意外因素：假牙等。

二、老年人噎食的表现

（1）面色发紫，表情痛苦。

（2）突然不能说话。

（3）用手按住颈部或胸前，并用手指口腔。

（4）咳嗽剧烈，肢体发生抽搐。

（5）严重者呼吸停止。

三、噎食的类型

（1）呼吸道部分阻塞——呼吸困难、呛咳不止。

（2）呼吸道全部阻塞——不能呼吸、昏迷倒地。

四、噎食的预防

（1）嘱老年人先喝水或汤，湿润口腔及咽喉部。

（2）食物处理得当。

（3）进食时要专心、细嚼慢咽，不看电视或讲笑话。

（4）选择正确的进食体位。

（5）饭前带好假牙。

（6）对吞咽困难者可将食物加工成流质或半流质状。

（7）对暴饮暴食或抢食者应由专人看护，控制进食速度。

（8）精神异常的人应集体用餐，工作人员严密观察。

五、海姆立克的操作手法

1. 自救法

自救法主要用于意识清醒的老年人。自救法主要有咳嗽法、腹部手拳冲击法和上腹部倾压椅背法。

（1）咳嗽法：适用于异物造成的不完全性的呼吸道梗阻，此时老年人还能发声、说话。

（2）腹部手拳冲击法：老年人将一只手握拳并放在自己的上腹部肚脐上两横指处，另一只手紧紧握住该拳，一起快速、连续地向内和向上用力做冲击动作。

（3）上腹部倾压椅背法：老年人将上腹部快速倾压在椅背、桌角、扶手铁杆和其他硬物上，然后快速用力地向前倾压以冲击上腹部。

2. 他救法

（1）神志清楚的老年人。老年人取站立位，养老护理师站在老年人的身后，双手环抱其腰部，一只手握拳放于上腹部剑突下、肚脐上两横指处，拇指贴近上腹部，另一只手紧握该拳，快速向内、向上冲击上腹部。

（2）神志不清的老年人。养老护理师将老年人放平，使其取仰卧位，后仰头部，打开气道。养老护理师将一只手的手掌跟放在老年人的上腹部剑突下、肚脐上两横指处，将另一只手交叉重叠在前一只手的上面，然后借助自身身体的重量，向内、向上快速冲击老年人的腹部。

六、老年人噎食处理时的注意事项

（1）若发生心脏骤停，应立即进行心肺复苏。

（2）不应过晚拨打急救电话。

（3）如老年人牙关紧闭，可用筷子等撬开口腔，清理口腔异物。

第四节　老年人低血糖的护理

一、低血糖的定义

通常认为，成年人空腹血糖浓度低于 2.8 mmol/L 是疑似低血糖，低于 2.5 mmol/L 则被肯定为低血糖。与疼痛发热一样，低血糖被认为是一种状态，而不是一种疾病。确诊低血糖后，必须寻找引起低血糖的原发因素。

二、发生低血糖的原因

（1）长时间未进食。

（2）长时间剧烈运动。

（3）胰岛素反应：糖尿病老年人使用了过量的胰岛素。

（4）疾病因素：肝病、肾病、肿瘤等。

（5）饮酒过量。

三、低血糖的表现

（1）轻度低血糖。只有饥饿感，并伴随虚软、乏力的症状。

（2）中度低血糖。在轻度低血糖的症状上，开始出现恶心、呕吐、头晕、心慌、冷汗、面色苍白、皮肤湿冷、情绪不稳定等症状。

（3）重度低血糖。出现意识障碍，抽搐，甚至死亡。

四、低血糖的预防

（1）养成良好的生活习惯，限制饮酒，规律运动，规范注射胰岛素，按时服药。

（2）制定合理的血糖控制目标。

（3）加强血糖监测，睡前血糖较低时建议进食，如饮用 1 杯牛奶，预防夜间低血糖。

（4）随身携带预防低血糖的食物，如糖果、果汁、饼干等。

（5）随身携带糖尿病急救卡。

（6）口服降糖药或注射胰岛素后 30 分钟必须进食。

（7）频发低血糖时应及时就医。

五、低血糖的护理

1. 急救的护理

迅速扶老年人卧床休息，通知医务人员，给予一些含糖量较高的食物。症状缓解后可适当补充一些高蛋白、高脂肪的食物以及新鲜的蔬果。细心观察老年人的病情变化，如果发生心脏骤停应立即实施心肺复苏。

2. 运动的护理

告知老年人勿在早晨空腹时运动。有晨练习惯者，在运动前喝一杯牛奶，吃些饼干，10 分钟后再运动。运动量不宜过大，时间不宜过长。运动时随身携带食物及糖尿病急救卡。

3. 安全的护理

告知老年人注意休息，将老年人常用的物品放置于老年人身旁，进行专人看护。保持周围环境无障碍物，地面清洁干燥。对有幻觉或躁动的老年人，应加床栏，必要时予以保护性约束。

4. 基础护理

保证老年人充足的睡眠。协助老年人完成日常生活护理，如穿衣、洗脸等。昏迷的老年人应予以定时翻身，保持床单干燥、平整。

六、低血糖的注意事项

夜间低血糖可持续数小时，并可致死。注意预防早期糖尿病性低血糖，警惕无意识性低血糖。

思考题

1. 心肺复苏的步骤是什么？

2. 老年人烫伤如何处理？

第十一章　康乐活动

学习目标

1. 掌握老年人简易健身器材的使用方法和注意事项。
2. 熟悉文娱性康乐活动的实施方法。
3. 了解老年人常见娱乐活动类型和指导方法。

技能目标

1. 能示范、指导老年人使用简易健身器材。
2. 能组织老年人开展文娱性康乐活动。

案例导学与分析

案例导学

　　谢奶奶，79岁，子女长居国外，本人入住养老护理机构。谢奶奶患有脑梗死、高血压，寡言，喜安静，不喜欢外出锻炼，活动范围小。

分析：

1. 作为养老护理师，你如何解决谢奶奶的活动问题？
2. 谢奶奶在活动过程中有什么注意事项？

　　老年康乐活动是指针对老年人的心理、生理特点，在老年工作者或老年社会工作者、老年志愿服务人员的协助、辅导下，通过肢体活动、语言交流等形式开展的各类活动，以满足老年人心理和生理的需要，促进其健康，提高生活质量。老年康乐活动包括老年人日常活动、老年人文体娱乐活动等。

第一节 健身器材的使用

根据老年人的生理、心理特点，在社区、家庭中配置适宜的健身器材，通过有目的地组织老年人开展各类活动，可以满足老年人生理、心理及社会交往的需要，提高老年人生活自理的能力，促进老年人的健康，提高生活质量。

一、健身器材概念

健身器材是用于提高身体素质，强化身体机能，进行形体运动锻炼、体育基础训练和一般康复锻炼的专用器材。近十几年来，健身器材在世界各国有了极其广泛的应用范围，不仅适用于人体健身、健美运动，而且还广泛地应用于群众性体育娱乐活动、专业的基础训练和体能训练、康复训练等领域。

二、常用健身器材及其使用方法

1. 蹬力器（见图 11-1）

（1）使用方法：坐在座板上，背部一定要紧靠在座椅靠背上，双脚弯曲，脚踏踏板，双手放在器盖上，然后用力蹬双脚至极限位置。

（2）作用：锻炼腿部力量、腿部肌肉协作和控制能力。

（3）注意事项：过程要缓慢，将腿伸到微微弯曲的位置即可，不必完全伸直；还原时也要慢，尽量不让推蹬部位与座椅有接触。

2. 太极推手器（见图 11-2）

（1）使用方法：面对双盘，手掌贴在圆盘边沿处，然后双臂做顺时针或逆时针方向转动。

（2）作用：通过肩、肘、髋、膝等关节的活动和按摩手掌，以达到贯通血脉、活络筋骨、增强相关肌肉群功能的目的。

（3）注意事项：锻炼时动作要到位，速度要适中。

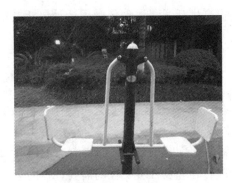

图 11-1　蹬力器

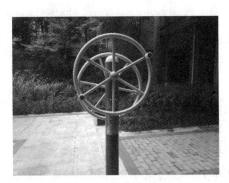

图 11-2　太极推手器

3. 划船机（见图 11-3）

（1）使用方法：坐在座椅上，双脚踩在踏板上，双手紧握把手，身体向后倾斜并向后拉，同时腿部用力向后蹬，到最大限度时，身体各部分慢慢向前放松。

（2）作用：训练上肢肌肉力量，增强心肺功能。

（3）注意事项：避免过度用力，以免拉伤肌肉。

4. 扭腰器（见图 11-4）

（1）使用方法：双脚平稳站在圆形踏板上，双手紧握扶手，上身保持不动，腰部以下肢体左右转动。

（2）作用：增强腰部、腹部肌肉力量，改善腰椎及髋关节柔韧性、灵活性，利于健身和美体美型。

（3）注意事项：扭腰时动作尽量要慢、柔，扭动幅度控制在 80° 以内。

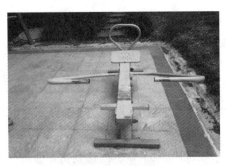

图 11-3　划船机

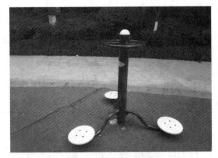

图 11-4　扭腰器

5. 上肢牵引器（见图 11-5）

（1）使用方法：站于器材拉手下方，双手握手柄，两臂同时均衡施力，垂直向上或向下做匀速交替往复运动。

（2）作用：锻炼上肢灵活性，增强神经对上肢的控制能力。

（3）注意事项：切勿握到铁链处，以免铁链活动时夹伤手指。

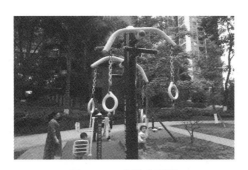

图 11-5 上肢牵引器

三、使用原则

（1）老年人在使用健身器材前，应确认自己的身体状况或得到医护人员的许可。

（2）使用健身器材前应熟悉其性能，掌握其使用方法。

（3）健身器材的使用应有计划性，遵循因人而异、量力而行、循序渐进的原则。

（4）使用健身器材时应保证环境安全，气候适宜。

（5）锻炼时间以 30 min 至 1 h 为宜。

（6）健身前后的热身活动要做到位，避免拉伤。

第二节 老年人的文体娱乐活动

一、老年人文体娱乐活动概述

安度晚年是老年人的愿望和要求。养老机构应为老年人创造条件，尽量开展一些适合老年人参加的娱乐活动，充分体现老有所乐。帮助老年人开展文体娱乐活动的意义如下：

（1）强身健体，修身养性。开展适合老年人的如弹琴、下棋、书法、绘画等娱乐活动，能够使老年人更好地调节自身心态，消除孤独感、空虚感，以积极主动的心态迎接美好的生活，并从中修身养性，促进身体健康。因此，老年人文体娱乐活动是强身健体、修身养性，提高老年人生活质量的积极措施。

（2）展示自我，陶冶情操。符合老年人兴趣的娱乐活动既可使老年人增加相互间的交往，又可使他们从中寻找到自己的特长，让老年人有展示自我的满足感，既陶冶了情操，又使老年人的心态得到了平衡，有利于身体健康。

（3）延缓衰老，倡导"健康老龄化"。世界卫生组织于 1990 年提出了"健康老龄化"的奋斗目标。开展老年文体娱乐活动，有助于增加其健康寿命和提高寿命质量，对实现"健康老龄化"大有好处。健康不仅仅是躯体无疾病，还应心理健康。老年人心理健康标准是智力正常、情绪健康、意志坚强、心理协调、反应适度、关系融洽。

二、适宜老年人的文体娱乐活动

娱乐活动的选择应符合老年人的兴趣、特点，具体可选择的项目如下：

（1）书法、绘画（见图11-6）。书法、绘画能很好地调节人的精神面貌，有陶冶情操的作用。书法和绘画可使人忘掉许多的不快之事，令人心胸豁达。坚持练字可使人的手、腕、肘、臂、脑等部位的肌肉得到协调的锻炼，既锻炼了肢体功能，又锻炼了思维能力，有益于老年人身体健康。

（2）棋牌类。象棋、围棋、扑克牌等棋牌类活动是一种斗智的良好运动，它能使人全神贯注、心平气和、头脑冷静地思考，既增进了老年人间的友谊，又带来了生活乐趣，有益于老年人身体健康。

（3）钓鱼。钓鱼对人体身心具有良好的调节作用，尤其对老年人较为适宜。垂钓可磨炼人的耐心，使人专心致志，解除燥热，还可欣赏大自然的美景，将一切烦恼、忧愁、孤独全抛在脑后，使人自趣、自悦、自乐、自欢，有益于老年人身体健康。

（4）旅游。领略各地的山河美景、人文建筑是一项非常有意义的活动，尤其是老年人，其旅游的兴趣不亚于青年人。通过旅游，老年人可开阔视野，增进知识，陶冶情操，锻炼身体，同时也可增添乐趣，结交朋友，有益于老年人身体健康。

（5）音乐欣赏。老年人通过聆听自己喜欢的音乐，可高涨情绪，使心情舒畅，有利于老年人身心健康。

（6）烘焙（见图11-7）。糖分的摄入可以使人精神愉快。通过教老年人进行烘焙，可使老年人发挥自己的特长，表达自己的感情，有利于老年人身心健康。

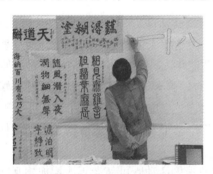

图11-6　书法、绘画

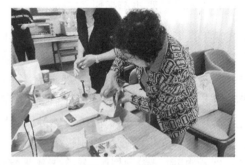

图11-7　烘焙

三、制定老年人文体娱乐活动计划的基本要求

老年人的文体娱乐活动应根据老年人的兴趣爱好和特点而开展，因此每个文体娱乐活动都应有精心的策划，经过周全考虑后才能予以实施，其文体娱乐活动计划的基本要求如下：

（1）选择适合的人群。健康的老年人或康复的老年人应作为养老机构文体娱乐活动的对象。

（2）活动前告知。每项文体娱乐活动前，养老护理师应对每位老年人做好宣传告知，必要时应有动作示范，同时根据老年人的特点、活动项目内容划分小组，并选出组长，发挥他们的作用。

（3）制定计划应以"老年人为本"。制定老年人文体娱乐活动计划应按难易程度制定，要关注老年人的特点和各自的特长，考虑老年人间的个体差异，合理安排活动项目、开展时间，确保老年人的安全，力争使其满意。

（4）成果展示，提高积极性。老年人在书法、绘画时，要有充裕的训练时间，反复学习色彩的搭配；对老年人的兴趣活动成果和作品应在一定的场合给予展示、表扬，以提高老年人的积极性和参与性。

四、实施老年人文体娱乐活动的基本要求

（1）宣传告知。要让老年人了解各类文体娱乐活动的益处和相关注意事项等知识，使他们能自觉地加入兴趣小组的活动中。

（2）康复锻炼。活动能锻炼肌力、活动关节，显现康复训练的作用，充实老年人的生活，使其实现自我价值。

（3）发挥特长。成立的兴趣活动小组可设立小组长，小组长的人选宜是兴趣活动知识相对扎实，能掌握知识要领，能提高小组成员学习积极性的人。

（4）指导帮助。开展的兴趣小组活动可请专业人员予以指导，对发现的优秀作品及时予以表扬、展示，以提高老年人的兴趣。

（5）确保安全。各兴趣小组都应有计划，并应创造条件保障兴趣活动的正常进行；各兴趣小组应按老年人的兴趣爱好而安排各自的活动，不应强求。

五、文体娱乐活动中注意事项

（1）对老年人暂时不喜欢的活动，或剧烈、危险的活动，不应让老年人参加，以免打消老年人的积极性和造成危险。

（2）活动中做老年人的知心朋友，及时引导老年人参加爱好的兴趣活动，要帮助老年人解决练习中遇到的困难。

（3）注意观察老年人的兴趣爱好，发挥有文艺特长的老年人的作用，及时调节活动中遇到的矛盾，预防和化解老年人间的矛盾。

（4）老年人的文体娱乐活动不能过于激烈，时间不宜过长，否则对老年人的身心健康不利。

思考题

1. 简述老年人使用健身器材时的注意事项？
2. 如何协助老年人开展文体娱乐活动？

第十二章 安全防护与意外事故预防

学习目标

1. 掌握老年人意外事故的预防知识。
2. 熟悉常见的老年人意外事故及原因。
3. 了解老年人、养老机构的安全防护基本规范。

技能目标

能为老年人提供人身安全防护。

案例导学与分析

案例导学

　　2015 年 5 月 25 日 20 时左右，河南省鲁山县城西一个老年康复中心发生火灾。事故造成 39 人死亡、6 人受伤，过火面积 745.8 平方米，直接经济损失达 2 064.5 万元。

分析：

1. 养老机构意外事故预防的重要性？
2. 如何做好养老机构及老年人的安全防护？

第一节 老年人的安全防护基本规范

居家养老是我国大多数老年人选择的养老方式，那就意味着老年人主要的生活场所是家庭。家庭环境的舒适与安全是保证老年人生活质量的重要因素，因此保证老年人居家环境的安全，让他们感受到便利和舒适是居家环境建设的重要内容。

一、老年人居室安全防护

（一）老年人居室设计基本原则

（1）方便老年人与家人或者养老护理师交流。

（2）光线设计要自然明亮，整体照明应均匀全面，不留死角。

（3）厨房设计要安全明亮，使用操作简单化。

（4）卫生间设计重在安全，还要采光佳和通风好。

（5）无障碍设计要考虑方便老年人活动和使用助行器、轮椅。

（二）老年人居室设计的注意事项

1. 居住地面注意防滑

为老年人装修卧室，应采用硬木地板或有弹性的塑胶地板；公共场所使用反光度低、花色素净、易于清洁的防滑地砖。

2. 加强隔声，避免嘈杂

老年人一般体质较差或患有某些老年性疾病，其共同特点是好静。所以老年人的居室设计，最基本的要求是门窗、墙壁的隔声效果要好，不要让老年人受到外界噪声的影响。

3. 居室光线要明亮

要让老年人能看清楚家具和物品，同时也应当注意不要让表面光滑的物品受到一定角度的光线照射而产生眩光，避免刺眼或引起眩晕等不适。

4. 家具要灵活，便于移动

为老年人准备的家具能随季节而变换位置，可以方便老年人冬季取暖保暖，夏季散热通风。

5. 床的两侧都可供上下

老年人的睡床最好左右均不靠墙，这样既方便老年人上下床，也方便养老护理师照顾老年人和整理床铺（见图12-1）。床的两侧要设置床栏，避免行动不方便或躁动不安的老年人坠床。

6. 常用物品方便使用

在老年人经常活动的区域，适当设置储物柜，并根据老年人的习惯摆放常用物品，如图书、报纸、零食、水果、水杯、电视遥控器等，以方便老年人取用。

7. 床边设置移动餐桌

床边设置可以灵活移动的餐桌，便于行动不方便的老年人在床边就餐。

8. 床头附近设置插座

在老年人的床头设置电器插座（见图 12-2），以便必要时增强照明。

9. 床周围设置呼叫器

呼叫器设在老年人触手可及的地方，以方便老年人求助时呼叫。

10. 厨房要便于操作

厨房台面要便于操作及放置必备物品（见图 12-3）。物品分类储藏，便于老年人随手取用。

11. 卫生间设浴凳和扶手

浴凳方便老年人坐着沐浴。坐便器旁边设置水平和竖直的扶手，便于老年人撑扶（见图 12-4）。

12. 公共区域设扶手和休息座椅

为了方便老年人在走廊活动，公共区域的两侧要设置扶手。扶手高度以 80~90 cm 为好。同时，每隔 20~30 m 设置休息座椅供老年人休息使用。

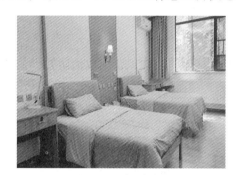

图 12-1　床的摆放

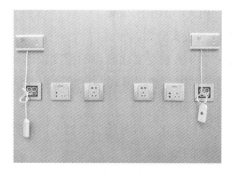

图 12-2　床头设置

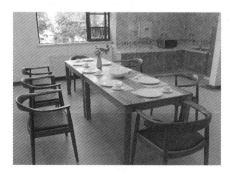

图 12-3　厨房及餐厅设置

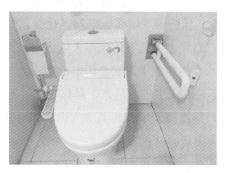

图 12-4　卫生间设置

第二节　老年人的人身安全防护

一、用火安全

火灾是在时间或空间上失去控制的灾害性燃烧现象。据应急管理部消防局数据，2018年1月至2018年8月，全国共接报火警16.61万起。其中，2018年8月，全国消防部门共接报警1.42万起，死亡90人，受伤57人。60岁以上的老年人占死亡人数的34.4%。火灾已经成为威胁老年人生命安全的重要灾害之一，我们必须予以高度重视。

1. 引起火灾的常见原因

（1）不良的生活方式。

老年人卧床吸烟，取暖设备如电暖气、电热毯、暖手宝等使用不当，厨房用火不当等引发火灾。

（2）老化因素。

老年人因年龄大、身体疾病等客观原因造成反应迟钝、行动不便、记忆力下降，容易因用电、用火不慎引发火灾。

（3）消防安全意识弱。

部分老年人接受文化教育的程度较低或不经常接触消防知识，获取消防知识的途径狭窄，而且消防安全意识薄弱，自救逃生本领不强。

（4）其他因素。

家中线路老化、假冒伪劣电器的使用等。

2. 火灾的预防

（1）应张贴防火警示标识，提醒老年人用电、用火后随手关闭。

（2）应帮助老年人定期检查和消除火灾隐患。老年人屋内的电线、电器要定期检查，及时更新，预防因为电线、电器老化引起的火灾。

（3）自理能力低下的老年人应由专人照顾，避免老年人自己用电、用火。

（4）应指导老年人安全用电、用火，如购买正规厂家生产的电器，不宜长时间使用电热毯，不要在家中堆放易燃、易爆物品，不要卧床吸烟等。

（5）应提高老年人的消防意识，如给老年人讲解日常用电、用火安全常识，火灾的严重性，火灾后的自救方法等。

（6）学会使用灭火器及识别消防通道。

3. 火灾发生后的注意事项

（1）应沉着冷静，拨打"119"火警电话，说清火灾的详细位置、燃烧物质、火势、楼层高度等，然后根据火势选择最佳自救方案。

（2）如果整个房间起火，要用湿毛巾捂住口鼻并爬到门口。

（3）如果被烟火困在屋内，应用水浸湿毯子或被子，披在身上，包好头部，并用湿毛巾捂住口鼻后往外冲。

（4）如果身上着火，应在地上来回打滚或跳入身边的水池中，也可以撕开衣服并脱掉。如果家具着火，应使用湿被褥、衣物捂盖灭火；如果电器、线路着火，应切断电源，不可泼水灭火。

（5）生命第一。不要贪恋家中财物，以免延误逃生时间。

（6）不要趴在床下、桌下，不要乘坐电梯，要沿安全通道往下跑。

4. 消防安全标志及其含义

养老护理师应了解养老机构及公共场合中相关消防安全标志的意义。

（1）火警电话标志：指示在发生火灾时，可用来报警的电话及电话号码（见图12-5）。

图 12-5 火警电话标志

（2）紧急出口标志：指示在发生火灾等紧急情况下，可使用的一切出口（见图12-6）。

图 12-6 紧急出口标志

（3）灭火器标志：指示灭火器存放的位置（见图12-7）。

图12-7　灭火器标志

二、用电安全

触电是电击伤的俗称，通常指人体直接触及电源或高压电，经过空气或其他导电介质传递，电流通过人体引起的组织损伤和功能障碍。轻者出现惊慌呆滞、面色苍白、接触部位肌肉收缩，严重者出现昏迷、持续抽搐、心室颤动、心搏骤停，超过1 000伏的高压电还可以引起灼伤。

1. 触电的常见原因

（1）老年人因老化或疾病原因引起动作迟缓、遵守视觉障碍而不慎触电。

（2）老年人缺乏安全用电知识，安装、维修电器时不遵守操作规程，或者在电线上晾衣服。

（3）高温、高湿、出汗使皮肤表面电阻降低，容易引起触电。

（4）意外事故造成触电，如折断的电线落到人身上，或者人们在雷雨天气里到大树下躲雨或使用铁柄伞被闪电击中。

2. 触电的预防

（1）不要使用湿手、湿布触摸、擦拭电器的外壳，不要在电线上晾衣服。

（2）发现绝缘层损坏的电线、灯头、开关、插座要及时报告，请专人维修。

（3）有视力障碍的老年人要由专人照护。

（4）切忌在雷雨天气到大树下躲雨或使用铁柄伞。

3. 触电后的处理

（1）切断电源。无法切断电源时，可以使用木棒、木板等将电线挑离触电老年人的身体。救援者最好带橡胶手套、穿橡胶鞋，不要用手去接触触电老年人。

（2）如果触电的老年人神志不清，呼吸、心跳均正常，可将其抬到安全的地方平躺，不可让其到处走动，同时拨打救援电话。

（3）如果触电老年人出现心搏骤停，应立即行人工胸外按压。抢救过程中，不要随意移动伤者，在医务人员到来之前不能停止抢救。

（4）将烧伤或起泡的皮肤表面保护好，用干净布料包扎伤口，防止伤口污染。

三、用气安全

燃气具有易燃、易爆的特点，一旦泄漏很容易引发事故。

1. 引起用气隐患的常见原因

（1）老年人因老化或疾病原因引起记忆力下降而遗忘正在使用燃气。

（2）缺乏安全用气知识，使用燃气灶具不按正规流程操作。

2. 用气注意事项

（1）燃气灶应安置在空气流通的厨房。使用燃气灶时要打开门窗。如果使用燃气灶的房间内有空调或风扇，送风时不得直接对着燃气灶吹，防止火焰熄灭。同时，人不宜远离燃气灶，防止食物或水溢出扑灭火焰而导致燃气泄出，引起意外伤害。

（2）检查燃气灶周围有无纸、塑料、油等易燃物品，同时检查燃气管是否接触燃气灶的高温发热部位，防止火灾。

（3）在使用燃气灶具时，必须保持通风并有人照看。

3. 燃气泄漏的处理

（1）当发现燃气泄漏时，立即关闭燃气总阀门，打开房间门窗，使新鲜空气入内，加强通风。

（2）禁止携带一切火种，进入房间前解除随身携带的钥匙等金属物品，以免产生火星从而引起爆炸。

（3）迅速把中毒昏迷的老年人从厨房移动到空气新鲜的地方，解开老年人的衣物，保持其呼吸畅通。

（4）拨打"120"急救电话。

（5）做好老年人、家属的安抚工作。

（6）做好事情发生、经过、处理的记录。

第三节 养老机构安全防护基本规范

一、加强领导，落实安全防范措施

（1）建章立制，规范管理。

（2）加强院长负责制和工作人员责任制。

（3）坚持安全第一、预防为主的方针。

（4）坚决落实养老机构安全防范措施。

二、加强隐患排查，预防安全事故发生

（1）做好个人安全防护。

（2）防范用电、用火隐患。

（3）注重食品卫生安全。

（4）排查居室隐患。

（5）注意防暑降温。

（6）完善请销假制度。

（7）完善值班制度。

三、加强安全设施建设和人员培训，保证生命安全

（1）配置消防器材。

（2）定期进行消防、安全培训，如灭火器的使用、逃生自救、应急演练等。

思考题

1. 老年人有哪些常见的人身安全风险？

2. 如何协助老年人做好人身安全防护措施？

下　篇

第十三章　给药

学习目标

1. 掌握用药的基本原则。
2. 掌握药物的保管方法，及时处理积攒的旧药品。
3. 熟悉老年人常用药物的作用。

技能目标

1. 具有协助老年人按时、按量服用药物的能力。
2. 具有观察用药后疗效和不良反应的能力。
3. 具有可以制定一个药品清单，记录老年人服用药物的时间和方法的能力。
4. 具有严谨求实的工作作风和认真负责的工作态度，具备良好的职业道德。

案例导学与分析

案例导学

　　近日，家住南岗区的王先生昏倒在家中，家人立即拨打"120"，叫来救护车将老年人送往市红十字中心医院。经医生检查，老年人已处于休克状态，病情危急，呼吸微弱。医护人员立即将老年人收入神经内科病房住院治疗。

　　据家属讲，老年人平时身体硬朗，没有什么病。由于最近饮食杂乱，老年人经常拉肚子，感觉腹胀，总说自己消化不好。于是，老年人找来健胃消食片服用。第二天清晨，家人发现习惯晨练的老年人一直未起床，叫他也不答应，进屋一看，发现老年人已意识不清，连忙将老年人送往医院。

分析：

该老年人可能发生了什么问题？

养老护理师应如何紧急处理？

老年人或多或少都会使用药物，作为养老护理师，协助老年人服药是我们的重要工作。但药物的错误使用不仅不治病，还可能延误病情。因此掌握基本的用药常识非常有必要。

第一节　药物概述

一、药物的作用

（1）预防疾病（如流感疫苗）。

（2）诊断疾病（如胆囊造影用药）。

（3）治疗疾病（如各类抗生素）。

（4）补充身体所需要的物质（如维生素 D、钙类）。

二、药物的分类

（一）处方药

处方药是必须凭执业医师或执业助理医师处方才可调配、购买和使用的药品。

例如，刚上市的新药、可产生依赖性的药物、毒性较大的药物、某些须医生或实验室确诊的疾病使用的药物（如心血管系统疾病药物）。

（二）非处方药（OTC）

非处方药是不需要凭医师处方即可自行判断、购买和使用的药品。

例如，用于感冒、发烧、咳嗽的药物；缓解头痛或消化不良症状的药物；关节疾病的外用膏贴；鼻炎等过敏症药物；营养补剂，如维生素、某些中药补剂等。

三、药物的储备

（1）药物应放在通风、干燥、光线明亮处，避免阳光直射，保持整洁。

（2）机构内药物统一保管和发放时，药瓶上应注明编号和姓名。

（3）药瓶上应贴有明显瓶签，标签应字迹清楚地注明药名、浓度、剂量、使用方法。

（4）药物要定期检查，如有沉淀、浑浊、异味、潮解、霉变、标签脱落、辨认不清，应立即停止使用。

（5）药物应固定放在养老护理师和老年人都知道的地方。每天早晨，养老护理师可将老年人一天的药量分别放在几个药杯或小空瓶内，以防老年人忘记服用或误服。

（6）药物尽量使用原包装保存。瓶装药服用后，应拧紧瓶盖。

（7）乙醇、碘酊、糖衣片等药物易挥发潮解，应盖紧瓶盖。

（8）硝酸甘油片、氨茶碱片等见光易分解，应装在避光或棕色瓶内，放在阴暗处保存。

（9）栓剂、水剂药、胰岛素、益生菌、眼药水等易被热破坏，应冷藏在冰箱里（2 ℃~8 ℃）。

（10）胰岛素、抗生素等易过期，不应储备太多。应按失效期先后有计划地使用药物，避免过期。

第二节　常见的用药方法

一、用药的基本原则

（1）按医嘱准确使用。

（2）用药前后反复查对药物名称、每次使用剂量、用药方法和有效期。

（3）对于有疑问的药物，养老护理师要跟相关人员核实清楚了再使用。

（4）养老护理师应注意观察药物的效果和不良反应。

（5）如老年人出现用药后不良反应，养老护理师应及时处理并做好登记。

二、协助老年人口服药物

（一）核对医嘱和检查药物

养老护理师仔细检查药物的名称、剂量、服药时间、药物的质量和有效期，严禁给老年人服用标签不清、变色、发霉、粘连、有异味或超过有效期的药物。

（二）按时服药

由于各种药物的吸收和排泄速度不同，老年人要想保证药物疗效，必须按时服药物。

（1）一日三次。例如，服用抗生素药的时间可在 7:00~8:00, 15:00~16:00, 22:00 左右。

（2）饭前或空腹服用，指在没吃饭或吃饭前 30 min 服用。促进食欲的药物应在饭前服用，如胃蛋白酶合剂、甲氧氯普胺、多潘立酮等。

（3）饭后服用，指在吃饭后 30 min 服用。帮助消化的药或对胃有刺激的药物应饭后服用，如阿司匹林。

（4）食间服用，指在两餐之间而不是在一顿饭的中间服用。如果老年人忘记服用，也可在下顿饭前服用。如果老年人因睡眠错过服药时间，养老护理师可将下次服药时间向后推，不必将熟睡中的老年人唤醒。

（三）服药的剂量要准确

药物的疗效和毒性与服药剂量有着密切的关系，所以每次的剂量都要按医生的要求服用，老年人不能因自己感觉好转或没有效果就自行减少剂量或加大剂量。如果老年人认为药物效果不明显或已经好转，应告知医生，由医生决定药物或剂量的更换。老年人也不可以因为忘记服药而将几次的剂量一次服进。

养老护理师取药前先要洗净双手，按照医生的要求取出应服用的剂量，放入小杯或小勺内再给老年人服用。养老护理师取水剂要使用量杯，并将视线对准计量刻度；取油剂或滴剂时应先在小杯或小勺内放入少量凉开水后，再将药滴入小杯或小勺内给老年人服用，以保证所服剂量的准确性。

（四）服药的姿势要正确

服药的姿势一般采取站立位、坐位或半卧位，因平卧位服药容易发生误吸或呛咳，并使药物进入胃内的速度减慢，影响药物的吸收。

卧床的老年人应尽可能地在养老护理师的协助下坐起来服药，服药后 10~15 min 再躺下；不能坐起来的老年人服药后，尽可能多喝水，以便将药物冲下。

（五）服药后要多喝水

（1）老年人服药前需先饮一口水以湿润口腔，服药中还需多喝水（不少于 100 ml），以防药物在胃内形成高浓度药液而刺激胃黏膜，尤其是不可干吞药片，以免药片黏附在食管壁上或滞留在食管狭窄处，刺激或腐蚀食道黏膜，造成损伤。

（2）老年人服药应用温开水，不要用茶水、咖啡或酒。

（3）老年人服磺胺药、解热药更要注意多喝水，以防因尿量少而致磺胺结晶析出，引起肾小管阻塞，损害肾脏功能。服发汗药后多喝水是为了增强药物的疗效。

（六）服用特殊药物要注意方法

（1）服用铁剂、酸类等对牙齿有损害的药物时，要用吸管，服药后要漱口以免损害牙齿。

（2）服用治疗心脏病的药物时（如强心苷类），服药前要测量脉搏。如果脉搏每分钟少于 60 次或节律不整（快慢、间隔时间不等），养老护理师应立即报告医生。

（3）对老年人难以咽下的片剂、丸剂，养老护理师可将药研细后加水调成糊状，不可将大片的药片掰成两半给老年人吃，这样容易造成食道损伤。

（4）老年人不可将粉状的药物直接倒入口腔后用水冲服，以免药粉在食道发生阻塞。

（5）糖衣和胶囊包装的药物一般应整粒吞服。止咳糖浆对呼吸道有安抚作用，服后不需要喝水。

第三节 用药后的护理

一、用药后的观察要点

用药后的不良反应有胃肠道反应、泌尿系统反应、神经系统反应、循环系统反应、呼吸系统反应、皮肤反应、过敏性休克反应。

（一）心血管系统类药物

用药后的观察要点包括：症状是否减轻，发作是否改变；服利尿剂后，尿量有无变化；有无头晕、乏力、晕厥等状况。

（二）呼吸系统疾病类药物

用药后的观察要点包括：咳嗽程度和伴随症状是否减轻，痰的颜色、量、气味是否改变，感染情况是否得到控制。

（三）消化系统疾病类药物

用药后的观察要点包括：食欲，恶心、呕吐程度，腹泻腹痛症状有无改变；少尿、口渴等脱水现象是否存在；出入水量、进食量、尿量、排便量等有无变化等。

（四）泌尿系统疾病类药物

用药后的观察要点包括：尿量、次数、颜色有无改变，尿频、尿急、尿痛及血尿现象是否存在。

（五）血液系统疾病类药物

用药后的观察要点包括：头晕、耳鸣、乏力、活动后心慌气短的现象有无改善；皮肤瘀点、瘀斑有无减少，消化道出血情况有无好转。

（六）内分泌疾病类药物

用药后的观察要点包括：服用降糖药后有无低血糖反应；服用治疗代谢性疾病的药物后，身体外形有无变化，如突眼、毛发异常。

（七）风湿性疾病类药物

用药后的观察要点包括：四肢、脊柱关节疼痛和肿胀程度有无减轻；关节僵硬程度、活动受限程度有无改善。

（八）神经系统疾病类药物

用药后的观察要点包括：头痛、头晕程度有无减轻；嗜睡、昏睡和昏迷情况有无减轻；发音困难、语言表达不清楚等语言障碍有无改善；肢体活动情况有无变化。

二、用药后不良反应的处理方法

（1）注意看说明书，了解不良反应和处理方法。

（2）不良反应严重的老年人应立即停药，并报告医生或家属。

（3）老年人取平卧位，头偏向一侧，保持呼吸道通畅，以防窒息。

（4）养老护理师密切观察病情。

（5）老年人必要时遵医嘱用药或就医。

三、药物误用的处理办法

（1）保持镇静，不要慌乱。

（2）养老护理师先查清楚老年人误服了什么药，再采取相应措施。

（3）老年人误服解热镇痛药、维生素类药、助消化药时，养老护理师要认真观察后根据实际情况采取措施。

（4）老年人误服外用药、剧毒药时，养老护理师必须采取紧急措施，要尽快为老年人催吐，用筷子或勺把刺激老年人的咽喉部使其呕吐，以减少毒物的吸收，并立即送医院抢救。

（5）老年人误服过量的安眠药时，养老护理师要保持老年人的呼吸道通畅，采用催吐法促进毒物的排出，并尽快送医院治疗。

思考题

1. 请简述常见药物的保管方法。

2. 请简述药物的使用原则。

3. 老年人发生药物误服时如何紧急处理？

第十四章　风险应对

学习目标

1. 掌握老年人走失、冻伤、中毒、中暑的预防和应急预案。
2. 熟悉老年人走失、冻伤、中毒、中暑的不良事件分析。
3. 了解老年人走失、冻伤、中毒、中暑的风险评估。

技能目标

　　能评估老年人走失、冻伤、中毒、中暑的风险，并制定出风险预防的措施及不良事件分析。

案例导学与分析

案例导学

　　天有不测风云，人有旦夕祸福，其实这就是常说的风险。

　　2013 年黑龙江海伦市联合敬老院发生火灾，10 名老年人遇难。

　　2014 年陕西安康市石泉县敬老院发生一氧化碳中毒事件，3 名老年人遇难。

　　2015 年河南养老院发生特大火灾，39 名老年人遇难。

　　2016 年珠海养老院一名老年人因跌倒去世。

　　2017 年安慰芜湖一名老年人因不习惯敬老院饮食，服用杀虫药自杀。

　　……

　　风险无处不在，如何做好风险应对至关重要。

一、走失

走失是指老年人在完成入院手续后至办理出院手续前，未经机构负责人同意，因各种原因而出走、失踪。

（一）高危因素

（1）认知障碍。

（2）精神因素。

（3）文化程度有限。

（4）风险评估不到位。

（5）安全制度不健全。

（二）预防措施

（1）强化宣教，增强防走失意识。

（2）做好入院环境宣教。

（3）做好患者走失风险评估。

（4）落实外出防走失制度。

（5）加强沟通，关心、尊重患者，尽量满足患者的需求。

（6）老年人外出需佩戴特殊标识，携带电子设备。

（7）严格落实留陪制度。

（8）根据病情需要，采取适当的约束措施或镇静治疗。

（三）应急预案

（1）一旦发现老年人走失，立即启动应急处理预案。在场职位最高的人作为应急处理小组组长，负责指挥、决策、调度，其他人协助并及时向组长汇报情况。

（2）确定老年人是否走失。

（3）立即报警，联系家属及上报相关领导。

（4）值班人员查看监控，确定老年人的活动轨迹及离开时间。

（5）除值班人员外，其余人员积极协助寻找老年人。

（四）处理流程

老年人走失时的处理流程如图 14-1 所示。

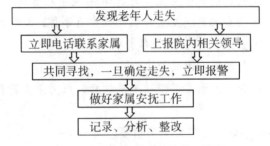

图 14-1　老年人走失时的处理流程

二、冻伤

冻伤是指寒冷潮湿作用引起的人体局部或全身损伤。

（一）预防措施

（1）加强防寒教育，普及冻伤知识。

（2）做好防寒物质保障。在冬季来临之前查看各处的取暖设备是否完好，老年人防寒的衣帽鞋袜是否齐备，注意膳食搭配，适当增加蛋白质、脂肪及维生素的摄入，保证供应热食。

（3）进入冬季之后，掌握每天的天气情况，以便及时采取防寒措施。

（4）进行防寒锻炼，积极开展预防工作。可带着老年人多做室内锻炼，天气情况较好的情况下，可带老年人适当做室外运动，但时间不宜太长。通过锻炼，增强老年人的抵抗力。

（二）应急预案

（1）冻伤发生后，养老护理师应第一时间上前查看情况，立即拨打急救电话。

（2）寻求同事帮忙，及时通知家属，向领导报告冻伤人员的情况及处理措施。

（3）在等待医务人员到来的同时，可适当采取一些急救措施。迅速将老年人抬进暖和的房间里面，为老年人更换干净、干燥的衣服，可让意识清醒的老年人饮用热水。对于局部冻伤，可用温水（38 ℃~42 ℃）进行浸泡；对于全身冻伤，可用温水进行淋浴或浸泡。对于冻僵的老年人，在搬动或更换衣服的时候要格外小心，以免造成肢体损伤。

（4）全程关注老年人的病情变化。

（5）注意冻伤后不可以直接用火烤，也不能加热用于浸泡的热水，尽可能使所有冻伤部位缓慢地温暖。对于局部冻伤，禁止用毛巾摩擦，以免造成局部皮肤的糜烂。

（6）如因氨气、液氨、二氧化碳、氮气等化学低温液体、气体而引起人身冻伤，必须先隔离危险源，同时采取防止冻伤的措施。

（三）处理流程

老年人冻伤后的处理流程如图 14-2 所示。

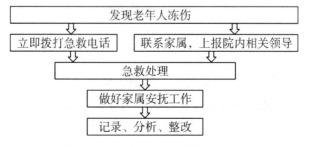

图 14-2　老年人冻伤后的处理流程

三、中毒

中毒指外界某化学物质进入人体后，与人体组织发生反应，引起人体发生暂时性或持久性损害的过程。

（一）高危因素

（1）职业中毒。在生产过程中，暴露于有毒原料、中间产物或成品，如不注意劳动保护，即可发生中毒。在保管、使用和运输方面，如不遵守安全保护制度，也会发生中毒。

（2）生活中毒。误食、意外接触毒物，用药过量，自杀或谋害等情况下，大量毒物入体可引起中毒。

（二）临床表现

急性中毒的常见表现有头晕、出汗、恶心、呕吐、胸闷、腹部不适、腹痛、腹泻、昏迷等，但一些中毒有自身独特表现。

（三）预防措施

（1）开展健康教育，提高防范意识。机构食堂根据相关规定不断完善管理。食品原料做好防尘、防蝇、防污染，不采购变质、变味食品。食品不得接触有毒物、污染物，主副食、原料、半成品、成品要分开存放。加强对厨房、食堂等场所的卫生管理，集中清扫、定期消毒。

（2）加强安全教育等法律、法规的学习和科学知识的普及，加强对煤气使用的管理检查。不得私自使用煤炉、土电炉取暖，不得在室内用干材、煤炭、焦炭等材料取暖。使用煤气要随用随关，尽可能避免火灾和中毒事故的发生。

（四）应急预案

（1）呼救并立即拨打急救电话。请同事帮忙通知家属和院领导。

（2）妥善保存周围可疑物品，如食物、药物、饮料等，为老年人入院后诊断提供证据。

（3）若为煤气中毒（一氧化碳中毒），要迅速开窗通风，同时将老年人移出中毒环境，给予新鲜空气或吸氧，但要注意保暖。中毒轻者在空气流通的地方休息 2~3 h 就会好转。

（4）减少毒物再吸收。对皮肤染毒者，要脱去染毒衣物并用大量清水反复冲洗老年人。对口服中毒者，可用催吐方法减少老年人体内毒素的再吸收。

（5）提供生命支持。保持老年人呼吸道通畅，对于心脏停搏的老年人应第一时间实施心肺复苏。

（五）抢救流程

老年人中毒后的抢救流程如图 14-3 所示。

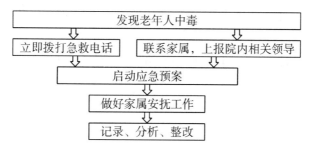

图 14-3　老年人中毒后的抢救流程

四、中暑

中暑是指由于人体处于热环境中导致体温调节功能紊乱所致的一组临床症候群。

（一）高危因素

（1）在高温环境中长时间或强体力劳动。

（2）肥胖、年老、体弱、甲状腺功能亢进、应用某些药物（阿托品、苯丙胺）、汗腺功能障碍等因素。

（二）临床症状

中暑分为先兆中暑、轻症中暑和重症中暑。

（1）先兆中暑、轻症中暑者有口渴、食欲不振、头痛、头昏、多汗、疲乏、虚弱、恶心、呕吐、心悸、脸色干红或苍白，注意力涣散，动作不协调，体温正常或升高等表现。

（2）重症中暑包括热痉挛、热衰竭和热射病。

① 热痉挛：热痉挛可能与严重的体钠缺失（大量出汗和饮用低张液体）和过度通气有关。热痉挛也可为热射病的早期表现。

② 热衰竭：其征象为大汗、极度口渴、乏力、头痛、恶心呕吐、体温高，可有明显脱水征，如心动过速、直立性低血压或晕厥，无明显中枢神经系统损伤表现。

③ 热射病：其表现为高热（直肠温度 ≥41 ℃），皮肤干燥（早期可以湿润），意识模糊、惊厥，甚至无反应，周围循环衰竭或休克。此外，劳力性者更易发生横纹肌溶解、急性肾衰竭、肝衰竭、弥漫性血管内凝血或多器官功能衰竭，病死率较高。

（三）预防措施

（1）广泛宣传防止中暑的知识。

（2）在夏季高温天气下，老年人应避免午后外出活动。如果必须外出，应做好防晒，如使用遮阳伞、遮阳帽，戴太阳镜，涂抹防晒霜等。

（3）注意营养搭配，饮食宜清淡，以高热量、高维生素、高蛋白、低脂肪饮食为主。多为老年人准备蔬菜、水果等维生素含量较高的食品，备足备好符合卫生标准的清凉饮料（如绿豆汤、酸梅汤），保证老年人身体健康。

（4）夏日备防暑药，如藿香正气水、清凉油等，一旦出现中暑症状就可使用此类药品缓解病情。

（5）及时收集气象信息，做好高温预警工作。

（四）应急预案

（1）观察老年人的病情。当发现有人中暑时，先观察中暑者的情况，如有无意识、外伤及生命体征，其他人员立即拨打急救电话，告知医务人员相关情况，通知家属及相关领导。

（2）迅速将老年人转移到通风良好的阴凉处或20 ℃~25 ℃房间内平卧休息（不能让老年人自己走动，以免发生摔倒），帮助老年人松开或脱去外衣，让老年人平卧，用冷毛巾敷头部，用冷水擦浴，使用电风扇、空调等设备降暑。

（3）补充水分。中暑的老年人体内温度较高，水分流失较严重，钠盐含量低。如果中暑老年人神志清醒，可以让其饮用清凉饮料（如绿豆汤、淡盐水），以帮助老年人降温。神志不清者，不能口服饮料，以免造成误吸。

（4）若出现心脏骤停的情况应立即进行心肺复苏术。

（五）处理流程

老年人中暑后的处理流程如图14-4所示。

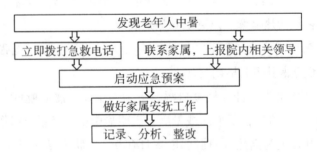

图14-4　老年人中暑后的处理流程

五、跌倒

跌倒是指不自主或无法控制身体位置转移，因而跌落到地上，有可能造成伤害。跌倒是导致老年人伤害、死亡的重要原因。

（一）高危因素

（1）生理因素：步态的稳定性下降和平衡功能受损是引发老年人跌倒的主要原因。老年人的视觉、听觉、触觉等功能随着年龄的增长而急剧下降，这影响机体的平衡。老年人骨质疏松会使与跌倒相关的骨折危险性增加，尤其是跌倒导致髋部骨折的危险性增加。

（2）病理因素：老年人常伴有各种疾病，如脑梗死、白内障、贫血等，这些都会增加老年人跌倒的风险。

（3）心理因素：部分老年人性格固执好强，不服老、不愿给别人添麻烦等的心理状态会增加跌倒的风险。

（4）药物因素：老年人服用抗抑郁药、降压药、降糖药等药物，会影响神志、视觉、步态等，引起跌倒。其中，服用抗精神病药物与跌倒的关联度是最高的。

（5）环境因素：室内及过道照明不足，床和家具高度不合适，日常用品摆放不当，卫生间无扶栏或把手，地面光滑、潮湿或高低不平，过道有障碍物，台阶过高，穿不合脚的鞋子和使用不适合的助行器，突然更换房间和床位，对环境感到陌生等都是危险因素。

（6）养老护理师因素：养老护理师责任心不强、操作不当或应激反应慢等也是导致老年人跌倒的因素。

（二）预防措施

（1）对老年人跌倒风险进行准确评估；对于有高跌倒风险的老年人，如有跌倒史、意识障碍、服用降压药等老年人，可在床头挂上防跌倒的标志。

（2）提供防跌倒设施，设置防跌倒的警示牌，安装安全扶手，保持地面干净整洁，保证室内及过道照明充足，室内设置安全夜灯，日常用品摆放在老年人容易拿到的位置，鼓励老年人穿合脚的防滑鞋。

（3）对于有基础疾病的老年人，应该尽早对其治疗，在其服用多种药物期间，应进行药物回顾，优化用药方案，尽量减少精神类药物的使用。

（4）老年人可以通过适当、多维度的身体运动来改善肌肉力量、外周感觉、前庭功能，维持关节灵活性和身体的动态平衡能力，从而降低跌倒的风险。

（5）培养养老护理师具备高度的责任心，使其准确掌握各项护理技能。

（三）应急预案

（1）发生跌倒时，养老护理师立即到达现场，同时通知医生，查看老年人的摔倒情况，测量老年人的生命体征，判断伤情，检查老年人有无骨折、外伤，了解跌倒后的意识状态。

（2）安抚老年人，详细观察伤情，对症处理，观察对症处理疗效，准确记录老年人的情况，做好交接班。

（3）立即上报部门领导，并向院内相关领导报告。

（四）处理流程

老年人跌倒后的处理流程如图 14-5 所示。

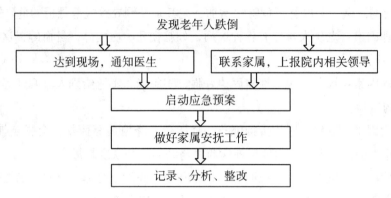

图 14-5　老年人跌倒后的处理流程

思考题

1. 请简述老年人走失的处理流程。
2. 请简述老年人中暑的处理流程。

第十五章　护理技术

学习目标

1. 掌握为老年人吸氧的操作流程。
2. 掌握为老年人吸痰的操作流程。
3. 熟悉为老年人吸氧及吸痰的注意事项。
4. 熟悉吸氧的适应征。
5. 熟悉吸痰的适应征。

技能目标

能为老年人吸氧、吸痰。

案例导学与分析

案例导学

李奶奶，78岁，有20年慢性支气管炎病史，神志清醒但精神萎靡，能自行咳出白色黏痰。

分析：

1. 该老年人存在什么问题？
2. 养老护理师该如何对其进行吸氧？

第一节 吸氧

一、老年人缺氧的表现

（1）轻度缺氧。此时老年人没有明显的呼吸困难症状，口唇、颜面部等部位仅有轻度的发绀。

（2）中度缺氧。此时老年人的口唇、颜面部等部位会发绀，并且老年人会出现明显的呼吸困难，还会有烦躁不安的表现。

（3）重度缺氧。此时老年人的口唇、颜面部等部位发绀显著，老年人失去正常活动能力，意识呈昏迷或半昏迷状态。

二、安全使用氧气筒的注意事项

（1）养老护理师严格按照氧气筒使用的操作规程进行操作，氧气筒要远离油性物质、热源和火源，至少距离明火 5 m、距离暖气 1 m。氧气筒要置于阴凉处。在搬运时，一定要防止震荡和倾倒氧气筒。

（2）氧气筒内的氧气不能全部用完，筒内的压力至少要保留 0.5 MPa，这是为了防止筒内的压力过小，灰尘进入筒内，再次充氧时会引起爆炸。

（3）对没有使用过和已经用完的氧气筒，要分别贴上"空"或"满"字样的标识，便于提醒他人和及时更换。

（4）老年人吸氧时使用的湿化瓶应保持清洁。每日更换 1 次湿化瓶里面的蒸馏水，并且要每个星期消毒 1 次。

三、协助老年人氧气吸入的操作方法

（1）核对医嘱信息。

（2）带齐吸氧所用的物品到老年人床边（见图15-1），核对老年人的床号、姓名、年龄。

（3）打开氧气筒上的总开关放出少量的氧气冲走气门上的灰尘后关上。

（4）将流量表接于氧气筒的气门上，用手初步旋紧，再用扳手扳紧。

（5）连接湿化瓶于流量表上，将鼻导管与湿化瓶的出口相连接（见图15-2）。

（6）用湿棉签清洁老年人的双侧鼻腔，并检查鼻腔内部的情况。

（7）检查流量表开关是否关好，然后旋开总开关，再开流量表开关，将鼻导管前端放入小药杯中，有气泡逸出即通畅。调节氧流量，一般 1~2 L/min 为低流量，3~4 L/min 为中流量，5~8 L/min 为高流量。

（8）将鼻导管前端自清洁鼻孔轻轻插入老年人鼻孔内约 1 cm，用胶布固定于鼻翼处，并将耳套部分挂在老年人耳后，调节鼻导管的松紧度。

（9）记录老年人吸氧的时间、氧流量以及老年人的反应。

（10）对老年人和家属进行安全教育，告知严禁烟火和禁止私自调节氧流量。

（11）停用氧气时，先取下鼻导管，再关闭总开关，待氧气表内余氧放完后，再关流量表开关；中途改变氧流量时，应先将鼻导管取下，调节好氧流量后再重新为老年人佩戴。

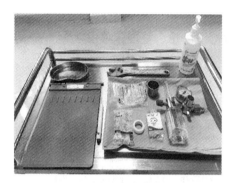

图 15-1　用物准备

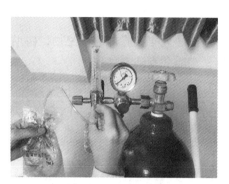

图 15-2　连接鼻导管

第二节　吸痰

一、老年人的吸痰指征

（1）因痰液黏稠，老年人无力咳出痰液，出现明显的呼吸费力、口唇发绀、血氧饱和度下降等症状。

（2）听诊老年人的双侧肺部，痰鸣音明显。

（3）老年人出现误吸且不能自主咳出。

（4）老年人的胸片结果提示需为其吸痰。

二、老年人吸痰的操作方法（经口鼻）

（1）携用物至老年人床旁，核对床号、姓名，核对医嘱，向老年人解释操作目的及方法（见图 15-3）。

（2）接通电源，打开负压吸引器的开关，检查负压吸引器的性能是否完好，调节负压的范围。

（3）检查老年人的口腔和鼻腔黏膜是否有破损，取下活动义齿。

（4）将老年人的头部转向一侧，使其面向养老护理师。

（5）戴好手套。

（6）连接吸痰管和负压吸引器上的大胶管，在无菌治疗碗中试吸少量的生理盐水。

（7）用一只手反折吸痰管末端，另一只手持吸痰管前端，插入老年人的口咽部（10~15 cm），然后放松吸痰管末端，先吸口咽部的分泌物，再吸气管内的分泌物（见图15-4）。

（8）取出吸痰管，更换新的吸痰管，再次抽吸生理盐水。

（9）观察老年人的气道是否通畅，面色、呼吸是否正常，测量心率、血压等是否正常。

（10）擦净老年人脸部的分泌物，协助其取舒适卧位，整理床单位。

（11）用物分类消毒处理。

（12）洗手后记录所吸出痰液的颜色、量以及老年人的反应。

注意事项：吸痰这一过程由医护人员操作，养老护理师要熟悉操作过程，从旁协助。

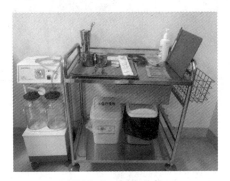

图 15-3　用物准备

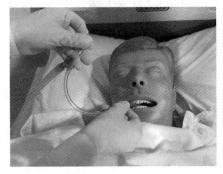

图 15-4　插管吸痰

思考题

1. 简述使用氧气筒的注意事项。

2. 简述老年人的吸痰指征。

第十六章　失智照护

学习目标

1. 掌握失智老年人的护理措施。
2. 熟悉失智的基本概念；熟悉失智症的预防措施。
3. 了解失智老年人特殊异常行为表现。

技能目标

1. 能识别失智老年人的环境风险并制定应对措施。
2. 能为失智老年人提供生活照护。
3. 能协助观察失智老年人的异常行为。

案例导学与分析

案例导学

　　刘爷爷，80岁，2017年出现记忆问题，同一件事会反反复复说很多遍，不知饥饿与饱足，出门后，经常找不到回家的路。一年后，刘爷爷的脾气越来越暴躁，还伴有行为改变，并呈进行性加重状态，有时会把自己最喜欢的书、衣服等从窗户扔出去或随意丢弃。偶尔出现幻听、被害妄想，看到镜子中的自己不能识别，每天晚上入睡困难，起床游走，不能自行洗脸、刷牙、如厕、穿衣，拒绝沐浴及更换衣服，家属和保姆难以照顾。

分析：

　　1. 该案例中，刘爷爷出现了哪些异常情况？
　　2. 针对上述情况，我们应该如何采取正确有效的照护措施？

第一节　失智概述

一、定义

失智症，又称为老年失智，是一种以认知功能缺损为核心症状的获得性智能损害综合征，呈慢性渐进性发展态势。损害的范围涉及记忆力、注意力、语言、行为、人格、判断、逻辑推理、视空间技能等多种高级神经功能。其智能损害的程度足以干扰社会、职业、日常活动和自我照顾能力，随着时间的推移病情逐渐加重。失智常见的类型有：阿尔茨海默病、血管性失智、额叶失智、路易体失智及混合性失智和其他原因引起的失智，多见于 60 岁及以上的老年人，病程长达 10～20 年，可分为三个阶段：早期、中期、晚期（分别为轻度、中度、重度）。

失智老年人是指发生认知功能下降、认知障碍或罹患认知症的老年人。

二、病因

失智的确切病因尚不十分清楚，老年人起病隐匿，精神改变不明显，早期不易被家人觉察，不清楚发病的确切日期。失智可能与衰老、遗传、神经递质改变、慢性病毒感染、脑中铝含量增高、脑血管病变、性格孤僻、突如其来的精神打击等因素有关。

三、表现

失智的主要表现为渐进性的记忆障碍、认知障碍等神经、精神症状，严重影响社交、工作与生活。

（1）记忆障碍：逐渐发生的记忆障碍或遗忘是失智的重要特征或首发症状，尤以近期记忆障碍明显。老年人不能记忆当天发生的日常琐事，记不得刚做过的事或讲过的名字、名词或贵重物件放于何处，常重复发问，以前熟悉的名字易搞混，词汇量减少。远事记忆可相对保留。

（2）认知障碍：认知障碍是失智的特征性表现，随病情进展逐渐表现明显。包括：

①语言功能障碍。

a. 找词困难，口语渐渐停顿，使语言或书写中断或表现为口语空洞、缺乏实质词、冗赘而喋喋不休。

b. 早期，复述无困难，后期有困难。

c. 早期，能保持语言理解力，口语量渐渐减少，出现错语症，交谈能力减退等，最后出现完全性失语。

检查方法是让受检者在 1 min 内说出尽可能多的蔬菜、车辆、工具和衣服名称，失智老年人常少于 50 个。

②视空间功能受损。

a. 可在早期出现，表现为严重定向力障碍，在熟悉的环境中迷路或不认家门，不能区别左右。

b. 辨别不清上衣和裤子及衣服的上下和内外。

c. 不能独自去以前常去的熟悉场所等。

③失认及失用。

a. 面容失认。不能认识亲人和熟人的面孔，也可出现自我认识受损，产生镜子征，老年人对着镜子自言自语。

b. 意向性失用。每天晨起仍可自行刷牙，但不能按指令做刷牙动作。

c. 观念性失用。不能正确地完成连续复杂的动作，如叼纸烟、划火柴和点烟等。

④计算力障碍：常弄错物品的价格、算错账或付错钱，最后连最简单的计算也不能完成。

⑤精神障碍：包括抑郁心境、情感淡漠、焦虑不安、兴奋、幻觉、错觉、被害妄想、虚构、古怪行为、攻击倾向及个性改变等。

⑥异常行为：如病程中出现偏瘫或同向偏盲，应注意是否合并脑卒中、肿瘤或硬膜下血肿等，晚期可见四肢僵直，锥体束征，小步态，平衡障碍及大、小便失禁等，约 5% 的老年人伴帕金森综合征。

四、临床分期（失智分度）

（一）遗忘期（轻度），发病 1~3 年，为疾病早期

（1）首发症状为近期记忆减退，表现为刚发生的事、说过的话不能记忆，忘记熟悉的人名，但对远事的记忆相对清楚。

（2）判断能力下降，复杂问题处理困难，表现为对事物无法进行分析、思考、判断。

（3）语言能力下降，命名困难，如近期接触过的人名、地点和数字无法用语言表达出来。

（4）出现时间定向障碍、空间定向困难，在熟悉的地方迷失方向。

（5）情绪不稳，波动较大。

（6）情感淡漠，易激怒或悲伤，活动减少，自私，孤僻，对日常活动及生活中的爱好失去兴趣。

（二）第二期（混乱期），发病 2~10 年，为疾病中期

（1）学习和回忆能力丧失，远事记忆力受损，但未完全丧失。

（2）时间、空间定向障碍加重，常去向不明或迷路，甚至出现神经症状。

（3）失语、失用、失认、失写，计算能力丧失。

（4）注意力无法集中。

（5）自理能力下降，如穿衣、个人卫生等方面需要别人的协助；不能独立进行室外活动。

（6）情感冷漠，甚至对亲人漠不关心，言语粗暴，无故打骂家人，行为不符合社会规范，随地大小便。

（7）精神恍惚，无目的地徘徊，甚至出现攻击行为等。

第二期是本病护理照管中最困难的时期。

（三）第三期（严重失智期），发病 8~12 年，为疾病晚期

（1）生活已完全不能自理，大小便失禁。

（2）记忆力严重丧失，仅存有记忆的片段。

（3）无自主运动，肢体僵直，存在某些原始反射，最终昏迷，一般死于感染等并发症。

五、失智症的识别与筛查

（一）失智早期的筛查问卷 AD-8（表 16-1）

表 16-1　失智早期的筛查问卷 AD-8

序号： 内容： 姓名：	有改变	无改变	不知道	回忆
1	判断力有限：如容易上当受骗，落入圈套或骗局，财务上做出不好的决定、买了不合适的礼物等				
2	对业余爱好、活动的兴趣下降				
3	重复相同的事情（如提同样的问题，说或做同一件事，或者说相同的话）				
4	学习如何使用电器或小器具（如电视、洗衣机、空调、煤气灶、热水器、微波炉、遥控器等）方面存在困难				
5	忘记正确的月份和年份				
6	处理复杂的财务问题存在困难（如平衡收支、存取钱、缴纳水电费等）				
7	记住约定的时间有困难				
8	每天都有思考和（或）记忆方面的问题				
9	总分				

AD-8 的操作说明如下：

（1）本人或知情人填写。

（2）每题填写时间间隔 2 s。

（3）回答有改变记 1 分，其余记 0 分。

（4）总分≥2，高度可疑。

（5）失智不能诊断，只能筛查。

（二）画钟试验（CDT）

CDT 可以识别老年人认知功能水平。CDT 有多种评定方法，其中"0-4 分法"简单、敏感和易行，在评估中被广泛运用。

（1）方法：要求老年人在白纸上独立画出一个钟面，并且按照指示用指针标出指定的时间。

（2）评分标准：

①画一个封闭的圆得 1 分。

②表盘的 12 个数字正确得 1 分。

③将数字安置在表盘的正确位置得 1 分。

④将指针安置在正确的位置得 1 分。

（3）判定结果：得分为 2 分、1 分、0 分分别为轻度、中度和重度的认知功能受损。

（三）失智早期筛查表（MMSE）（见表 16-2）

表 16-2　失智早期筛查表（MMSE）

项目	问题	评分	
时间定向 （5分）	今天星期几	1	0
	今天几号	1	0
	现在是几月份	1	0
	现在是什么季节	1	0
	今年是哪一年	1	0
地点定向 （5分）	省（市）	1	0
	县（区）	1	0
	乡（镇、街道）	1	0
	这是什么地方	1	0
	第几层楼	1	0
记忆力 （3分）	皮球	1	0
	国旗	1	0
	树木	1	0

表16-2(续)

项目	问题		评分	
注意和计算力 （5分）	100-7 =		1	0
	93-7 =		1	0
	86-7 =		1	0
	79-7 =		1	0
	72-7 =		1	0
回忆能力 （3分）	皮球		1	0
	国旗		1	0
	树木		1	0
语言能力 （9分）	物体命名	铅笔	1	0
		手表	1	0
	语言复述	复述瑞雪兆丰年	1	0
	阅读能力	按卡片上的指令执行动作 （闭上您的眼睛）	1	0
	三步命令	用右手拿纸	1	0
		将纸对折	1	0
		放在左大腿上	1	0
	书写能力	写一句完整的句子	1	0
	结构能力	按样作图	1	0

注：评分标准即答对1分，答错0分。

MMSE 的认知功能受损程度分度表见表 16-3。

表 16-3　MMSE 的认知功能受损程度分度表

文化程度	轻度受损	中度受损	重度受损
文盲	14~17 分	5~13 分	小于等于 4 分
小学文化	16~20 分	8~15 分	小于等于 7 分
中学文化及以上	20~24 分	11~19 分	小于等于 10 分

失智早期筛查表（MMSE）的操作说明如下：

（1）项目指导

①定向力。

a. 先问日期，再有针对性地询问其他部分，如"您能告诉我现在是什么季节？"

b. 依次问"您能告诉我你住在什么省市吗？"

②记忆力（即刻回忆）。

a. 告之老年人将问几个问题以检查他的记忆力。

b. 清楚地说出3个彼此无关的东西的名称（如皮球、国旗、树木），每秒钟说1个。

c. 请老年人复述。如果老年人没能完全记住，测试者可重复，但不超过5次。几分钟后测试者还要请老年人复述。

③注意力和计算力。

a. 从100开始减7，之后再减7，一直减5次（93，86，79，72，65）。

b. 上一个答案错了，但下一个答案是对的也得1分，不笔算。

④延迟回忆。

如果"记忆力"项目中，老年人完全记住了3个名称，则在本项目中重复一遍，不对顺序做要求，不提示。

⑤语言能力。

a. 命名能力2分。先后拿出手表、铅笔、卡片，问老年人这是什么。

b. 三步命令3分。给老年人一张空白纸，要求老年人按测试者的命令做，注意不重复、不示范，要求按顺序做，每个正确动作计1分。阅读能力1分：给老年人看"闭上您的眼睛"卡片，要求阅读并去做，当老年人确实闭上眼睛才能得分。

c. 书写能力1分。老年人写出一个完整的句子，须有主语和谓语，并有意义，测试者不提示。语法和标点的错误可以忽略。

⑥结构模仿。

结构能力1分。要求老年人照样准确地画出。评分标准：清楚地画出5个角和5个边；两个五边形交叉处形成菱形（线条的抖动和图形的旋转可以忽略）。

（2）判断标准

①认知功能障碍：27~30分为正常，低于27分为认知功能障碍。

②失智划分标准：0~17分为文盲，18~20分为小学文化程度，21~22分为初中及以上文化程度。

第二节　失智的预防和护理

一、失智的预防分级

失智是对老年人危害甚大的疾病之一，随着人类寿命不断增长，其发生概率亦日渐提高。此病的预防对老年人来说是非常重要的。我们将失智的预防分为三级：

（1）一级预防。有些危险因素是可以预防和干预的，如预防病毒感染，减少铝中毒，减少头外伤等。

（2）二级预防。因失智确诊困难，很难发现，故需加强早期失智的识别与筛查。确诊的和疑似的失智老年人，其颞叶萎缩明显快于无认知异常的老年人，因此可对确诊的失智老年人和有认知功能缺陷的老年人每年做 1 次头颅 CT 检查，并给予积极的治疗。

（3）三级预防。失智老年人的认知功能减退，但仍应尽量鼓励老年人参与社会日常活动，包括脑力活动和体力活动。尤其是在早期，尽可能多的活动可维持和保留其能力，如演奏乐器、跳舞、打牌和绘画等，都有助于老年人的生活更有乐趣，并有可能延缓疾病的进展。

二、失智的预防措施

（一）食物预防

（1）黑木耳。黑木耳具有益智健脑、滋养强壮、补血活血、滋阴润燥、养胃通便、清肺益气、镇静止痛等功效，是天然的滋补品。每人每天食用 10 g 的黑木耳与每天服用小剂量的阿司匹林同样具有抗血小板聚集的作用，但不会出现服用阿司匹林那样的不良反应，如出血、胃溃疡等。黑木耳具有显著的抗凝作用，可有效阻止血液中的胆固醇在血管壁上的沉积和凝集，可以延缓动脉硬化的发生和发展。高脂血症和动脉硬化症是老年失智发生的一个重要危险因素，所以常食用黑木耳可有效防治老年失智。同时，木耳含有丰富的营养素，有利于老年人的身体，帮助延缓脑细胞退行性改变，推迟老年人的思维、记忆力减退及老年失智的发生和发展。

（2）银耳。银耳亦称白木耳或雪耳，是名贵的滋补佳品。银耳性质平和，味甘、淡、无毒，具有润肺生津，滋阴养胃，益气安神，强心健脑等作用。有学者认为其滋阴润肺的作用可以与燕窝媲美。其强心健脑的作用，对防治老年失智是有帮助的。

（3）大枣。明代李时珍的《本草纲目》记载：大枣味甘无毒，主心邪气，安中养脾，平胃气，通九窍，助十二经，补少阴津液，身心不足，大惊四肢重，和百药，久服轻身延年。大枣的滋补作用可以延缓衰老，增强大脑的功能，对于预防老年人的记忆力下降很有帮助。现代研究发现，大枣宁心安神，益智健脑，增强食欲，还可以降低胆固醇，提高人体白蛋白，防止高血压。

（4）芝麻。芝麻味甘性平，具有补血明目，益肝养发，生津通乳，润肠通便，美容养颜，延年益寿等功用，可以用于治疗肝肾精血不足导致的眩晕、须发早白、脱发、腰膝酸软、四肢乏力、步履艰难、五脏虚损、皮燥发枯等病症。芝麻具有滋补和延年益寿的作用，可以用来预防老年失智。

（5）核桃。核桃其形似脑，自古以来人们均认为其具有补脑的作用。性味甘、平、温，无毒。核桃具有补肾养血，润肺纳气，润肠止带，强筋健骨，通润血脉，固齿补虚的功用，主治因肾虚所致的头晕眼花，视物不清，记忆力下降，肾气虚弱，小便频繁，四肢无力，腰腿酸痛等。现代研究发现，核桃营养丰富，500 g 核桃肉相当于 2 500 g 鸡蛋或 3 500 g 牛奶的营养价值。其含维生素 E，可使细胞免受自由基的氧化损害，是医学界公认的抗衰老物质；核桃中的磷脂对脑神经有良好的营养和保护作用，核桃油含有不饱和脂肪酸，有防治动脉硬化、营养大脑的功效；核桃仁含有锌、锰、铬等人体不可缺少的微量元素。人体在衰老过程中锌、锰含量日渐降低；铬有促进胆固醇代谢和保护心血管的功能。可见老年人经常食用核桃，既能健身体，又能抗衰老。

（6）黄花菜。近年来有学者研究发现，黄花菜能明显降低动物血清中的胆固醇，而胆固醇是导致动脉硬化的元凶，动脉硬化又是高血压病、心脑血管疾病及人体衰老的主要原因，所以黄花菜具有很好的预防衰老的作用。黄花菜具有平衡营养及健脑的效果。现代营养学分析认为，每 100 g 黄花菜干品含蛋白质 14 g，脂肪 0.4 g，碳水化合物 60 g，热能 1 276.12 KJ（305 kcal），钙 295 mg，铁 24 mg，胡萝卜素 3.4 mg 及维生素 B1、维生素 B2、烟酸等。其蛋白质、脂肪、钙、硫胺素的含量，在所有蔬菜中占第二位。铁含量为菠菜的 15 倍。对于神经过度疲劳的现代人，黄花菜是防治神经衰弱和失眠的理想食物。

（7）蜂蜜。蜂蜜可以作为预防老年失智的保健品。蜂蜜作为天然的大脑滋补药，具有比其他天然食品含量更多的脑神经能量源，蜂蜜含有的果糖和葡萄糖可以不经消化而直接被吸收和利用，从而改善血液的营养状况。研究表明，人在疲劳时饮用蜂蜜水，15 min 就可以明显解除疲劳状态。蜂蜜中富含锌、镁等 100 多种微量元素及多种矿物质，这些微量元素和矿物质还可以发生协同作用，共同调节神经系统，并且这种调节作用具有双向调节性（既可以兴奋神经，解除疲劳，又有抑制作用，改善睡眠），从而保护大脑，提高记忆力，防止老年失智。现代营养分析显示，蜂蜜含有大约 35% 的葡萄糖、40% 的果糖，这两种糖均不用经消化道消化就能直接被人体所吸收利用。蜂蜜含有的与人体血清浓度相近的多种无机盐，对维持人体内环境的稳定，有一定作用。另外，蜂蜜还含有一定的维生素 B1、维生素 B2、维生素 B6 及铁、钙、铜、锰、磷、钾、硼等。蜂蜜中含有淀粉酶、脂肪、转化酶等多种消化酶，是含酶最多的一种食物，从而帮助人体消化、吸收，促进人体一系列物质代谢及化学变化，因此对消化功能有促进作用；其所含的硼能增加雌激素的活性，对雌激素水平过低所致的失智具有一定的防治作用。

（二）生活预防

（1）防止动脉硬化的发生。避免动脉硬化及脑血栓等疾病的发生，以防止因脑供血不足而导致的失智。调节膳食，少吃食盐，并开展适宜的体育活动，有助于防止动脉硬化。

（2）注意智力训练，勤于动脑，以延缓大脑老化。常做用脑且有趣的事，可保持头脑灵敏。故老年人应保持活力，多用脑，如多看书、写字、听音乐，多学习新鲜事物，培养业余爱好，到"老年大学"学习自己喜爱的科目，可活跃脑细胞，防止脑老化；还应注意广泛接触各方面的人士，与朋友聊天、下棋等，这些都可提升神经细胞的活力。

（3）加强体育锻炼，既可降低中风概率，也可促进神经生长素的产生，预防大脑退化。多到大自然中去，参加力所能及的体育锻炼，如坚持散步、打太极拳、做保健操等，呼吸新鲜空气，有利于解除大脑抑制功能，提高中枢神经系统活动水平，从而促进脑细胞的新陈代谢。注意除整体性全身活动外，应尽量多活动手指。

（4）起居饮食规律。早睡早起，定时进食，定时排便，保持大便通畅对预防失智有积极的意义。老年人应在饮食上保证大脑有足够的能量和丰富的营养，不偏食、不过饥过饱，强调做到"三定、三高、三低和两戒"，即定时、定量、定质，高蛋白、高不饱和脂肪酸、高维生素，低脂肪、低热能、低盐和戒烟、戒酒；还要补充有益的矿物质及微量元素；加大叶酸、维生素 B12 的摄入有利于避免早发性失智，如多吃豆腐、绿叶蔬菜等。

（三）心理预防

（1）加强精神调养。失智多为不可逆症，其发病机制与环境、社会、文化、心理等多种因素密切相关。因此，老年人应加强精神调养，多与家人和亲友交往，在思想上、情感上尽可能沟通，以减少孤独感。存在幻觉症，尤其是存在迫害妄想症的老年人，临床上多表现为思维偏激、行为固执，对这类老年人除给予语言抚慰外，养老护理师还应采取暗示和诱导等方法转移注意力。

（2）保持良好的人际关系。忧郁是失智老年人的危险因素。因此，老年人要避免精神刺激，避免长期陷入忧郁状态，以防止大脑组织功能的损害；另外还要维持家庭和睦，保持良好的心情，以增强抗病能力。

二、失智的护理措施

1. 心理护理

（1）关爱老年人。应主动与老年人交流沟通，说话要缓慢、简单明了，多关心老年人，不能歧视老年人，聊天时耐心倾听，鼓励家人多陪伴老年人，如外出散步或参加一些力所能及的社会、家庭活动，使其感到家庭的温馨和生活的快乐。老年人情绪悲观时，养老护理师应耐心询问原因，给予解释，以恢复其正常情绪。

（2）维护老年人的自尊。生活中要尊重老年人的人格，不要伤害老年人的自尊心，更不能嘲笑老年人的病态，尽量满足老年人合理的需求，经常用抚摸动作和亲切的话语给予关心和爱护，多鼓励、表扬、肯定老年人在自理和适应方面做出的努力。

2. 日常生活护理

（1）穿衣。为老年人选择柔软舒适宽松的内衣，最好是纯棉的，以免化学纤维对老年人的皮肤造成不适；选择不用系鞋带的鞋子，并以舒适为主；尽量不使用拉链，最好用按扣或布带代替，防止拉链伤害老年人；说服老年人接受合适的衣着，并按穿着的先后顺序叠放。

（2）饮食护理。进餐前，协助老年人清洗双手，老年人可使用一些特殊的碗筷，以减轻使用的困难，避免使用铝制炊具及食用含铝的食物以免加重病情；进食时，如果老年人同意，可以为其带上围嘴布防止把衣服弄脏，应选择软滑、小块的食物，避免进食过多、过快和过急，应将固体和液体食物分开，以免老年人不加咀嚼就把食物吞下而导致窒息；进食后，应给予少许温开水，以防食物残渣留在口腔内，从而保持口腔清洁。应给予易消化又富含营养的食物，以保证摄入足够的维生素、蛋白质和矿物质，注意控制含嘌呤较多的食物，如瘦猪肉、牛肉、动物的内脏、海味食物、豆类以及香菇等，可多食用益智的食物，如坚果。老年人时常分不清自己是否喝过水就会不停地喝水，养老护理师要控制饮水量和注意水温。如有义齿，养老护理师必须为老年人正确安装并每天清洗。

（3）居住。居室要宽敞、整洁、设施简单、光线充足，室内无障碍物，地面要防滑，以免绊倒老年人。床边要有护栏，刀、剪、药品、杀虫剂等危险物品要收藏好，煤气、电源等开关要有安全装置，不要让老年人随意打开。睡觉前让老年人先上厕所排空大小便，可避免半夜醒来。根据老年人的具体情况，白天适当让他们做一些感兴趣的活动及简单的家务，不要让老年人在白天睡得太多。给予老年人轻声安慰，必要时给予轻音乐，帮助老年人入睡。如果老年人昼夜不分，可陪伴老年人一段时间，再劝说其入睡，必要时可给予"安定"助眠。

3. 用药护理

失智老年人需要长期服用药物，目的在于改善认知功能，控制伴发的精神症状，延缓疾病进展。照料失智老年人服药应注意以下几点：

（1）全程陪伴。失智老年人常常忘记吃药、吃错药或重复服用药物，所以老年人服药时养老护理师必须认真仔细检查，并在旁陪伴，帮助老年人将药物全部服下，以免其遗忘或错服。失智老年人常常不能接受自己有病，或者因幻觉、多疑而认为他人给的是毒药，所以常常拒绝服药。养老护理师需要耐心说服并向老年人解释，对拒绝服药的老年人，一定要亲眼看着其把药吃下，要让老年人张开嘴，观察是否咽下，防止老年人在无人看管时将药物吐掉。

（2）重症老年人服药。对于吞咽困难的老年人，不宜让其吞服药片，养老护理师应尽量将药片研碎后溶于水中再给其服用；对于昏迷的老年人，养老护理师应通过鼻胃管注入药物。

（3）药品管理。养老护理师将剩余药品整理好，存放到安全的地方，防止老年人误服、多服、乱服而导致中毒。对伴有抑郁症、幻觉及自杀倾向的老年人，养老护理师一定要把药品收藏好，放到老年人拿不到或找不到的地方。

（4）药物不良反应。因认知和语言障碍，老年人不能正确表述用药后的不适，养老护理师要细心观察老年人有何不良反应，及时报告医师，调整给药方案。

4. 安全护理

（1）生活环境要求。环境应固定，尽量避免搬家。当老年人要适应一个新环境时，最好有人陪伴，直至老年人熟悉环境、消除不安。

（2）外出管理。老年人外出活动或散步时应有家人陪同，老年人独自出门时，养老护理师可为其制作写有姓名和家属联系电话的卡片放在口袋里，或者给老年人佩戴定位感应器，以防老年人迷路或走失。

（3）物品安全管理。老年人常常发生跌倒，烧伤、烫伤，误服，自伤或伤人等意外。家人应将老年人的日常生活用品放在容易看见的地方，减少室内物品位置的变动。不要让老年人单独做家务，如使用煤气等，以免发生煤气中毒、火灾等意外。老年人洗澡时，养老护理师应把水温调到 37 ℃以下，以防烫伤。把药品、电源、打火机、热水瓶等危险物品放在老年人不易拿到的地方。有毒、有害物品应放入加锁的柜中，以免老年人误服中毒。锐器、利器应放在隐蔽处或加锁保管，以防失智老年人因不愿给家庭增加负担或在抑郁、幻觉或妄想的支配下发生自我伤害或伤人的行为。

（4）异常情绪处理。当要求得不到满足时，老年人可能出现抗拒心理，养老护理师要劝阻或分散其注意力。当老年人不愿配合护理时，不要强迫，待其情绪稳定后再进行。当老年人出现暴力行为时，养老护理师保持镇定，尝试引开老年人的注意力，找出原因，针对原因采取措施，防止类似事件再次发生。如果老年人的暴力行为频繁发生，养老护理师应与医师商量，必要时给予药物控制。

5. 益智训练

（1）智力训练。通过图片、色彩、故事、物品分类、识字及计数等活动，对一些图片、实物做归纳和分类，进行由易到难、由少到多的智力训练。

（2）记忆训练。记忆包括瞬时记忆、短时记忆和长时记忆。失智老年人的前两种记忆功能减退最严重。家人应经常向老年人询问刚刚发生过的事情，比如刚刚谁来了、吃过什么、看过什么电视，鼓励老年人回忆过去的生活经历，帮助其认识目前生活中的人和事，巩固老年人的远期记忆，加强近期记忆，提高老年人的认知能力，延缓智力衰退。家人可制作卡片，设立提醒标志，帮助老年人记忆。

（3）体能训练。很多失智老年人不出门，长此以往对改善病情无益。老年人可散步、爬山、打太极、做保健操、跳交谊舞、在室内活动四肢等，做力所能及的家务，促进体能恢复。

（4）情感障碍训练。对有情感障碍的老年人，养老护理师应让其反复进行强化训练，多给予信息及语言刺激训练，关心、体贴老年人，多与其交流沟通，寻找老年人感兴趣的话题。对思维活跃或思维紊乱的老年人，养老护理师应改变话题方向，分散其注意力，保持其情绪平稳，使思维恢复至正常状态。

（5）娱乐爱好训练。通过唱歌、跳舞等活动增加老年人之间的沟通和联系，使其舒缓情绪，活跃大脑，改善自我封闭状态。

（6）语言能力训练。对失智老年人来说，语言功能退化是个严重的问题。一定要鼓励老年人多交流、多表达，以修复语言能力。

（7）社会适应能力训练。根据老年人个体的身体机能特点，针对日常生活中可能遇到的问题，训练老年人自行解决的能力，如牢记日期、时间，掌握生活中必需的常识。这些应在日常生活中结合实际训练。

思考题

1. 简述失智老年人的临床表现。
2. 简述失智老年人的护理措施。

第十七章　皮肤护理

学习目标

1. 掌握压疮的处理方法。
2. 熟悉压疮的基本知识和预防措施。
3. 了解老年人皮肤观察的知识。

技能目标

1. 能为老年人翻身，能观察皮肤的变化。
2. 能识别压疮，进行初步处理并报告。

案例导学与分析

案例导学

柳奶奶，75岁，晨起后，养老护理师翻身检查皮肤时，发现柳奶奶骶尾部皮肤完整，但是表现为红、肿、热、痛或麻木，出现压之不褪色的红斑。养老护理师为柳奶奶建立床头翻身记录卡，记录翻身时间、卧位变化及皮肤情况，并报知医生，请医生为柳奶奶做诊疗。

分析：

1. 压疮的好发部位有哪些？
2. 作为养老护理师，如何为老年人预防压疮？

第一节　皮肤评估

皮肤与其附属物构成皮肤系统。皮肤是人体最大的器官，由表皮、真皮及皮下组织组成。皮肤还包括由表皮衍生而来的附属器，如毛发、皮脂腺、汗腺和指（趾）甲等。完整的皮肤具有保护机体、调节体温、感觉、吸收、分泌及排泄等功能。

皮肤的新陈代谢迅速。其代谢产物如皮脂、汗液及表皮碎屑等与外界细菌和尘埃结合形成污垢，黏附于皮肤表面，如不及时清除，可刺激皮肤，降低皮肤抵抗力以致破坏其屏障作用，成为细菌入侵的门户，造成各种感染。皮肤护理有助于预防感染，防止压疮及其他并发症的发生；同时还可维护老年人的自身形象，促进康复。

一、评估

皮肤状况可反映个体健康状态。健康的皮肤温暖、光滑、柔嫩、不干燥、不油腻，且无发红、无破损、无肿块和其他疾病征象。老年人自我感觉清爽、舒适，无任何刺激感，对冷、热及触摸等感觉良好。养老护理师可通过视诊和触诊评估老年人的皮肤，作为老年人的一般健康资料和清洁护理的依据。在评估老年人的皮肤时，应仔细检查皮肤的色泽、温度、柔软性、厚度、弹性、完整性、感觉及清洁性，同时注意体位、环境（如室温）、汗液量、皮脂分泌、水肿及色素沉着等因素对评估准确性的影响。

（一）颜色

肤色因人而异，与种族和遗传有关。此外，身体的不同部位或身体的同一部位因姿势和环境因素的影响也存在差别。临床上常见的异常皮肤颜色如下：

（1）苍白。苍白常见于休克或贫血的老年人，由于血红蛋白减少所致。

（2）发绀。发绀是指皮肤黏膜呈青紫色，常见于口唇、耳郭、面颊和肢端，由于单位容积血液中还原血红蛋白量增高所致。于皮肤上轻轻施压，使皮肤呈苍白状，除去压力后观察颜色的恢复情况。正常情况下，皮肤应在 1 s 内恢复原来的颜色。如果老年人有发绀现象，那么受压处皮肤颜色首先从边缘处恢复，且恢复速度较正常皮肤慢。

（3）发红。发红是由于毛细血管扩张充血，血流速度加快及红细胞含量增多所致。生理性发红见于运动、饮酒后；病理性发红见于发热性疾病，如大叶性肺炎、肺结核及猩红热等。

（4）黄染。皮肤、黏膜发黄称为黄染。皮肤黏膜乃至体液和其他组织黄染时，称为黄疸。黄疸是由于胆道阻塞、肝细胞损害或溶血性疾病使血中胆红素浓度增高所致。早期或轻微黄疸常见于巩膜，较明显时才见于皮肤。

（5）色素沉着。色素沉着是指皮肤基底层黑色素增多而导致局部或全身皮肤色泽加深。

（6）色素脱失。正常皮肤均含有一定的色素，但当酪氨酸酶缺乏使体内酪氨酸在转化为多巴时发生障碍，进而影响黑色素形成，即可发生色素脱失。临床上常见的色素脱失见于白癜风、白斑和白化病。

（二）温度

皮肤温度取决于真皮层的循环血量，可提示有无感染和有无循环障碍。例如，局部炎症或全身发热时，循环血量增多，局部皮肤温度增高；休克时，末梢循环差，皮肤温度降低。另外，皮肤温度受室温影响，并伴随皮肤颜色的变化而变化。皮肤苍白表明环境较冷或有循环障碍；皮肤发红表明环境较热或有炎症存在。

（三）柔软性和厚度

皮肤柔软性受皮肤含水量、皮下脂肪量、质地、饱满性、真皮层纤维的弹性以及皮肤水肿等因素的影响。皮肤厚度受身体部位、年龄及性别等因素的影响。例如，手掌、脚掌皮肤较厚，而眼睑、大腿内侧皮肤则较薄；老年人皮肤较干燥、粗糙；男性皮肤较女性皮肤厚。

（四）弹性

养老护理师检查皮肤弹性时可从前臂内侧提起少量皮肤，放松时如果皮肤很快复原，表明皮肤弹性良好。一般来说，老年人的皮肤弹性较差，当提起少量皮肤再放松时，皮肤复原较慢。

（五）完整性

养老护理师要检查老年人皮肤有无破损、斑点、丘疹、水疱或硬结。应特别注意老年人的皮肤有无损伤以及损伤的状况，如皮肤损伤部位、损伤范围等。

（六）感觉

养老护理师通过触诊评估老年人皮肤的感觉功能。用适度的压力触摸老年人的皮肤，询问老年人的感觉，并请老年人描述对养老护理师手指温度的感受。若对温度、压力及触摸存在感觉障碍，表明老年人的皮肤有广泛性或局部性损伤。若皮肤有瘙痒感，表明皮肤干燥或有过敏情况。

（七）清洁度

养老护理师通过嗅老年人的体味和观察老年人皮肤的湿润、污垢及皮脂情况来评估皮肤清洁度。

养老护理师在评估时应注意，不易触及皮肤隐匿部位，如女性乳房及会阴部、男性阴囊部位。对存在感觉功能障碍、机体活动障碍及供血不足的老年人，养老护理师应加强其皮肤评估。对发现的皮肤问题，养老护理师应向老年人解释所需进行的皮肤护理。

二、背部按摩

背部按摩通常于老年人沐浴后进行。背部按摩可提供观察老年人皮肤有无破损迹象的机会，促进背部皮肤的血液循环，并为养老护理师增加与老年人沟通的渠道。行背部按摩时，可通过减少噪音和确保老年人舒适的方法，促进老年人放松。行背部按摩前应先了解老年人的病情，确定有无背部按摩的禁忌证，如经历过背部手术或肋骨骨折的老年人禁止进行背部按摩。背部按摩方法如下（见图 17-1）：

（1）铺浴巾：露出老年人的背部、肩部、上肢及臀部，用盖被将身体其他部位盖好。将浴巾纵向铺于老年人身下。

（2）清洁背部：用毛巾依次擦洗老年人的颈部、肩部、背部及臀部。

（3）全背按摩：两手掌蘸少许浓度为 50% 的乙醇，用手掌的大、小鱼际以环形方式按摩。从骶尾部开始，沿脊柱两侧向上按摩至肩部，按摩肩部时应用力稍轻；再从上臂沿背部两侧向下按摩至髂嵴部位。按照此方法，有节律地按摩数次。

（4）用拇指指腹蘸浓度为 50% 的乙醇，由骶尾部开始沿脊柱旁按摩至肩部、颈部，再继续向下按摩至骶尾部。

（5）用手掌大、小鱼际蘸浓度为 50% 的乙醇，紧贴皮肤按摩其他受压处，按向心方向按摩，由轻至重，再由重至轻。

（6）背部轻叩 3 分钟。

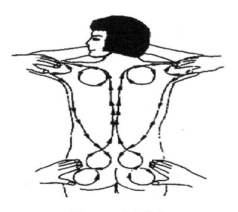

图 17-1　背部按摩

第二节　压疮的预防与护理

压疮是长期卧床老年人或躯体移动有障碍的老年人皮肤易出现的最严重问题，具有发病率高、病程发展快、难以治愈及治愈后易复发的特点。

压疮是身体局部组织长期受压，血液循环出现障碍，局部组织持续缺血、缺氧，营养缺乏，使皮肤失去正常功能而引起的组织破损和坏死。

压疮本身并不是原发疾病，大多是由于其他原发疾病未能很好地护理，形成皮肤损伤而造成的。压疮一旦发生，不仅会给老年人带来痛苦、加重其病情及延长其疾病康复的时间，严重时还会因继发感染引起败血症而危及生命。因此，必须加强老年人的皮肤护理，预防和减少压疮发生。

（一）压疮发生的原因

压疮形成是一个复杂的病理过程，是局部和全身因素综合作用引起的皮肤组织的变性和坏死。

1. 力学因素

压疮不仅由垂直压力引起，还可由摩擦力和剪切力引起，通常是 2~3 种力联合作用的结果。

（1）垂直压力。对局部组织的持续性垂直压力是引起压疮的最重要原因。持续性垂直压力超过毛细血管压（正常为 16~32 mmHg）时，即可阻断毛细血管对组织的灌注，使氧和营养物质供应不足，代谢废物排泄受阻，导致组织发生缺血、溃烂或坏死。压疮形成与压力的强度和持续时间有密切关系。压力越大，持续时间越长，发生压疮的概率就越高。此外，压疮发生与组织耐受性有关。肌肉和脂肪组织因代谢活跃，较皮肤对压力更为敏感，因此最先受累且较早出现变性和坏死。垂直压力常见于长时间采用某种体位，如卧位、坐位。

（2）摩擦力。摩擦力是由两层相互接触的表面发生相对移动而产生。摩擦力作用于皮肤时，易损害皮肤的保护性角质层而使皮肤屏障作用受损，使病原微生物易于入侵皮肤。在组织受压缺血的情况下，压疮发生的风险增加。摩擦力主要来源于皮肤与衣裤或床单表面的阻力摩擦，尤其当床面不平整（如床单、衣裤有皱褶或床单有渣屑）时，皮肤受到的摩擦力会增加。老年人在床上活动或坐轮椅时，皮肤随时可受到床单和轮椅表面的阻力摩擦。搬运老年人时，拖拉动作也会产生摩擦力而使老年人的皮肤受到损伤。皮肤擦伤后，受潮湿、污染的影响而发生压疮。

（3）剪切力。剪切力由两层组织相邻表面间的滑行而产生的进行性相对移位所引起，由压力和摩擦力相加而成，与体位有密切关系（见图 17-2）。例如，半坐卧位时，骨骼及深层组织由于重力作用向下滑行，而皮肤及表层组织由于摩擦力的缘故仍停留在原位，从而导致两层组织间产生牵张而形成剪切力。剪切力发生时，筋膜下及肌肉内穿出供应皮肤的毛细血管被牵拉、扭曲、撕裂，阻断局部皮肤、皮下组织、肌层等全层组织的血液供应，引起血液循环障碍而发生深层组织坏死，形成剪切力性溃疡。由剪切力造成的严重伤害在早期不易被发现，且多表现为口小底大的潜行伤口。

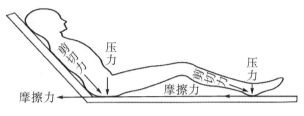

图 17-2　剪切力形成图

2. 局部潮湿或排泄物刺激

皮肤经常受到汗液、尿液及各种渗出引流液等物质的刺激变得潮湿，因被软化而抵抗力下降，皮肤的屏障作用削弱；此外，尿液和粪便中化学物质的刺激使皮肤酸碱度发生改变，使表皮角质层的保护能力下降，皮肤组织破溃，且容易继发感染。此外，皮肤潮湿会增加摩擦力，进而加重皮肤损伤。

3. 营养状况

营养状况是影响压疮形成的重要因素。人体出现营养吸收障碍时，营养摄入不足，蛋白质合成减少，出现负氮平衡，皮下脂肪减少，肌肉萎缩。一旦受压，骨隆突处的皮肤要承受外界压力和骨隆突本身对皮肤的挤压力，受压处因缺乏肌肉和脂肪组织保护而容易引起血液循环障碍，出现压疮。过度肥胖者卧床时体重对皮肤的压力较大，因而容易发生压疮。机体脱水时皮肤弹性变差，在压力或摩擦力作用下容易变形和受损。水肿皮肤因弹性和顺应性下降而易受损伤，同时组织水肿使毛细血管与细胞间距离增加，氧和代谢产物在组织细胞间的溶解和运送速度减慢，影响皮肤血液循环而容易导致压疮发生。贫血使血液输送氧气能力降低，一旦循环受阻更易造成组织缺氧，由此引发压疮。

4. 年龄

老年人因老化导致皮肤在解剖结构、生理功能及免疫功能等方面均出现衰退现象，表现为皮肤松弛、干燥，缺乏弹性，皮下脂肪萎缩、变薄，皮肤抵抗力下降，对外部环境反应迟钝，皮肤血流速度下降且血管脆性增加，最终导致皮肤易损性增加。

5. 体温升高

体温升高时，机体新陈代谢加快，组织细胞对氧的需求量增加。加之局部组织受压，已有的组织缺氧更加严重。因此，伴有高热的严重感染老年人存在组织受压情况时，压疮发生概率升高。

6. 矫形器械使用不当

应用石膏固定和牵引时，限制老年人的肢体活动。特别是夹板内衬垫放置不当、石膏内不平整或有渣屑、矫形器械固定过紧或肢体有水肿时，肢体血液循环受阻，从而导致压疮发生。

7. 机体活动和（或）感觉障碍

活动障碍多由神经损伤、手术麻醉造成，自主活动能力减退或丧失使局部组织长期受压，出现血液循环障碍而发生压疮。感觉受损可造成机体对伤害性刺激的反应障碍，使保护性反射迟钝，在长时间受压后局部组织坏死从而导致压疮发生。

8. 急性应激

急性应激使机体对压力的敏感性增加，使压疮发生率增高。此外，急性应激引起体内代谢紊乱，应激激素大量释放，中枢神经系统和神经内分泌传导系统发生紊乱，机体内环境的稳定性被破坏，机体组织失去承压能力，从而引发压疮。

（二）压疮的预防

绝大多数压疮是可以预防的，但某些老年人由于特殊的自身条件使压疮的发生在所难免，如严重负氮平衡的恶病质老年人，其软组织因过度消耗失去了保护作用，损伤后自我修复困难，故难以预防压疮的发生。另外，某些疾病限制了老年人翻身，故预防压疮的发生也比较困难。例如，神经系统疾病的老年人需要镇静剂以减少颅内压增高的危险，翻身不利于颅内压稳定；呼吸窘迫综合征老年人改变体位时可引起缺氧。因此，并非所有的压疮均可预防。但是，精心、科学的护理可将压疮的发生率降到最低。为此，要求养老护理师在工作中做到"六勤"，即勤观察、勤翻身、勤按摩、勤擦洗、勤整理及勤更换。交接班时，应严格、细致地交接老年人的局部皮肤情况和护理措施的执行情况。

综合、动态、客观、有效地评估压疮发生的高危人群、危险因素及易患部位对压疮的预防能起到积极作用，尤其对压疮高危人群采取有针对性的护理措施是有效预防压疮发生的关键。

（1）高危人群。压疮发生的高危人群包括：①神经系统疾病的老年人，如昏迷、瘫痪者，其自主活动能力丧失及伴有感觉障碍，长期卧床导致身体局部组织长期受压。②肥胖的老年人。过重的机体使承重部位压力增加。③身体衰弱、营养不良的老年人。受压处缺乏肌肉、脂肪组织保护。④水肿的老年人。水肿降低皮肤抵抗力，并增加承重部位压力。⑤疼痛的老年人。为避免疼痛而处于强迫体位，机体活动减少。⑥使用矫形器械的老年人，如石膏固定、牵引及应用夹板，翻身、活动受限。⑦大、小便失禁的老年人。皮肤经常受到污物、潮湿的刺激。⑧发热的老年人。体温升高致排汗增多，汗液可刺激皮肤。⑨使用镇静剂的老年人。其自主活动减少。

（2）危险因素：养老护理师可通过评分方式对老年人发生压疮的危险因素进行定性和定量的综合分析，由此判断其发生压疮的危险程度。其目的在于筛查压疮发生的高危人群，并根据评估结果制定并采取有效的预防措施，减少或消除压疮发生的危险因素，从而降低压疮预防护理工作的盲目性和被动性，提高压疮预防工作的有效性和护理质量。常用的危险因素评估表包括 Braden 危险因素评估表、Norton 压疮风险评估量表、Waterlow 压疮风险评估量表等。应用危险因素评估表时需根据老年人的具体情况进行动态评估，并及时修正措施，实施重点预防。

①Braden 危险因素评估表（见表 17-1）。Braden 危险因素评估表是目前国内外用来预测压疮发生的较为常用的方法之一，对压疮高危人群具有较好的预测效果，且评估简便、易行。Braden 危险因素评估表的评估内容包括感觉、潮湿、活动力、移动力、营养及摩擦力和剪切力 6 个部分。总分值范围为 6~23 分，分值越低，表示发生压疮的危险性越高。评分小于或等于 18 分，表示老年人有发生压疮的危险，建议采取预防措施。

表 17-1 Braden 危险因素评估表

项目	分值			
	1 分	2 分	3 分	4 分
感觉：对压力相关不适的感受能力	完全受限	非常受限	轻度受限	未受损
潮湿：皮肤暴露于潮湿环境的程度	持续潮湿	潮湿	有时潮湿	很少潮湿
活动力：身体活动程度	限制卧床	坐位	偶尔行走	经常行走
移动力：改变和控制体位的能力	完全无法移动	严重受限	轻度受限	未受限
营养：日常食物摄取状态	非常差	可能缺乏	充足	丰富
摩擦力和剪切力	有问题	有潜在问题	无明显问题	—

②Norton 压疮风险评估量表（见表 17-2）。Norton 压疮风险评估量表也是目前公认的有效用于预测压疮发生的评分方法，适用于对老年人的评估。Norton 压疮风险评估量表评估 5 个方面的压疮危险因素：身体状况、精神状态、活动能力、灵活程度及失禁情况。总分值范围为 5~20 分，分值越低，表明发生压疮的危险性越高。评分小于或等于 14 分，表示易发生压疮。

表 17-2 Norton 压疮风险评估量表

项目	分值			
	4 分	3 分	2 分	1 分
身体状况	良好	一般	不好	极差
精神状态	思维敏捷	无动于衷	不合逻辑	昏迷
活动能力	可以走动	需协助	坐轮椅	卧床
灵活程度	行动自如	轻微受限	非常受限	不能活动
失禁情况	无失禁	偶有失禁	经常失禁	二便失禁

（3）易患部位：压疮多发生于长期受压及缺乏脂肪组织保护、无肌肉包裹或肌层较薄的骨隆突处。卧位不同，受压点不同，好发部位亦不同。

仰卧位：好发于枕骨粗隆、肩胛部、肘部、脊椎体隆突处、骶尾部及足跟部。

侧卧位：好发于耳郭、肘部、髋部、膝关节内外侧及内外踝。

俯卧位：好发于耳郭、面颊部、肩部、女性乳房、髂嵴、男性生殖器、膝部及足尖。

坐位：好发于肩胛部、肘部及坐骨结节。

压疮好发部位如图 17-3 所示。

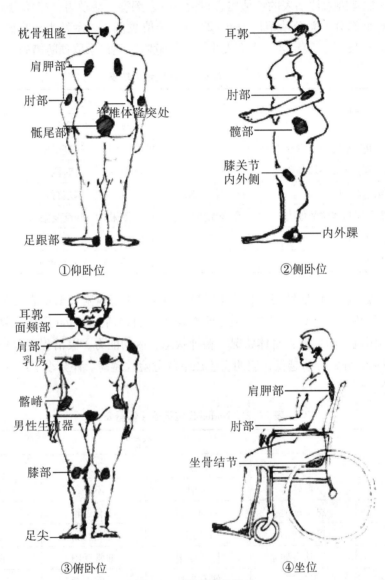

图 17-3　压疮好发部位

（三）预防措施

压疮预防的关键在于加强管理，消除危险因素。

1. 积极评估是预防压疮的关键

评估内容包括压疮发生的危险因素（如老年人病情、意识状态、营养状况、肢体活动能力、自理能力、排泄情况及合作程度等）和易患部位。

2. 避免局部组织长期受压

（1）经常变换卧位，间歇性解除局部组织承受的压力。经常翻身是长期卧床老年人最简单而有效的解除压力的方法，可使骨隆突部位轮流承受身体重量，从而减少对组织的压力。翻身的时间间隔视老年人病情及局部受压处皮肤状况而定，一般每 2 h 翻身一次，必要时每 30 min 翻身一次。翻身时需注意掌握翻身技巧，并根据人体力学原理，合理摆放体位以减轻局部压力。变换体位的同时，应观察受压部位的皮肤情况，适当给予按摩。建立床头翻身记录卡以记录翻身时间、卧位变化及皮肤情况。可使用电动翻转床协助老年人变换多种体位。长期坐轮椅的老年人应至少每 1 h 更换姿势 1 次，或者至少每 15 min 改变重力支撑点 1 次，以缓解坐骨结节处压力。翻身记录卡如表 17-3 所示。

（2）保护骨隆突处和支持身体空隙处。协助老年人变换卧位后，可将软枕或表面支撑性产品垫于身体空隙处，使支持面积加大，压力分散并受力均匀，从而减少骨隆突处所承受的压力，保护骨隆突处皮肤。可供选择的表面支撑性产品包括泡沫垫、凝胶垫、气垫、水垫及羊皮垫等，可用于减小或舒缓局部压力。值得注意的是，以往经常使用的橡胶气圈易造成局部环形压迫，导致周围组织血液循环障碍，且橡胶材料不透气，不利于汗液蒸发而对皮肤产生刺激，易引起皮肤损伤，因而橡胶气圈不适合作为减压产品，已不推荐采用。

（3）正确使用石膏、绷带及夹板。对使用石膏、绷带、夹板或牵引器等的老年人，应随时观察局部皮肤状况及肢端血液运行情况，如指（趾）甲颜色的变化，认真听取老年人的反馈意见，适当调节松紧。衬垫应平整、柔软。如果发现石膏绷带过紧或凹凸不平，应立即通知医生，及时予以调整。

（4）应用减压敷料。根据老年人的实际情况，选择减压敷料敷于压疮好发部位以局部减压，如可选择泡沫类敷料或水胶体类敷料，并在裁剪后固定于骨隆突处。

（5）应用减压床垫。养老护理师应根据老年人的具体情况及减压床垫的适用范围，及时、恰当地应用气垫床、水床等全身减压设备以分散压力，预防压疮发生。尤其对难处理的疼痛或由翻身引起的疼痛，可使用减压床垫以降低局部压力。但应指出的是，尽管采用全身或局部减压装置，仍须经常为老年人更换卧位。因为即使较小的压力，如果压迫时间过长，也可阻碍局部血液循环，导致组织损伤。

表 17-3 翻身记录卡

姓名:		床号:	
日期/时间	卧位	皮肤情况及备注	执行者

3. 避免或减少摩擦力和剪切力的作用

为避免剪切力的产生，老年人需采取有效体位。半卧位时，如无特殊禁忌，床头抬高30°。为防止身体下滑，可在足底部放置软垫，并屈髋30°。长期坐轮椅的老年人，应保持正确坐姿，尽量坐直并紧靠椅背，必要时垫软枕；两膝关节屈曲90°，双足平放于踏板，可适当给予约束，防止身体下滑。为避免形成摩擦力而损伤老年人皮肤，在协助老年人翻身或搬运老年人时，应使用有效翻身技巧，将老年人身体抬离床面，避免拖、拉、推等动作。使用便器时，便器不应有损坏；使用时应协助老年人抬高臀部，不可硬塞、硬拉便器，必要时在便器边缘垫软纸、布垫或撒滑石粉，防止擦伤皮肤。此外，保持床单和被褥清洁、平整、无碎屑，避免皮肤与床单、衣服皱褶、碎屑产生摩擦而损伤皮肤。

4. 保护老年人的皮肤，避免局部不良刺激

保持老年人皮肤和床单的清洁干燥，避免不良刺激是预防压疮的重要措施。加强基础护理，根据需要用温水或中性溶液清洁老年人皮肤。避免使用肥皂或含乙醇的清洁用品，以免引起皮肤干燥或使皮肤残留碱性物质而刺激皮肤。擦洗动作应轻柔，不可用力过度，防止损伤皮肤。皮肤干燥者可适当使用润肤品以保持皮肤湿润。对皮肤易出汗的部位如腋窝、腹股沟等，应及时擦干汗液。对大、小便失禁者，应及时擦洗皮肤和更换床单、衣物，并根据老年人皮肤情况采取隔离防护措施，如局部使用皮肤保护剂、水胶体类敷料或伤口保护膜等，以保护局部皮肤。

5. 促进皮肤血液循环

长期卧床的老年人，应每日进行主动或被动的全范围关节运动练习，以维持关节活动性和肌肉张力，促进肢体血液循环，减少压疮发生。施行温水浴，在清洁皮肤的同时可刺激皮肤血液循环。老年人变换体位后，对局部受压部位进行适当按摩，改善该部位的血液循环，预防压疮发生。但需要注意的是，对于因受压而出现反应性充血的皮肤组织则不主张按摩，因为此时软组织已受到损伤，实施按摩可造成深部组织损伤。

6. 改善机体营养状况

营养不良既是导致压疮发生的原因之一，也是直接影响压疮愈合的因素。合理膳食是改善老年人营养状况、促进创面愈合的重要措施。因此，在病情允许的情况下，给予压疮

高危人群高热量、高蛋白及高维生素饮食，有助于保证正氮平衡，增强机体抵抗力和组织修复能力，并促进创面愈合。维生素C及锌对伤口愈合具有重要作用，对于易发生压疮的老年人应适当给予补充。另外，水肿老年人应限制水和盐的摄入，脱水老年人应及时补充水和电解质。

7. 鼓励老年人活动

尽可能避免给老年人使用约束带和应用镇静剂。在病情许可的情况下，协助老年人进行肢体功能练习，鼓励老年人尽早离床活动，预防压疮发生。

8. 实施健康教育

确保老年人和家属的知情权，使其了解自身皮肤状态及压疮的危害，指导其掌握预防压疮的知识和技能，如营养知识、减压装置的选择、翻身技巧及皮肤清洁技巧等，从而鼓励老年人及家属有效参与或独立采取预防压疮的措施。

（四）压疮的护理

1. 压疮的病理分期及临床表现

压疮的发生为渐进性过程，目前常用的分类方法是依据损伤程度将压疮分为四期。压疮的病理分期如图17-4所示。

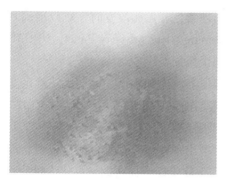

①Ⅰ期：淤血红润期

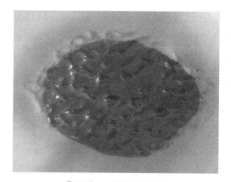

②Ⅱ期：炎性浸润期

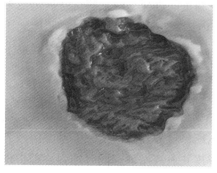

③Ⅲ期：浅度溃疡期

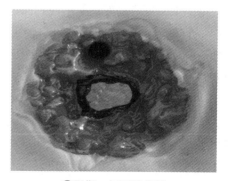

④Ⅳ期：坏死溃疡期

图17-4　压疮的病理分期

①Ⅰ期。Ⅰ期指淤血红润期，为压疮初期。其表现如下：身体局部组织受压，血液循环发生障碍，皮肤出现红、肿、热、痛或麻木，解除压力30 min后，皮肤颜色不能恢复正常。此期皮肤完整性未被破坏，仅出现暂时性血液循环障碍，为可逆性改变，如果及时去除致病原因，可阻止压疮进一步发展。

②Ⅱ期。Ⅱ期指炎性浸润期。其表现如下：红肿部位继续受压，血液循环得不到改善，静脉回流受阻，局部静脉淤血，皮肤的表皮层、真皮层或两者发生损伤或坏死；受压部位呈紫红色，皮下产生硬结；皮肤因水肿而变薄，常有水疱形成，且极易破溃；水疱破溃后，表皮脱落，显露潮湿、红润的创面，老年人有疼痛感。此期若及时解除受压，改善血液循环，清洁创面，仍可防止压疮进一步发展。

③Ⅲ期。Ⅲ期指浅度溃疡期，全层皮肤破坏，可深及皮下组织和深层组织。其表现如下：表皮水疱逐渐扩大、破溃，真皮层创面有黄色渗出液，感染后表面有脓液覆盖，浅层组织坏死，形成溃疡，疼痛感加重。

④Ⅳ期。Ⅳ期指坏死溃疡期，为压疮严重期。其表现如下：坏死组织侵入真皮下层和肌肉层，感染向周边及深部扩展，可深达骨面；坏死组织发黑，脓性分泌物增多，有臭味；严重者细菌入血可引起脓毒败血症，造成全身感染，甚至危及生命。

压疮创面覆盖较多的坏死组织或局部皮肤出现紫色、焦痂改变时，难以准确划分病理期，所以美国国家压疮咨询委员会（National Pressure Ulcer Advisory Panel，NPUAP）提出的新压疮分期中增加了不可分期压疮和可疑深部组织损伤压疮。

不可分期压疮：全层组织缺失，创面基底部覆盖腐肉和焦痂。此期无法确定实际缺损深度，在彻底清除坏死组织和（或）焦痂，暴露创面基底部后方可判断实际深度和分期。清创前通常渗液较少，甚至干燥，痂下感染可出现溢脓、恶臭。

可疑深部组织损伤压疮：皮肤完整，局部区域出现紫色或褐红色颜色改变，或者出现充血性水疱。其是由于压力和（或）剪切力使皮下软组织受损所致，可伴疼痛、坚硬、糜烂、松软、潮湿、皮肤温度升高或降低。肤色较深者难以识别深层组织损伤。

一般情况下，压疮的发展是由浅到深、由轻到重的过程，但某些特殊病例也可出现例外。例如，个别急性或危重老年人可于6~12 h内迅速出现溃疡期压疮；肥胖老年人可出现闭合性压疮，即表皮完整，但内部组织已坏死。因此，养老护理师应认真观察老年人皮肤的改变，避免贻误病情而造成严重后果。

2. 压疮的护理采取以局部护理为主、全身护理为辅的综合性护理措施

（1）全身护理。良好的营养是创面愈合的重要条件，因此应给予平衡饮食，增加蛋白质、维生素及微量元素的摄入。对长期不愈的压疮，可静脉滴注复方氨基酸溶液。低蛋白血症老年人可静脉输入血浆或人血白蛋白，改善皮肤血液循环。同时加强心理护理，消除不良心境，促进身体早日康复。

（2）局部护理。评估、测量并记录压疮的部位、大小（长、宽、深）、创面组织形

态、渗出液、有无潜行或窦道、伤口边缘及周围皮肤状况等，对压疮的发展进行动态监测，根据压疮分期的不同和伤口情况采取有针对性的护理措施。

①淤血红润期。此期护理的重点是去除致病原因，防止压疮继续发展。除加强压疮预防措施外，局部可使用半透膜敷料或水胶体敷料加以保护。由于此时皮肤已破损，故不提倡局部皮肤按摩，防止造成进一步伤害。

②炎性浸润期。此期护理的重点是保护皮肤，预防感染。除继续加强上述措施以避免损伤继续发展外，应注意对出现水疱的皮肤进行护理。未破溃的小水疱应尽量减少摩擦，防止水疱破裂、感染，使其自行吸收；大水疱可在无菌操作下先用无菌注射器抽出疱内液体，不必剪去表皮，然后局部消毒，再用无菌敷料包扎。若水疱已破溃并露出创面，则需消毒创面及创周皮肤，并根据创面类型选择合适的伤口敷料。

③浅度溃疡期。此期护理的重点为清洁伤口，清除坏死组织，处理伤口渗出液，促进肉芽组织生长，并预防和控制感染。

根据伤口类型选择伤口清洗液。创面无感染时多采用对健康组织无刺激的生理盐水进行冲洗；创面有感染时，需根据创面细菌培养及药物敏感试验结果选择消毒液或抗菌液以达到抑菌或杀菌目的，从而控制感染和促进伤口愈合。例如，可选用1∶5 000呋喃西林溶液清洗创面；对于溃疡较深、引流不畅者，可用浓度为3%的过氧化氢溶液冲洗，抑制厌氧菌生长。

进行创面清创处理时需根据老年人的病情、耐受性、局部伤口坏死组织情况和血液循环情况选择清创方式，如外科清创、机械性清创、自溶性清创、生物性清创及化学性清创，并于清创期间动态观察伤口渗液量、组织类型和面积的变化。

根据渗出液特点，选择适当的湿性敷料，并根据伤口渗出情况确定换药频率。

另外，为控制感染和增加局部营养供给，可对局部创面采用药物治疗，如碘伏、胰岛素、碱性成纤维因子等，或者采用具有清热解毒、活血化瘀、去腐生肌功效的中草药。

④坏死溃疡期。此期除继续加强浅度溃疡期的护理外，还应采取清创术清除焦痂和腐肉，处理伤口潜行和窦道以减少无效腔，并保护暴露的骨骼、肌腱或肌肉。

对无法判断的压疮和怀疑深层组织损伤的压疮，需进一步全面评估，采取必要的清创措施，并根据组织损伤程度选择相应的护理方法。

压疮是全身、局部因素综合作用所引起的皮肤组织变性、坏死的病理过程。养老护理师只有认识到压疮的危害性，了解其病因和发生发展规律，掌握其防治技术，才能自觉、有效地做好压疮防治工作。护理中应坚持"预防为主，立足整体，重视局部"的观念，使压疮护理走向科学化、制度化、程序化和人性化。

思考题

1. 压疮发生的原因是什么?
2. 如何为老年人预防压疮?

第十八章　康复护理

学习目标

1. 掌握尿失禁老年人的功能训练、日常活动能力训练的方法。
2. 熟悉训练老年人行走、上下楼梯的方法。
3. 熟悉评估日常生活活动能力、运动功能的方法。
4. 熟悉空间关系辨认障碍训练的基本方法。
5. 了解常用的评估表。
6. 了解老年人的康复体操活动。

技能目标

1. 在康复人员指导下，能辅助评估老年人日常生活活动能力、老年人运动功能的康复效果。
2. 能指导和协助老年人开展康复体操活动，训练行走及上下楼梯；协助老年人进行日常活动能力训练。
3. 能指导轻、中度认知功能障碍的老年人进行记忆力训练。
4. 能指导轻、中度空间关系辨认障碍的老年人进行空间关系辨认障碍训练。

案例导学与分析

案例导学

张爷爷，63岁，退休工人，与老伴同住，不抽烟，不喝酒，大、小便能自控，可以自己洗脸、刷牙，但需要别人帮忙挤牙膏，可以自己梳头；能够自行上厕所，但下蹲时需要别人帮助；虽能够自行吃饭，但需要较长时间，因此平常家人都给予少量帮助；能够自己穿衣服，但需要别人帮忙系纽扣，家人为了方便，都将其衣物换成拉链款，张爷爷便可自行完成。此外，张爷爷能够自行完成床椅转移，但基于安全考虑，必须要有家人监护；能够自行扶墙步行200余米，在扶扶手的情况下能上下10层楼梯；洗澡时能够坐着将自己身上洗净。

分析：

请根据以上案例，结合本章的"日常生活活动能力评估"表，计算张爷爷生活自理能力的每项评分是多少，总评分是多少，评估等级是多少。

第一节　康复评估

一、老年人日常生活活动能力评估

日常生活活动是指人们为了维持生存及适应生存环境而每天反复进行的、最基本的、最具有共性的活动，即进食、洗澡、修饰、穿衣、大便控制、小便控制、如厕、床椅转移、平地行走、上下楼梯等。日常生活活动能力是个体在发育成长过程中逐渐习得的，它反映人们在家庭、医疗机构和社区中的基本能力。

1. 评估目的

进行老年人日常生活活动能力评估是确定老年人照护等级，照护内容，康复目标、制定照护计划、康复计划与训练措施，评估康复效果的依据。评估目的具体如下：

（1）判断老年人在日常生活活动方面能否独立及独立程度和功能预后。

（2）为制订照护计划提供依据。

（3）为制订环境改造方案提供依据。

（4）作为长期照护险等级评估的有效手段。

（5）了解老年人日常生活中存在的危险因素，规避可能会出现的风险。

2. 评估方法

日常生活活动能力评估是对老年人综合能力的评估，故应了解老年人身体功能方面的情况。在评估时应采用经过标准化设计，具有统一内容、统一评估标准的表进行评估，评估方法包括直接观察和间接评估两种。

（1）直接观察法。直接观察法是指通过直接观察老年人的实际操作能力进行评估，而不只是询问。该方法的优点是能够比较客观地反映老年人的实际功能情况，有效地避免老年人夸大或缩小自己的能力，但缺点是费时费力，老年人不宜配合。

（2）间接评估法。间接评估法是指通过询问的方式进行了解与评估。可从家人和老年人周围的人那里或通过电话或书信等方式获取老年人完成活动的信息。该方法的优点是简单、快捷，但缺点是缺乏可信性，故主要用于一些不便直接观察或演示的动作评估，如大、小便的控制及洗澡等。

在老年人日常生活活动能力评估中，通常是两种方法结合起来应用。

3. 评估注意事项

日常生活活动能力评估的准确性关系到评估等级的划定、收费及照护计划的制订，甚至有时评估结果还会影响到老年人的情绪。因此，要准确客观地评估老年人的日常生活活动能力，要注意以下几点：

（1）评估前应常规了解老年人入院前的生活习惯及自理情况，作为评估时的参考依据。评估结果是老年人的实际完成情况，而不是老年人可能存在的潜力。

（2）评估室的设置应尽量接近实际生活环境，以取得老年人的理解与合作。如果在不同环境下或不同时间段内，评估的结果有差别，则应记录最低评分。但应找出影响评分结果的常见原因。

（3）老年人的日常生活活动能力分值会受到环境和老年人运动功能的影响，因此当环境发生变化时，老年人的日常生活活动能力也将发生变化；老年人的运动功能发生变化时，其日常生活活动能力也会发生变化。因此应尽量采用老年人经常生活的环境进行评估。

4. 评估内容

日常生活活动能力评估包括 10 项内容，即进食、洗澡、修饰、穿衣、大便控制、小便控制、如厕、床椅转移、平地行走、上下楼梯，每项具体评估标准如表 18-1 所示。

表 18-1　日常生活活动能力评估

进食： 指用餐具将食物由容器送到口中、咀嚼、吞咽等过程	□分	10分：可独立进食（在合理的时间内独立进食准备好的食物）
		5分：需部分帮助（进食过程中需要一定帮助，如协助把持餐具）
		0分：需极大帮助或完全依赖他人，或有留置鼻胃管

表18-1(续)

洗澡	□分	5分：准备好洗澡水后，可自己独立完成洗澡过程
		0分：在洗澡过程中需他人帮助
修饰： 指洗脸、刷牙、梳头、刮脸等	□分	5分：可自己独立完成
		0分：需他人帮助
穿衣： 指穿脱衣服、系纽扣、拉拉链、穿脱鞋袜、系鞋带	□分	10分：可独立完成
		5分：需部分帮助（能自己穿脱，但需他人帮助整理衣物、系纽扣或鞋带、拉拉链）
		0分：需极大帮助或完全依赖他人
大便控制	□分	10分：可控制大便
		5分：偶尔失控（每周少于1次），或需要他人提示
		0分：完全失控
小便控制	□分	10分：可控制小便
		5分：偶尔失控（每天少于1次，但每周多于1次），或需要他人提示
		0分：完全失控，或留置导尿管
如厕： 指去厕所、解开衣裤、擦净、整理衣裤、冲水	□分	10分：可独立完成
		5分：需部分帮助（需他人搀扶去厕所、需他人帮忙冲水或整理衣裤等）
		0分：需极大帮助或完全依赖他人
床椅转移	□分	15分：可独立完成
		10分：需部分帮助（需他人搀扶或使用拐杖）
		5分：需极大帮助（较大程度上依赖他人搀扶和帮助）
		0分：完全依赖他人
平地行走	□分	15分：可独立在平地上行走45 m
		10分：需部分帮助（因肢体残疾、平衡能力差、过度虚弱、视力等问题，在一定程度上需他人搀扶或使用拐杖、助行器等辅助用具）
		5分：需极大帮助（因肢体残疾、平衡能力差、过度虚弱、视力等问题，在较大程度上依赖他人搀扶，或者坐在轮椅上自行移动）
		0分：完全依赖他人
上下楼梯	□分	10分：可独立上下楼梯（连续上下10~15个台阶）
		5分：需部分帮助（需扶着楼梯、由他人搀扶，或者使用拐杖等）
		0分：需极大帮助或完全依赖他人

表18-1(续)

日常生活活动能力总分	□分	分级：□级 0级。能力完好：总分100分 1级。轻度受损：总分61~99分 2级。中度受损：总分41~60分 3级。重度受损：总0~40分

日常生活活动能力评估操作说明：

（1）以最近一个月的能力表现为主。

（2）不会做、不愿意做、有别人帮着做的情形，不算失能，养老护理师务必确实了解清楚老年人的实际能力。

（3）因智力障碍或严重忧郁，老年人虽有能力做，但因忘记某个动作而需要有人提醒或协助才能完成，仍属于需协助范围。

（4）养老护理师应在老年人使用辅助工具的情况下评估老年人的实际能力。

二、老年人运动功能评估

（一）平衡功能评估

平衡功能评估主要是了解评估对象是否存在平衡功能障碍；明确引起平衡功能障碍的原因，以及预测患者可能发生跌倒的危险性。

1. 评估目的

平衡功能评估的对象主要是有平衡功能障碍者和平衡功能下降者，其目的是通过了解评估对象是否有平衡障碍，确定平衡障碍的程度、类型，分析引起平衡障碍的原因，依据评估结果制订老年人的照护计划，推荐符合老年人现有平衡能力的辅助器具。

2. 评估方法

（1）观察法。观察法是指通过观察老年人在不同条件下的平衡表现，进行平衡评估。观察法虽然过于粗略和主观，缺乏量化，但由于其应用简便，可以对具有平衡功能障碍的患者进行粗略的筛选，因此具有一定的敏感性和判断价值，至今在临床上仍广为应用。

（2）量表法。量表法不需要特殊的设备，结果易于量化，评分方法简单，应用方便，常用的量表是"平衡功能评估表"。

3. 评估注意事项

（1）测试时保持环境安静，不要说话或给予提示。

（2）下肢骨折未愈合的老年人、有严重心血管疾病的老年人不宜进行平衡测试。

（3）老年人不能完全独立完成所要求动作时，要注意予以保护，以免其摔倒，必要时给予帮助。

4. 评估内容

运用 14 个项目进行平衡功能评估，分别为从坐位变为站立位、无支持站立、无靠背坐位、从站立位变为坐位、转移、闭眼无支持站立位、双脚并拢无支持站立位、站立位时伸直上肢向前触物、站立位时从地面捡起物品、站立位时转身向后看、转身 360 度、无支持站立时将一只脚放在凳子上、一只脚在前无支持站立位、单脚站立位（见表 18-2）。

表 18-2　平衡功能评估表

项目	评分	评估标准
从坐位变为站立位	□分	4 分：不用手扶，能够独立地站起并保持稳定 3 分：用手扶着能够独立地站起 2 分：几次尝试后，自己用手扶着站起 1 分：需要他人小量的帮助才能够站起或保持稳定 0 分：需要他人中等或大量的帮助才能够站起或保持稳定
无支持站立位	□分	4 分：能够安全地站立两分钟 3 分：在监视下能够站立两分钟 2 分：在无支持的条件下能够站立 30 秒 1 分：需要若干次尝试才能无支持站立 30 秒 0 分：无帮助时不能站立 30 秒
无靠背坐位	□分	4 分：能够安全地保持坐位两分钟 3 分：在监视下能够保持坐位两分钟 2 分：能坐 30 秒 1 分：能坐 10 秒 0 分：没有靠背支持不能坐 10 秒
从站立位变为坐位	□分	4 分：在手的最小量帮助下安全地坐下 3 分：借助双手能够控制身体的下降 2 分：用小腿后部顶住椅子来制身体的下降 1 分：独立地坐，但不能控制身体的下降 0 分：需要他人帮助才能坐下
转移	□分	4 分：稍用手扶就能够安全地转移 3 分：需要全程用手扶着才能够安全地转移 2 分：需要口头提示或监视才能够转移 1 分：需要一个人的帮助 0 分：为了安全，需要两个人的帮助或监视
闭眼无支持站立位	□分	4 分：能够安全地站立 10 秒 3 分：监视下能够安全地站立 10 秒 2 分：能站 3 秒 1 分：闭眼不能达 3 秒，但站立稳定 0 分：为了不摔倒而需要两个人的帮助
双脚并拢无支持站立位	□分	4 分：能够独立地将双脚并拢并安全地站立 1 分钟 3 分：能够独立地将双脚并拢并在监视下站立 1 分钟 2 分：能够独立地将双脚并拢，但不能保持 30 秒 1 分：需要别人帮助才能将双脚并拢，但能够双脚并拢站立 15 秒 0 分：需要别人帮助才能将双脚并拢，且双脚并拢站立不能保持 15 秒

表18-2（续）

站立位时伸直上肢向前触物	□分	4分：能够向前伸出 25 厘米以上 3分：能够安全地向前伸出 12 厘米以上 2分：能够安全地向前伸出 5 厘米以上 1分：上肢能够向前伸出，但需要监视 0分：在向前伸展时失去平衡或需要外部支持
站立位时从地面捡起物品	□分	4分：能够轻易地且安全地将鞋捡起 3分：能够将鞋捡起，但需要监视 2分：伸手向下达 2~5 厘米，且独立地保持平衡，但不能将鞋捡起 1分：试着伸手做捡鞋的动作时需要监视，但仍不能将鞋捡起 0分：不能试着伸手做捡鞋的动作，或者需要帮助才能免于失去平衡或摔倒
站立位时转身向后看	□分	4分：从左右侧向后看，身体转移良好 3分：仅从一侧向后看，另一侧身体转移较差 2分：仅能转向侧面，但身体的平衡可以维持 1分：转身时需要监视 0分：需要帮助以防身体失去平衡或摔倒
转身 360 度	□分	4分：在小于或等于 4 秒的时间内安全地转身 360 度 3分：在小于或等于 4 秒的时间内仅能从一个方向安全地转身 360 度 2分：能够安全地转身 360 度但动作缓慢 1分：需要密切监视或口头提示 0分：转身时需要帮助
无支持站立位时将一只脚放在凳子上	□分	4分：能够安全且独立地站立，在 20 秒时间内完成 8 次 3分：能够独立地站立，完成 8 次的时间超过 20 秒 2分：无须辅助工具，在监视下能够完成 4 次 1分：需要少量帮助，能够完成 2 次以上 0分：需要帮助以防止摔倒或完全不能做
一只脚在前无支持站立位	□分	4分：能够独立地将双脚一前一后地排列（无间距）并保持 30 秒 3分：能够独立地将一只脚放在另一只脚的前方（有间距）并保持 30 秒 2分：能够独立地迈一小步并保持 30 秒 1分：向前迈步需要帮助，但能够保持 15 秒 0分：迈步或站立时失去平衡
单脚站立位	□分	4分：能用单腿站立并维持 10 秒以上 3分：能用单腿站立并能维持 5~10 秒 2分：能用单腿站立并能站立 3~4 秒 1分：能抬腿，不能维持 3 秒 0分：不能进行单脚站立或需要帮助，以防跌倒
平衡功能总分	□分	分级：□级 1 级。平衡功能好：总分 41~56 分 2 级。平衡功能尚可：总分 21~40 分 3 级。平衡功能差：总分 0~20 分

（二）步行功能评估

步行功能评估是指对老年人的步行能力和状态进行宏观分级评估，以了解老年人在不同环境下步行的状况。

1. 评估目的

（1）评估老年人的步行功能情况，是否存在异常步态及步行功能障碍。

（2）了解老年人的步态功能变化程度。

（3）为日后帮助老年人选择辅助器具提供依据。

2. 评估方法

（1）观察法。观察法又名目测分析法，指养老护理师用肉眼观察老年人的行走过程，根据所得的印象或按照一定的观察项目逐项评估，并做出定性分析。此方法不需要特殊设备和仪器，操作简便，临床常用。但不足之处是主要依靠养老护理师的观察技能，具有主观性强、可靠性差的弱点，其在临床上多与定量的分析技术相结合，使步态分析更完善。

（2）量表评估法。量表评估法是指通过使用步行功能量表对老年人的步行能力进行评估。此方法的优点在于不依靠特殊设备，操作简便，机构常用；不足之处在于仅能对步行能力进行评估，不能分析出步态是否异常。

3. 评估注意事项

（1）嘱咐老年人尽量放松，以平时正常步行的状态完成评估。

（2）观察时，不仅要观察患侧下肢，亦要观察对侧下肢，以便比较。

（3）行走时老年人尽量少穿衣物，充分暴露下肢，以便养老护理师准确观察步态特征。

（4）注意疼痛对步态的影响。

（5）观察属定性分析方法，有一定的局限性，必要时应进一步采用定量分析方法。

4. 评估内容

运用"步行功能评估"表对老年人进行评估，通过分析可以了解老年人是否可以步行以及确定是哪一种行走形式。具体评估标准如表18-3所示。

表18-3　步行功能评估

分　级	评　定　标　准
I　不能步行	完全不能步行
II　非功能性步行	借助膝—踝—足矫形器、手杖等能在室内行走，又称治疗性步行
III　家庭性步行	借助踝—足矫形器、手杖等能在室内行走自如，但在室外不能长时间行走
IV　社区性步行	借助踝—足矫形器、手杖或可独立地在室外和社区内行走、散步，能去公园、去诊所、购物等，但时间不能持久。如需要离开社区并长时间步行仍需坐轮椅
评估时间	
分　级	
评估者	

第二节 认知训练

一、记忆力训练

记忆力训练主要有内部法和外部法。

（一）内部法

内部法是指在老年人某方面已经出现明显的缺陷的情况下，在其内部以另一种损害较轻的方法去记住新信息。例如，老年人的语言性记忆较差，就鼓励其用形象性记忆方法，反之亦然。内部法包括无错性学习和助记术。

（1）无错性学习。例如，在词汇的学习过程中，应给予正确的意思，以避免猜测，防止出现错误。

（2）助记术。助记术是有助于学习和回忆已学过知识的一门技术。常用的助记术如下：

①言语记忆法。言语记忆法适用于右大脑损伤或形象记忆较差的老年人，主要包括首词记忆法、组块、编故事法等。

②视觉形象技术。视觉形象技术适用于左大脑损伤或言语记忆差的老年人，主要包括图像法、联想法、层叠法、放置地点法、现场法、倒叙法、自问法、分类法等。

③书面材料学习。例如，PQRST 记忆法、信息检索法。

（二）外部法

（1）信息存储。信息存储是指可利用日历本、日记本、备忘录、时间表、日程表、明显的标志、照片、记忆提示工具存储信息，帮助记忆。

（2）环境适应。通过环境的重建，满足老年人的日常生活需要。

①调整环境，消除分散注意力的相关因素。

②将环境中的信息的量控制好，每次信息呈现的量少比多好，重复的次数多比少要好，信息出现的间隔时间长比短好。

③减少环境的变化，保持常规环境，使老年人易于记忆。

④突出需要记住的事物。

⑤好的环境可以帮助记忆。

⑥语言或视觉提示。

⑦注重家用电器的安全，设计自动关闭装置。

⑧避免常用物品遗失，如手机。

（三）注意事项

为了有效开展记忆力训练，需要注意以下几点：

（1）对有记忆障碍的老年人采用视觉形象技术时，应让老年人看到纸上或卡片上的图片，而不是让其单纯依靠想象。

（2）用两种方法比一种方法更有效。

（3）学习的信息应该是现实世界中的而且与老年人的日常生活相关。

（4）助记术是教会老年人记忆新的信息的方法，其家人、朋友也必须采用这种方法鼓励老年人去学习。

（5）要经常与老年人一起找差距，纠正错误。

（6）老年人取得进步时，一定要给予鼓励，至少是口头的表扬。

二、空间关系辨认障碍训练

空间关系辨认障碍是指对空间的物与物、自己与物的关系、距离、方位辨认困难。

（一）辨认障碍

辨认障碍是指在物品的大小、颜色、方位、顺序等改变后，老年人不能辨认。

训练方法如下：

（1）用不同形状的积木做匹配训练。

（2）按功能将物品分类。

（3）在完成（1）（2）前，让老年人触摸所有物品，刺激触觉。

（4）摆动一个悬挂的几何形物品，让老年人辨认，使老年人感受物品在空间的形状、位置的变化。

（5）对外形相似的物品，示范其用途，强化识别效果。

（6）物品在直立的状态下是最容易被辨认的，因此在放置物品时最好将其直立。

（7）对重要的、不易区分的东西做标记或贴上标签。

（8）将物品分类存放在相对固定的位置。

（二）图形-背景区分障碍

图形-背景区分障碍是指不能从视觉上将图形与背景分开。

训练方法如下：

（1）将物品放置在桌面上，要求老年人按指令指出物品名称。可逐渐增加物品的数量。

（2）辨别与衣服颜色完全不同的纽扣。

（3）将楼梯的第一级与最后一级标注不同的颜色。

（4）常见区域放置少量最常用的物品，对用得最多的物品用鲜明的颜色标出。

（5）打一行混有大写和小写的字母，让老年人从中挑出大写字母 A。

（6）让老年人根据裤子或上衣、长袖或短袖等标志将一堆衣服分类。

（三）空间关系辨认障碍

空间关系辨认障碍是指不能感知物与物、自己与物之间的关系。

训练方式如下：

（1）让老年人完成含有空间成分的活动，如"请把门后的椅子拿来""请站在桌子与床之间"。

（2）让老年人把几种物品放置在房间的不同位置，离开房间，然后返回，再指出或说出它们的准确位置并逐一取回。

（3）用家具设一迷宫，让老年人从入口走到出口。

（4）用积木搭建一个模型，让老年人仿制。

（5）让老年人用折纸、积木、动物形状的木块等构成立体模型。

（四）地形方位辨认困难

地形方位辨认困难是指老年人不能理解和记住地点之间的关系，因此在地理关系上迷失方向，即不能找到从一地到另一地的路径与方向，如老年人不能从治疗室顺利回到病房，不能从花园走回室内。

训练方式如下：

（1）改变环境及适应环境。养老护理师用标记标出路径，教老年人辨认，可用图片、文字、物品等做标记，待老年人掌握后逐渐将它们取消。

（2）在老年人每日必经的路上，用鲜明的色点等标志作路标。多次练习后，老年人可能会记住，再减少甚至取消色点。

（五）深度和距离辨认障碍

深度和距离辨认障碍是指老年人判断距离和深度有困难，如要坐下时坐不到椅子上，倒水时杯子已满仍倒水不停，上下楼梯时迈步不知轻重等。

训练方式如下：

（1）尽可能多地使用触觉。如移动前，先让老年人伸手探查距离及高度；倒水前，先让老年人用手摸杯边等。

（2）上下楼梯时，让老年人练习用脚探知上一级阶梯和下一级阶梯。

（3）在室内设一迷宫，途中放一木板，让老年人越过；另一处挂一绳索，让老年人弯腰才能通过；让老年人从入口走到出口。

（4）让老年人练习将脚放在绘制在地板上的脚印中。

（5）让老年人练习用脚探知一活动台阶的高低，并准确地将脚放上去。

（六）单侧空间忽略

单侧空间忽略是指对来自受损大脑对侧的刺激无反应，主要以视觉形式表现出来，也可以表现在近体空间的触觉及空间表象上。

训练方法如下：

（1）感觉输入法。

①浅感觉：对忽略侧肢体的皮肤进行冷、热触觉刺激。

②深感觉：主动或被动地活动忽略侧肢体，或者用健手摩擦其忽略侧手。

③视觉：训练老年人对忽略侧有意识的观察，如面对镜子进行自画像、梳洗等。

（2）交叉促进训练。在患肢近端有一些活动时，将手放在有滑轮的滑板上，在桌面上做越过中线的一些环形的活动。

（3）拼图时，拼图块放置在忽略侧；插木钉时，所有木钉均放置在左侧；将数字卡片放置在老年人前方，让老年人由右至左读出数字，读正确后，将其顺序打乱并全部移到左侧，再让老年人读数；让老年人删除几行字母中指定的字母，有漏删时让其大声读出漏删的字母并再删去。

（4）右眼遮盖。遮盖左侧忽略者的右眼可以提高其对左侧物体的注意力。

（5）暗示。暗示形式与任务方式必须相一致才能取得最好效果。阅读文章时给予视觉暗示，在忽略侧用彩色线条标出标志或用手指指出标记。书写时给予运动暗示，在桌面上或膝盖上间歇移动左手（主动或被动）。

（6）躯干旋转。为减轻左侧空间忽略，可将躯干向左侧旋转。此法还可用于基本动作的训练以及步行训练。

（7）改变环境。与老年人讲话时站在忽略侧。日用品、电视机等放在忽略侧，使老年人增强对忽略侧的注意力。

（8）激发警觉。可用蜂鸣器，5~20秒鸣响一次，以提醒将注意力放在左侧，可提高警觉。

（9）口头回忆法。口头回忆法又称关键词法。在训练的过程中，将复杂的动作分解，让老年人记住每一个步骤，活动前先背步骤，以熟悉动作过程。

第三节　功能促进

一、康复体操活动

（一）手指操

运动手部有益健康。原因是手部存在与人体器官相关的穴位，常运动能健身和改善脑供血。研究发现，经常运动手指可刺激大脑，延缓脑细胞衰老，改善记忆、思维能力，预防老年痴呆。因此让老年人学习手指操，进行复杂、精巧、娴熟的手指活动，能使手与大脑皮层间建立更多的神经联系，以开发潜能，预防痴呆。

1. 手指操（见图 18-1）

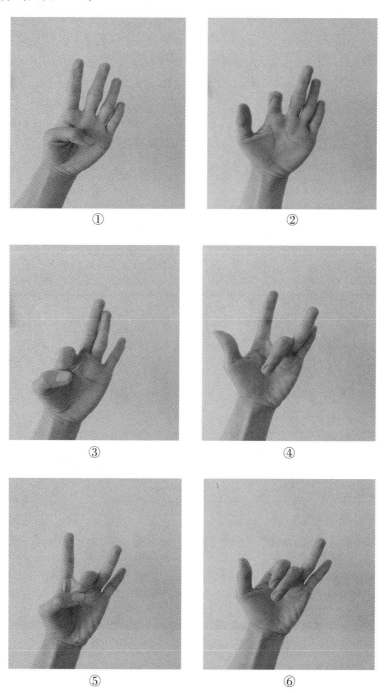

① ②

③ ④

⑤ ⑥

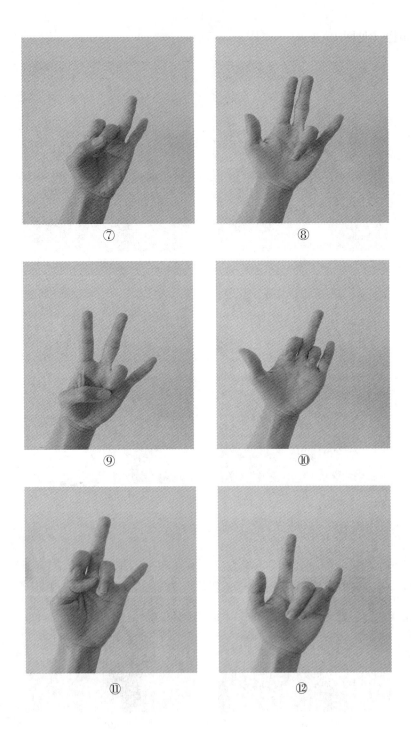

⑦ ⑧

⑨ ⑩

⑪ ⑫

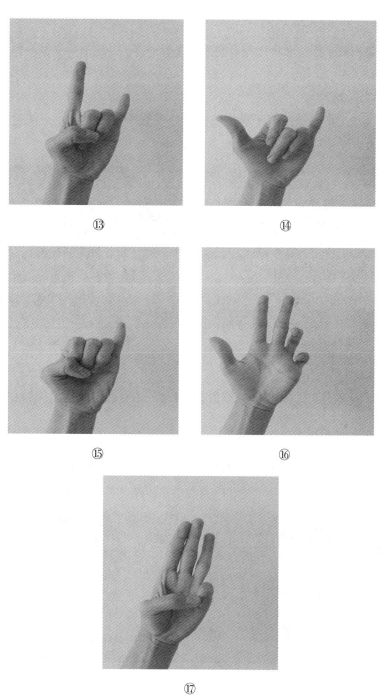

图 18-1　手指操

2. 对指运动

对指运动是指双手拇指和食指相对交换，交替进行，并逐渐将交替动作进行提速（见图 18-2）。

3. 双手配合运动

双手配合运动是指一手用全手掌搓腿，另一手握拳轻捶腿，并交替互换动作（见图 18-3）。

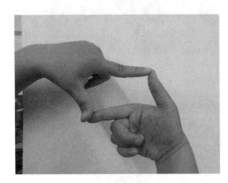
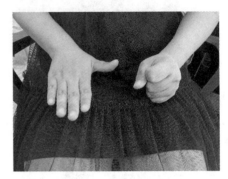

图 18-2　对指运动　　　　　　　　图 18-3　双手配合运动

（二）保健操

基本姿势：身体直立，保持头部、颈部和背部一条直线，放松肌肉和心情，双眼平视前方。

（1）伸臂、展体，取直立位，两臂自然垂于大腿外侧；上步，两掌相对，两臂缓慢上举，举至头顶上方，身体同时稍稍向后仰；做动作的同时深吸气；两臂向前向下画弧，还原至大腿外侧，同时缓缓呼气；一举一放为一次，重复 6 个 8 拍（见图 18-4）。

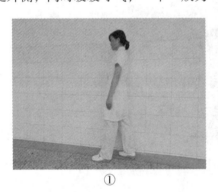
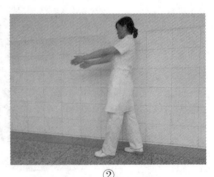

①　　　　　　　　　　　　②

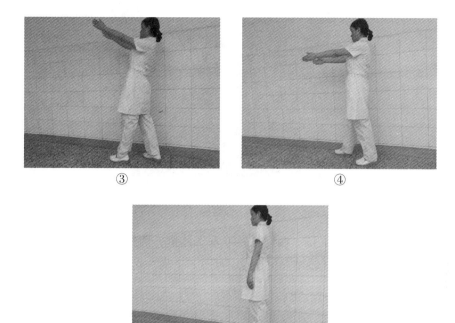

图 18-4　保健操（1）

（2）转体、摆臂，取直立位，两脚开立与肩同宽，两臂自然垂于大腿外侧；以腰部带动肩膀向左转，左臂屈肘随转体摆动至背后右下方，右臂屈肘随转体摆动至左肩上方，还原；向右转体做相同动作，左臂在前右臂在后。一左一右为一次，重复6个8拍（见图18-5）。

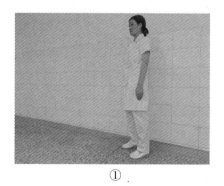

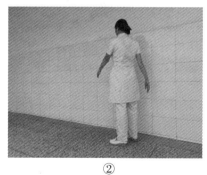

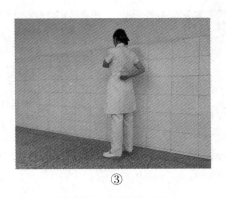

③

图 18-5　保健操（2）

（3）屈膝、下蹲，取直立位，两臂自然下垂于体侧；两臂前平举，掌心向下，吸气；两腿屈膝缓慢下蹲，呼气；缓缓站立，还原，吸气；一蹲一起为一次，重复6个8拍。下蹲和站立时，上身均保持直立（见图18-6）。

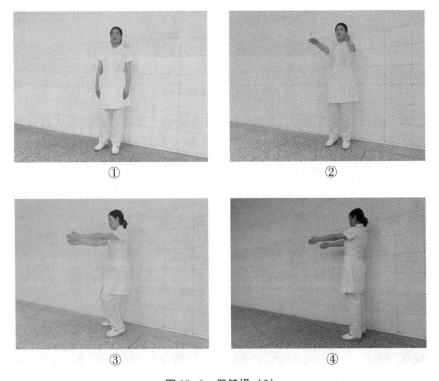

① 　　　　　　②

③ 　　　　　　④

图 18-6　保健操（3）

（4）注意事项：完成以上动作时，呼吸平稳，动作舒缓，尽可能使躯干、四肢伸展，肌肉拉伸。每天可练习一次，每次练习时间30分钟左右，每个动作间歇1~3分钟。

二、老年人站立、行走训练

站立、行走是日常生活中重复最多的一项整体性运动。步行需要全身肌肉的参与，从一个地方安全转移到另一个地方，需要人体中枢神经系统、足、踝、膝、髋、躯干、颈、肩、臂等部位的肌肉和关节协同运动才能完成，因此步行是人体转移的一项复杂的随意运动。随着老年人年龄的增长，老年人各器官都会出现萎缩、老化的现象，视力减退，前庭功能下降，骨骼、肌肉、韧带变得松弛无力。生理功能的退化使老年人在行走时每步迈出的距离较短，且两脚之间的距离较宽，行走的速度明显下降。而且老年人会经常出现行走、站立不稳，行走晃动的情况，易失去平衡，引起跌倒，给老年人带来极大痛苦，同时给家庭和社会带来巨大的负担。

帮助老年人进行站立、行走活动，能提高老年人的肌肉纤维弹性，强化肢体的主要肌肉组织，促进血液循环，对骨质疏松、糖尿病、高血压等疾病有着积极的预防作用，能很好地维持身体各组织器官的生理功能，保障身体健康。

（一）扶持行走

老年人在扶持行走前，先在扶持站立位下练习下肢的负重、屈伸及前后摆动，然后练习扶持行走。以偏瘫老年人为例：养老护理师站在患侧进行扶持。一只手握住老年人的患手，掌心对老年人的掌心，使其拇指在上，另一只手从患侧腋下穿出置于胸前，伸直手腕，分开五指，使手掌靠在老年人的腋窝向前伸出，与老年人一起缓慢向前步行（见图18-7）。

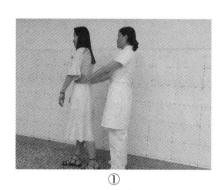
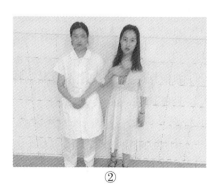

①　　　　　　　　　　　　②

图18-7　扶持行走

（二）独立行走活动

老年人在独立行走前，先在平衡杠内练习健侧与患侧的交替站立和行走，矫正步态、改善行走姿势。老年人较好地完成了在平地上的短程行走后，可适当增加上下斜坡、越过障碍物、提高步行速度等较高难度的训练及实用性步行训练。

（三）上下楼梯活动

当老年人能够较顺利、平稳地完成平地行走、上下坡行走后，即应开始进行上下楼梯的练习，以健侧足先上、患侧足先下为原则。开始练习时应有养老护理师保护和协助。以偏瘫老年人为例，具体方法如下：

（1）上楼梯。老年人用健侧手扶栏，养老护理师站在患侧后方，一只手扶持患侧腰部，协助健侧足先上台阶、患侧足后上台阶。

（2）下楼梯。老年人用健侧手扶栏，养老护理师站在患侧前方，一只手扶持患侧腰部，协助患侧足先下台阶、健侧足后下台阶。

（四）帮助老年人进行站立、行走的步骤与流程

1. 准备工作

（1）老年人同意训练且身体状况许可。

（2）养老护理师和蔼、耐心，尊重老年人的意愿，并了解老年人的活动能力。养老护理师应全面评估老年人的身体状况、疾病的程度等，与老年人及家属充分沟通，了解老年人的生活习惯。

（3）环境适宜，保证安全。地面平整、无障碍物，温、湿度适宜。

（4）物品包括毛巾、座椅、坐垫等。根据老年人的情况准备拐杖、步行车、轮椅等。

2. 沟通

养老护理师应先向老年人解释说明要进行的操作，明确操作的步骤，以取得老年人的配合。

3. 协助坐起

养老护理师协助老年人在床边坐好。

4. 协助站立

养老护理师根据老年人的身体情况选择适宜的站起方法，确认老年人已经站稳，注意保护老年人，避免摔倒。

5. 协助行走

（1）养老护理师根据老年人的身体状况协助老年人行走。

（2）若老年人体重较重或配合能力较差，养老护理师也可以用自制保护性腰带或购买协助行走的保护性腰带，以保护老年人行走。

（3）行走过程中，养老护理师应根据老年人的情绪与其闲谈，使其心情舒畅。经常询问老年人有何不适，如果观察到有气喘、心慌等异常状况应立即停止行走。

6. 反馈

每次活动后，养老护理师积极主动地与老年人沟通活动感受，观察老年人的食欲、睡眠情况是否改善等，根据情况安排下一次训练。

（五）注意事项

（1）要依据老年人的情况制订行走计划，循序渐进，持之以恒。

（2）老年人在训练站立行走时要分步进行，不可操之过急，应做到：醒来后要在床上躺半分钟，起床后要在床上坐半分钟，两条腿下垂后在床边坐半分钟后再行走。

（3）养老护理师在协助老年人进行站立、行走训练时，应根据老年人的身体状况选择适宜的转移方法，避免对自己的腰椎、颈椎造成损伤。

三、压力性尿失禁功能训练

（一）压力性尿失禁的定义

（1）尿失禁的定义。尿失禁是由于膀胱括约肌损伤或神经功能障碍而丧失排尿自控能力，使尿液不自主流出。尿失禁的分类如下：充溢性尿失禁、无阻力性尿失禁、反射性尿失禁、急迫性尿失禁、压力性尿失禁。

（2）压力性尿失禁的定义。压力性尿失禁又称张力性尿失禁，是因腹内压增高，在直立或行走时，尿道括约肌弛缓和无力使形成的尿液不自主流出的疾病。主要症状表现为咳嗽、喷嚏、大笑等腹压增加时不自主溢尿。

（二）压力性尿失禁功能康复训练的方法

1. 盆底肌肉训练

盆底肌肉训练适用于意识清楚，能理解指令的老年人。盆底肌肉训练的目的就是重建和加强盆底肌控制排尿的肌肉组织——提纲肌群，从而加强尿道外括约肌，使尿道关闭压升高，起到防止压力性尿失禁的作用。进行盆底肌肉训练时，养老护理师要让老年人知道此项练习的重要性和长期性，要教会老年人正确进行肌肉收缩。

第一阶段：站立，双手交叉置于肩上，足尖呈90°，足跟内侧与腋窝同宽，用力夹紧，保持5 s，然后放松，重复20次以上。如此反复进行，随时练习。

第二阶段：平躺，双膝弯曲，收缩臀部肌肉向上提肛。紧闭尿道、阴道和肛门，如憋尿或憋大便。保持5 s，然后放松，5~10 s后重复。运动全过程保持自由呼吸，其余肌肉放松。

在盆底肌肉训练过程中要注意以下几点：运动前先排空膀胱；饭后一小时较不适合执行此运动；在轻松、自然且没有压力的环境下练习；双腿、腹部与臀部的肌肉尽量不要收缩，运动的质比量更为重要，动作的正确与否是成功的关键。每天的饮水量在1 500 ml~2 000 ml；有阴道或泌尿系统感染时要暂停练习；运动时有不适要立即停止练习。

2. 排尿习惯训练

排尿习惯训练适用于对排尿有认知障碍的老年人，主要从以下几个方面进行训练：首先要制订有针对性的排尿计划；其次要训练老年人无论有无尿意，都应在规定时间内排空膀胱；如餐前 30 min、晨起或睡前，鼓励老年人排尿。白天每 3 h 排尿一次，夜间 2 次，可根据老年人的具体情况进行调整，原则是逐渐延长排尿的时间间隔，以逐步增加膀胱容量。最后须根据老年人训练情况及时调整计划，对老年人行为的改善及时给予表扬。

（三）注意事项

（1）依据老年人的情况选择适合的康复训练方法。

（2）养老护理师要尊重和理解尿失禁的老年人。

（3）护理尿失禁的老年人时，应注意保持其皮肤的清洁、干燥，预防压疮的发生。

（4）教育、鼓励老年人正确对待尿失禁，要求其主动参与、积极配合尿失禁的训练。

四、日常生活活动能力训练

（一）日常生活活动的定义

狭义的日常生活活动是指人在独立生活时每天必须反复进行的最基本和最具有共性的功能性活动，如衣、食、住、行及个人卫生等。

广义的日常生活活动还包括与他人的交往，以及在社区内乃至更高层次上的社会活动。

（二）进食训练

训练老年人尽可能地独立完成此项动作，增强老年人进食的主动性、趣味性，同时鼓励老年人树立康复的信心，减少对他人的依赖。

1. 训练方法

独立完成一项进食活动要求手的抓握、上肢运送以及口腔的咀嚼、吞咽动作连贯完成。先找出影响老年人进食的原因，根据问题制定护理措施。

（1）手的抓握。手不能抓握或握力减弱的老年人可用勺、叉代替筷子。可将手柄加粗或使用功能固定带。

（2）上肢运动。上肢关节活动受限、肌力低下、协调障碍等原因造成老年人不能将食物送到口里的，老年人可先取坐位，待养老护理师将食物摆放在高度适宜的餐桌上。如果老年人的上肢还具有一定的运动功能，在进食训练期间养老护理师应促进其功能恢复应以双侧同时训练为好。

（3）口腔的咀嚼、吞咽动作。口腔颌面关节活动受限、口周围肌肉群肌力低下、协调性障碍等原因造成老年人吞咽障碍的，应端正老年人头部、颈部及身体的位置，以利吞咽。

2. 注意事项

（1）患侧上肢和手即使处于软瘫期，老年人在进食时也应该将其放在餐桌上，使其接近碗或餐盘，防止患侧上肢下垂导致肩关节半脱位，同时提醒老年人注意。

（2）就餐时，患肢不能扶稳碗或盘子时，老年人应使用底座带吸盘或防滑垫的碗或盘子。

（三）偏瘫老年人穿脱衣物训练

衣裤最好选择透气、舒适的纯棉制品；上衣最好为前开口衣衫，裤子的腰带用松紧带而不用皮带；鞋最好为带尼龙扣的旅游鞋，鞋底应防滑，禁止穿拖鞋以防摔倒。注意室温，及时调整衣物。

1. 穿脱套头衫或背心

（1）穿法：先把衣衫放在膝关节上，将患手插入同侧衣袖，并将手腕伸出袖口；再将健手插入另一侧袖口，并将整个前臂伸出袖口；最后将头套入领口并伸出，整理好衣服。

（2）脱法：健手抓住衣衫后领向上拉，并退出头部，再退出双肩和双手。

2. 穿脱前开口衫衣

（1）穿法：患手插入衣袖，健手将衣领向上拉至患侧；健手在颈后抓住衣领拉至健侧肩部，然后健手插入另一衣袖；系扣，整理好衣服（见图18-8）。

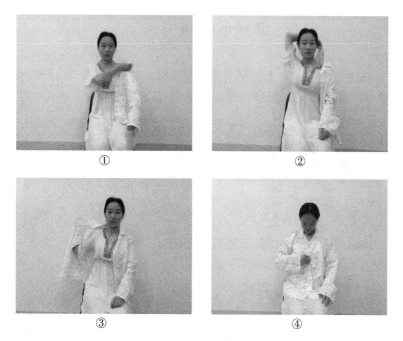

① ② ③ ④

图18-8　穿前开口衫衣

（2）脱法：先脱健侧，再脱患侧。健手抓住衣衫后领向上拉，并退出头部，再退出双肩和双手（见图18-9）。

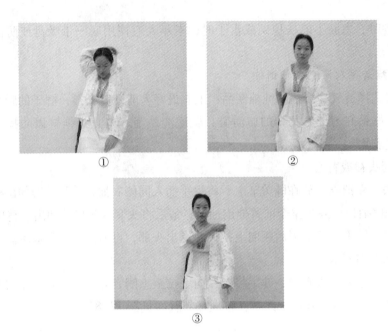

图 18-9 脱前开口衫衣

3. 穿脱裤子

（1）坐位：将患肢放在健肢上，穿上患肢的裤腿；放下患肢，再穿健腿；站起，把裤子提到腰部；坐下，用健手系好腰带（见图 18-10）。脱法相反。

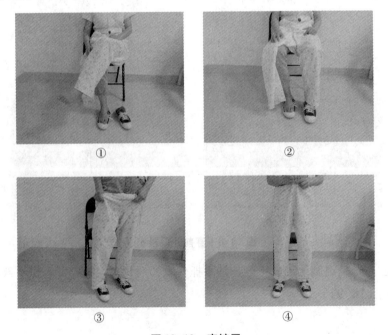

图 18-10 穿裤子

（2）卧位：先采取坐位把患肢插入裤管，然后穿健肢；躺下，蹬起健肢把腰部撑起，再把裤子提到腰部；系好腰带。脱法相反。

4. 袜子和鞋的穿脱

老年人取坐位，患肢搭在健肢上，用健手穿袜子或鞋。也可以使用穿袜器及穿鞋器予以辅助。

（四）修饰

修饰是指梳头、洗脸和口腔卫生（刷牙、漱口）。

（1）老年人坐在水池前，用健手打开水龙头，调节水温。健手清洗患手、前臂及脸部。洗健手时，患手贴在水池边，展开毛巾并将毛巾固定在水池边缘，健手及前臂在毛巾上搓洗。拧毛巾时，可将毛巾套在水龙头上，用健手将两端合拢，向一个方向拧干。

（2）打开牙膏盖时，患手固定牙膏管，健手将盖旋开并挤牙膏，刷牙动作由健手完成，必要时可使用电动牙刷代替。

（3）清洗义齿可用带有吸盘的毛刷。健手将毛刷固定在水池边，取义齿并刷洗。

（4）剪指甲时可将指甲锉底部固定在木板上，上部加长，便于操作。

（五）如厕

1. 从轮椅坐向便器

（1）截瘫老年人的双腿只能支撑部分体重且双臂乏力时。

①养老护理师先进厕所，把轮椅尽量拉近坐便器。

②刹住轮椅刹车，翻起脚踏板。

③老年人的双脚平放地上，臀部尽量往前坐，上身向前倾。

④养老护理师的左脚放在老年人的右脚旁，右脚则放在老年人的双脚前，取屈膝半蹲位。

⑤养老护理师双手托着老年人的臀部或拉住腰部皮带。

⑥养老护理师身体后仰，伸直双腿，将老年人拉起至站立姿势。

⑦养老护理师用自己的双膝抵住老年人的膝关节，防止屈曲，同时将老年人转至坐便器之前。

⑧帮助老年人坐下时，一手扶住其背部，另一手扶住臀部，使老年人身体向前倾，臀部后移，下降至坐便器上。

（2）截瘫老年人的双腿只能支撑部分体重但是双臂有力时。

老年人用双臂环抱养老护理师的肩部，养老护理师一手抱住老年人的腰部，另一手扶住其背部，双脚位置及转动方法与（1）所述方法同。

（3）四肢瘫痪的老年人需两位养老护理师一起协助时。

①拉上刹车并除去一边的活动扶手。

②老年人的双臂一上一下地横放在胸腹之间，双肘紧靠身躯。

③养老护理师 A 站于轮椅后方，两腿略屈，双脚均向着预定移动的方向，前臂分别从老年人腋下穿出，抓握住老年人前臂。

④养老护理师 B 双手承托于老年人的大腿和小腿下方。

⑤一人发出口号，两人同时伸直双腿，抬起老年人。

⑥养老护理师 A 带领进入厕所，两人合力将老年人放在坐便器上。

（4）偏瘫老年人从轮椅到坐便器的转移。

①老年人驱动轮椅，斜对坐便器，使健侧靠近坐便器，停好轮椅，刹住车闸。

②用健手将患肢抬起，然后用健肢翻起脚踏板。

③健手扶住固定于墙壁的扶手并起立。

④以健肢为中心旋转身体。

⑤坐向坐便器。

⑥从坐便器转移到轮椅上时，可按相反程序进行。

2. 排尿和排便前后的裤子穿脱

立位平衡性较差的老年人需要他人辅助，或者将身体倚靠在固定于墙壁上的扶手后，健侧手在身体前、后及左、右侧反复上提或下退裤子。在老年人对动作掌握不熟练时，养老护理师必须予以保护，以确保安全。

3. 排便后的清洁处理

（1）取卫生纸。卫生纸应固定在老年人的健手可以触到的位置。撕纸时可用中指和无名指按住纸架上方的挡板，用拇指和食指捏住卫生纸，一点一点撕开。此动作反复练习几次后一般均可做到（或直接使用抽纸）。

（2）擦拭。老年人将臀部略向前移动，躯干略微前倾，然后用健手擦拭即可。

（3）冲水。此动作由健手完成即可。

（六）洗澡

1. 盆浴

老年人坐在紧靠浴盆的木制椅子上，椅子高度与浴盆边缘齐平。老年人脱去衣物，先用健手托住患肢并放入盆内，再用健手握住盆沿，然后用健肢撑起身体并前倾，抬起臀部并移至盆内，最后将健肢放入盆内；亦可用一块木板在下面拧 2 个橡皮柱固定在浴盆一端，老年人将臀部移向盆内木板上，将健腿放入盆内，再帮助患腿放入盆内。

洗浴完毕，出浴盆的顺序与前面的步骤相反。

2. 淋浴

老年人可坐在淋浴凳或椅子上，先开冷水管，后开热水管以调节水温，淋浴较容易进行。洗涤时，用健手持毛巾擦洗，用长柄的海绵浴刷擦洗背部和四肢。患侧上臂有一定控制能力的老年人，可将毛巾一端缝上布套，套于患侧上臂，协助擦洗；拧干毛巾时，将其压在腿下或夹在患侧腋下，用健手拧干。

五、言语功能障碍老年人的功能训练

语言是人类最重要的交际工具和认知功能之一。语言和言语是两个不同的概念，言语偏重指口语，而语言除了指说话之外，还包括书面语、手势和表情表达意思等交流方式。日常生活中所说的语言障碍均是个体的言语活动过程障碍，从这个意义上讲，我们可以把所有的语言障碍统称为言语障碍。言语障碍是指构成言语的各个环节（听、说，读、写）受到损伤或发生功能障碍。常见的言语障碍包括失语症、构音障碍、言语失用症。言语训练是针对有言语障碍的老年人而采取的相应的训练方法，以提高老年人应用语言交流的能力。

（一）言语训练的原则

1. 及时评估

言语训练前应对老年人进行全面的言语功能评估，了解言语障碍的类型及其程度，使制订出的言语训练方案具有针对性。言语训练治疗过程中要定期评估，了解言语训练效果，根据评估结果随时调整言语训练方案。

2. 早期开始

言语训练开始得越早，效果越好。在老年人意识清楚、病情稳定、能够耐受集中训练30分钟时，就可开始言语训练。

3. 循序渐进

言语训练过程应该遵循循序渐进的原则，由简单到复杂。如果听、说、读、写等功能均有障碍，则训练应从听力开始，重点应放在口语的训练上。

4. 老年人主动参与

言语训练本身是一个交流过程，需要老年人的主动参与，养老护理师和老年人及家属之间的双向交流是训练的重要内容。为激发老年人言语交流的欲望和积极性，养老护理师要注意设置适宜的语言环境。

（二）言语训练常用的方法

1. 发音器官锻炼

发音器官锻炼，如舌头运动（向前伸出、向左右侧运动、卷舌、在口内旋转）有助于克服舌尖、舌根运动不灵活。

2. 语言训练

语言训练包括：示范口形，引导老年人模仿；发出正确语音，引导老年人模仿；从语音检查中找出老年人难发的音和容易发错的音，耐心矫正，宜用个别辅导法，包括用音素分解法和拼音法进行训练。

3. 用语练习

纠正错误用语，耐心引导，可通过问答进行训练，如对日常生活中的小物品逐一提问，让老年人说出该物品的名称。老年人不能回答时，养老护理师给予指导，让其反复练习。

4. 读字练习

出示简繁不等的汉字卡片，可引导老年人读出该汉字的音。

5. 会话练习

进行日常生活简短对话，训练听说能力，给予语言刺激。在会话过程中注意纠正语音、词汇及语法上的错误。

6. 阅读练习

让老年人读报纸标题或文章小段落，注意纠正错误语音，改善流畅度。

（三）帮助言语功能障碍老年人进行言语训练

1. 训练工作准备

（1）老年人准备。放松心情，集中注意力。

（2）养老护理师准备。着装整洁，态度和蔼可亲。

（3）环境准备。尽可能保持安静，避免噪声。

（4）器械准备。包括录音机、镜子、单词卡、图卡、与文字相匹配的实物等。

2. 评估与交流

养老护理师应全面了解老年人的身体状况、疾病的程度等；与老年人及家属充分沟通，了解老年人言语功能障碍的情况。

3. 制订训练方案

根据老年人的情况和医生的康复计划制订适合老年人的言语训练方案，内容包括要达到的目标、每天的训练内容、方法和时间等。

4. 进行言语训练

实施言语训练时，养老护理师要先向老年人说明言语训练的目的、方法和时间。训练内容及时间的安排要适当，要根据老年人的反应适时调整训练的内容、量和难易程度，避免老年人疲劳及出现过多的错误。训练时间为每次 30 min，如果超过 30 min 可安排为上下午各 1 次。做好记录。

5. 观察并记录结果

养老护理师在训练过程中要观察老年人对训练的反应，发现问题及时改进。如果发现老年人出现异常应立即停止。

（四）注意事项

（1）养老护理师要尊重、理解有言语功能障碍的老年人。

（2）言语训练要在日常生活活动中不失时机、随时随地进行。

（3）家属应了解言语训练的计划并积极参与。

思考题

1. 老年人日常生活活动能力评估的内容包括哪些？
2. 如何为老年人进行运动及认知功能评估？
3. 如何为压力性尿失禁老年人进行功能训练，注意事项有哪些？
4. 言语训练的原则有哪些？
5. 为老年人开展行走训练和言语训练时有哪些注意事项？

第十九章　心理护理

学习目标

1. 掌握造成老年人心理异常的原因及处理方法。
2. 老年人心理及情绪变化的应对技巧。
3. 能识别老年人的异常心理活动并及时应对和上报。
4. 能根据老年人的情绪变化采取应对措施。

案例导学与分析

案例导学

张奶奶，86岁。1周前老伴去世，张奶奶很悲伤，整日和养老院的朋友聊天回忆与老伴曾经的生活，不停地流泪。

分析：

1. 分析张奶奶此时出现了哪些心理问题。
2. 如何帮助张奶奶应对所出现的心理问题？

第一节　心理健康概述

一、心理健康的基本知识

心理健康也称心理卫生。世界心理卫生联合会在第三届国际心理卫生大会上将心理健康定义为：在身体、智能及情感上与他人的心理健康不相矛盾的范围内，将个人心境发展成最佳状态。

狭义的心理健康指人的基本心理活动的过程内容完整、协调一致，即认识、情感、意志、行为、人格完整协调，能适应环境，与社会保持同步。广义的心理健康是一种高效而满意的持续的心理状态。

老年人心理健康不仅意味着没有心理疾病，还意味着个人的良好适应和充分发展。

二、老年人心理健康的标准

国内外关于老年人心理健康的标准因社会、时代、文化传统、民族等因素的不同而有差异。目前国内外尚没有全面而确定的心理健康标准。

（一）国外标准

国外标准中影响较大的有马斯洛和密特尔曼提出的心理健康十大标准。马斯洛提出的心理健康十大标准包括：①具有充分的自我安全感；②能充分地了解自己，并对自己的能力做适当的估价；③生活目标切合实际；④不脱离周围现实环境；⑤能保持人格的完整与和谐；⑥善于从经验中学习；⑦能保持良好的人际关系；⑧能适度地发泄情绪和控制情绪；⑨在符合集体要求的条件下，能有限度地发挥个性；⑩在不违背社会规范的前提下，能恰当地满足个人的基本需求。

（二）国内标准

在我国数千年的医疗实践中，人们历来重视心身关系，如《易经》中的"对立统一"观，《黄帝内经》中的"天人合一"观及"形神合一"观等都有关于心身关系的论述。

（1）《中国健康老年人标准》（2013年版）。

综合国内外心理学专家对老年人心理健康标准的研究，结合我国老年人的实际情况，2013年中华医学会老年医学分会和《中华老年医学杂志》编辑部发布了《中国健康老年人标准》（2013年版）：重要脏器的增龄性改变未导致功能异常；无重大疾病；相关高危因素控制在与其年龄相适应的达标范围内；具有一定的抗病能力；认知功能基本正常；能适应环境；处事乐观积极；自我满意或自我评价好；能恰当处理家庭和社会人际关系；积极参与家庭和社会活动；日常生活活动正常，生活自理或基本自理；营养状况良好，体重适中，保持良好生活方式。

（2）心理健康三标准。

精神病学心理治疗专家许又新提出了衡量心理健康的三个标准：体验标准、操作标准和发展标准。

体验标准：以个人的主观体验和内心体验为准，主要包括良好的心情和恰当的自我评价。

操作标准：通过观察、实验和测验等方法来考察心理活动的过程和效率，其核心是效率，包含个人心理活动的效率和社会效率或社会功能（如工作及学习效率高、人际关系和谐等）。

发展标准：指个体有向较高水平发展的可能性，并为实现其可能性而制定切实可行的行动措施。

第二节　老年人常见的心理问题以及识别方法

一、老年人常见的心理问题

（一）焦虑

焦虑指一种缺乏明显客观原因的内心不安或无根据的恐惧，是人们遇到某些事情如挑战、困难或危机时出现的一种正常的情绪反应。适度的焦虑有益于个体更好地适应变化，有利于个体通过自我调节保持身心平衡等，但持久过度的焦虑则会严重影响个体的身心健康。

1. 原因

（1）体弱多病。老年人因体弱多病、行动不便、力不从心等产生焦虑反应。疾病虽然不是引起焦虑的唯一原因，但是在某些情况下，老年人的焦虑症状可以由疾病引起，如甲状腺功能亢进、肾上腺肿瘤等均可伴发焦虑。

（2）各种应激事件。离退休、丧偶、丧子（女）、经济困窘、家庭关系不和、搬迁、社会治安及生活节奏被打乱等可能引起老年人的焦虑反应。

（3）药物副作用。例如，抗胆碱性药物、咖啡因、β受体阻滞剂、皮质类固醇、麻黄碱等均可引起焦虑反应。

2. 表现

焦虑表现为对未来的害怕不安、内心的痛苦、精神运动性不安及自主神经功能失调等。焦虑分为急性焦虑和慢性焦虑两类。

（二）抑郁

抑郁是以情绪低落、悲观消极、少言少动、思维迟钝等为主要特征的老年人常见的一种精神心理问题。老年人的情绪控制能力降低，抑郁如果持续的时间较长，则可使其心理功能下降或社会功能受损，并可陷入孤独、悲观、厌世的阴影中。抑郁程度和持续时间不一。当抑郁持续2周以上，表现符合《心理疾病诊断统计手册》（第四版）的诊断标准时则为抑郁症。

抑郁症高发年龄在50~60岁。抑郁症是老年期常见的功能性精神障碍之一，抑郁情绪在老年人中更常见。老年人的自杀通常与抑郁有关。

1. 原因

（1）年龄。年龄增长引起的生理和心理功能退化。

（2）慢性疾病及躯体功能障碍。慢性疾病包括高血压、低血压、冠心病、糖尿病及癌症等；躯体功能障碍包括因病导致自理能力下降或丧失等。

（3）社会关系因素，如离退休、丧偶、经济窘迫、家庭关系不和谐等。

（4）消极的认知应对方式，如罪恶感、没有价值感等。

2. 表现

抑郁的发生是渐进而隐伏的，早期可表现为神经衰弱的症状，如头痛、头昏、食欲不振等，后期表现为情感障碍、思维障碍、精神活动障碍、意志行为障碍、躯体功能障碍。

（三）孤独

孤独是一种被疏远、被抛弃和不被他人接纳的情绪体验。孤独感在老年人中较为常见。因此，解除老年人的孤独感是不容忽视的社会问题。

1. 原因

老年人孤独的原因有：离退休后远离社会生活；无子女或因子女成家而成为"空巢老人"；体弱多病、行动不便，降低了与亲友往来的频率；性格孤僻、丧偶等。

2. 表现

孤独的表现包括：无助、寂寞、伤感、抑郁，精神萎靡不振，常偷偷哭泣，顾影自怜。老年人体弱多病、行动不便时，消极感会更加明显。有的老年人为摆脱孤独，会选择不良的生活方式，如吸烟、酗酒等，严重影响身心健康，有的老年人会因孤独而患抑郁症，甚至有自杀倾向。

（四）自卑

自卑即自我评价偏低，自己瞧不起自己，是一种消极的情感体验。当自尊需要得不到满足，老年人又不能实事求是地分析自己时，就容易产生自卑心理。

1. 原因

老年人自卑的原因有：老化引起的生活能力下降，疾病引起的部分或全部生活自理能力和适应环境的能力丧失，离退休后角色转换障碍，家庭矛盾等。

2. 表现

自卑的老年人往往从怀疑自己的能力加重到不能表现自己的能力，从怯于与人交往加重到孤独的自我封闭。本来经过努力可以达到的目标，也会因为老年人认为"我不行"而放弃。自卑的老年人看不到人生的希望，领略不到生活的乐趣，也不敢去憧憬美好的明天。

（五）离退休综合征

离退休综合征是指老年人由于离退休后不能适应新的社会角色、生活环境和生活方式的变化而出现焦虑、抑郁、悲哀、恐惧等消极情绪，或者因此产生偏离常态行为的一种适应性心理障碍。这种心理障碍往往还会引起其他疾病，影响身体健康。

退休的六大阶段：退休前阶段、蜜月期——短暂和谐阶段、清醒期——觉醒阶段、重新定位期——再定位阶段、稳定期、终止期。

1. 原因

老年人出现离退休综合征的原因有职业因素、个性因素、兴趣爱好、性别因素。

2. 表现

离退休综合征是一种复杂的心理异常反应。其主要表现有焦虑，如坐卧不安、心烦意乱、行为重复、无所适从，偶尔出现强迫性定向行走；由于注意力不集中而常做错事；性格变化明显，易急躁和易怒，做事缺乏耐心，对任何事情都不满或不快，多疑，怀旧，不能客观地评价事物甚至产生偏见；失眠、多梦、心悸、阵发性全身燥热；自信心下降，有强烈的失落感、孤独感、衰老无用感，对未来的生活感到悲观、失望，无兴趣参加以前感兴趣的活动，不愿与人主动交往，懒于做事，严重时个人生活不能自理。

（六）空巢综合征

"空巢家庭"是指家中无子女或子女成家后相继离开，只剩下老年人独自生活的家庭。空巢综合征是指生活在空巢家庭的老年人因人际关系疏远、缺乏精神慰藉而产生被疏离、被舍弃的感觉，出现孤独、空巢、寂寞、伤感、精神萎靡、情绪低落等一系列心理失调的症状。空巢综合征属于适应性障碍，是老年人群的一种心理危机。

1. 原因

（1）传统观念冲击。

（2）不适应离退休生活。

（3）性格因素。

2. 表现

空巢综合征主要表现为情绪消极、孤独悲观、身体不适。空巢老年人普遍存在生活无人照料、生病无人过问、缺乏精神安慰、孤独寂寞等一系列问题，特别是在高龄、体弱多病的空巢老年人中，这些现象更为明显。

二、老年人心理问题的识别

识别老年人心理问题的常用量表有：焦虑自评量表（SAS）、抑郁自评量表（SDS）、SCL-90 健康自评量表、老年抑郁量表（GDS）。这里主要介绍 SAS 及 SDS。

（一）焦虑自评量表（SAS）

焦虑是一种比较常见的精神体验，长期有焦虑反应的人易发展成焦虑症。本量表包含20 个项目，有 4 级评分，请仔细阅读以下内容，根据最近一星期的情况如实作答。

填表说明：所有题目均共用以下答案，请在 A、B、C、D 下划"√"，每题限选一个答案。

姓名　　　　　　　　　　性别：□男　□女

自评题目：

答案：A 表示没有或很少时间；B 表示小部分时间；C 表示相当多时间；D 表示绝大部分或全部时间。

1. 我觉得比平时容易紧张或着急	A	B	C	D
2. 我无缘无故在感到害怕	A	B	C	D
3. 我容易心里烦乱或感到惊恐	A	B	C	D
4. 我觉得我可能将要发疯	A	B	C	D
*5. 我觉得一切都很好	A	B	C	D
6. 我手脚发抖打颤	A	B	C	D
7. 我因为头疼、颈痛和背痛而苦恼	A	B	C	D
8. 我觉得容易衰弱和疲乏	A	B	C	D
*9. 我觉得心平气和，并且容易安静坐着	A	B	C	D
10. 我觉得心跳得很快	A	B	C	D
11. 我因为一阵阵头晕而苦恼	A	B	C	D
12. 我有晕倒发作或觉得要晕倒似的	A	B	C	D
*13. 我吸气呼气都感到很容易	A	B	C	D
14. 我的手脚麻木和刺痛	A	B	C	D
15. 我因为胃痛和消化不良而苦恼	A	B	C	D
16. 我常常要小便	A	B	C	D
*17. 我的手脚常常是干燥温暖的	A	B	C	D
18. 我脸红发热	A	B	C	D
*19. 我容易入睡并且一夜睡得很好	A	B	C	D
20. 我做噩梦	A	B	C	D

评分标准：正向计分题 A、B、C、D 按 1、2、3、4 分计；反向计分题（标注 * 的题目：5、9、13、17、19）按 4、3、2、1 计分。总分乘以 1.25 取整数，即得标准分。低于 50 分者为正常；50～60 分者为轻度焦虑；61～70 分者为中度焦虑；70 分以上者为重度焦虑。

（二）抑郁自评量表（SDS）

本量表包含 20 个项目，分为 4 级评分，为保证调查结果的准确性，请您务必仔细阅读以下内容，根据最近一星期的情况如实作答。

填表说明：所有题目均共用答案，请在 A、B、C、D 下划"√"，每题限选一个答案。

姓名　　　　　　　　性别：□男　□女

自评题目：

答案：A 表示没有或很少时间；B 表示小部分时间；C 表示相当多时间；D 表示绝大部分或全部时间。

1. 我觉得闷闷不乐，情绪低沉	A	B	C	D
*2. 我觉得一天之中早晨最好	A	B	C	D
3. 我一阵阵哭出来或想哭	A	B	C	D
4. 我晚上睡眠不好	A	B	C	D
*5. 我吃得跟平常一样多	A	B	C	D
*6. 我与异性密切接触时和以往一样感到愉快	A	B	C	D
7. 我发觉我的体重在下降	A	B	C	D
8. 我有便秘的苦恼	A	B	C	D
9. 我心跳比平时快	A	B	C	D
10. 我无缘无故地感到疲乏	A	B	C	D
*11. 我的头脑跟平常一样清楚	A	B	C	D
*12. 我觉得经常做的事情并没困难	A	B	C	D
13. 我觉得不安而平静不下来	A	B	C	D
*14. 我对将来抱有希望	A	B	C	D
15. 我比平常容易生气激动	A	B	C	D
*16. 我觉得做出决定是容易的	A	B	C	D
*17. 我觉得自己是个有用的人，有人需要我	A	B	C	D
*18. 我的生活过得很有意思	A	B	C	D
19. 我认为如果我死了别人会生活得更好些	A	B	C	D
*20. 平常感兴趣的事我仍然照样感兴趣	A	B	C	D

评分标准：正向计分题 A、B、C、D 按 1、2、3、4 分计；反向计分题（标注 * 的题目：2、5、6、11、12、14、16、17、18、20）按 4、3、2、1 计分。总分乘以 1.25 取整数，即得标准分。标准分低于 50 分为正常；50~60 分为轻度抑郁；61~70 分为中度抑郁，70 分以上为重度抑郁。

第三节 老年人的心理健康维护与人际关系调节

一、老年人的心理健康维护

（一）自我维护

（1）引导老年人保持自我意识：通过自我观察、体验来评价和认识自我。

（2）维护好人际关系。

（3）培养自我兴趣爱好。

（4）不断更新观念，以适应社会发展。

（5）坚持身体锻炼。

（6）保持良好的亲子沟通与协调。

（二）家庭和社会对老年人心理健康的维护

（1）帮助老年人正确认识和评价衰老与死亡：通过生命回顾帮助老年人看清自己生命的意义。

（2）帮助老年人做好离退休的心理准备。

（3）鼓励老年人多用脑。

（4）营造良好的社会支持体系。

（三）老年人不良情绪的应对方法

老年人不良情绪的应对方法主要有：①宣泄法。宣泄法是指用说出来、哭出来、写出来或其他发泄的方式表达不良情绪的方法。②转移法。③升华法。④幽默法。⑤积极暗示法。⑥遗忘法。⑦发挥余热法。

二、老年人的人际关系调节

（一）良好的人际关系对老年人的重要性

错综复杂的人际关系就像一张大网，我们每个人都是其中的一个结点。这张网因为我们而存在，我们也不能离开这张网。对老年人而言，人际关系更为重要。良好的人际关系是老年人满足安全感的心理需要，可以帮助老年人消除退休后的孤独和寂寞，给老年人提供排解不良情绪的机会，有利于老年人建立强大的社会支持网络。

（二）老年人的人际关系调节技巧

（1）穿着打扮得体大方。

（2）"怎么说"比"说什么"更加重要。

（3）自我接纳，增强自信心。

（4）为人热情友好。

思考题

1. 国内外有关老年人心理健康的标准有哪些?
2. 老年人常见的心理问题有哪些?

第二十章　老年人常见疾病的护理

学习目标

1. 掌握高血压、糖尿病、冠心病、帕金森综合征的护理措施。
2. 熟悉高血压、糖尿病、冠心病、帕金森综合征的临床表现和并发症。
3. 了解常见疾病的概念和注意事项。

技能目标

能对患有常见疾病的老年人进行基础护理和健康指导。

案例导学与分析

案例导学

　　张奶奶，73 岁，因突然昏迷被送到医院就诊，入院评估发现老年人身材偏胖，血压为 148/97 mmHg，随机血糖为 20.6 mmol/L，尿酮体（+），吸烟，喜食高脂甜食，有动脉硬化病史，父母均有糖尿病史。

分析：

1. 试为张奶奶制订一份糖尿病的护理计划。
2. 如何为老年人进行心理护理？

第一节　高血压的护理

一、概述

高血压病是指以体循环动脉血压升高为主要表现的临床综合征，是老年人常见的一种心血管疾病，它的致死率和致残率较高。老年人通常对高血压的认识不够，服药医从性较差，从而导致高血压的控制和治疗效果欠佳。

高血压诊断依据见表20-1。

表 20-1　高血压诊断依据

分级	收缩压（mmHg）	舒张压（mmHg）
正常血压	<120	<80
正常高值	120~139	80~89
高血压	≥140	≥90
1 级高血压（轻度）	140~159	90~99
2 级高血压（中度）	160~179	100~109
3 级高血压（重度）	≥180	≥110
单纯收缩期高血压	≥140	<90

二、病因

1. 遗传因素

目前 30%~50% 的患病老年人都有家族遗传病史。

2. 精神及环境因素

高强度的工作和生活压力，易怒、火爆的脾气，失眠等因素都会引发高血压。

3. 年龄因素

发病率与年龄的增长呈正比，40 岁以上的人发病率高。

4. 饮食习惯

饮食结构欠佳，如摄入过多的钠盐、过度饮酒、吸烟等均可使血压升高。

5. 其他疾病的影响

超重、糖尿病、甲状腺疾病、失眠等。

三、临床表现

老年高血压在发病初期不易被察觉，大多数老年人是在体格检查的时候发现的，以收缩期高血压较为常见。

1. 一般症状：

早期症状不明显，少数人会出现头昏脑涨、头痛、耳鸣、四肢麻木等症状。血压幅度昼夜波动大，容易发生直立性低血压。

2. 体征：

听诊可闻及主动脉瓣区第二心音亢进、主动脉瓣区收缩期杂音或收缩中晚期喀喇音，长期持续高血压可有左心室肥厚并可闻及第四心音。

四、护理措施

1. 一般护理

（1）环境。为老年人营造一个安静、整洁、光线柔和的休息环境，室内温、湿度适宜，当老年人休息时可在门口张贴醒目标识，以免旁人打扰老年人休息。

（2）活动。适当的活动可以提高生活质量、控制体重。根据老年人的血压水平，安排适合老年人的运动，在运动中注意观察老年人有无不适；鼓励老年人做力所能及的事情。

（3）饮食护理。指导老年人养成良好的饮食习惯，戒烟忌酒；限制钠盐摄入，每天低于6克；减少脂肪摄入，补充适量蛋白质；增加粗纤维食物，预防便秘。

2. 用药护理

（1）强调长期药物治疗的重要性。血压调整到理想水平后，老年人应继续坚持服用维持量，以保持血压相对稳定。无症状的老年人尤其需要重视。

（2）要遵医嘱服药，注意观察药物的疗效，绝不能擅自停药或增减药物的剂量。

（3）养老护理师要详细地向老年人讲解药物的名称、剂量、用法以及副作用，嘱咐老年人若有不适要立即告诉陪护人员。

3. 心理护理

养老护理师告知老年人情绪对血压的影响，指导老年人学会自我调节，当情绪出现波动的时候，可以通过听音乐、看电视等转移注意力的方式来调节；多倾听老年人的烦恼，协助老年人养成积极乐观的心态。

五、并发症

高血压常见的并发症有动脉硬化、脑卒中、高血压脑病、心律失常、冠心病等。

六、注意事项

养老护理师嘱咐老年人在起床或改变体位时应缓慢，做到3个30秒，即醒来后30秒再睁眼，睁眼30秒后再坐起，坐起30秒后再站起，慢慢适应体位的改变，以免引起直立性低血压。

第二节　冠心病的护理

一、概述

冠心病是冠状动脉粥样硬化性心脏病的简称，亦称缺血性心脏病，是指各种原因引起的冠状动脉狭窄或阻塞，导致心肌缺血缺氧或坏死而引起的心脏病。本病多发生在 40 岁以后，与年龄的增长成正比，男性多于女性。本病是老年人最常见的疾病，已成为影响老年人生活质量的主要疾病，也是老年人的主要死因之一。

二、病因

（1）高龄。

（2）高脂血症、高血压、糖尿病。

（3）肥胖、吸烟、精神压力大、遗传等。

（4）老年女性与雌激素水平下降有关。

三、临床表现

（1）起病隐匿，不易察觉，病程较长。

（2）并发症较多，常存在多器官功能受损。

（3）临床分为心肌梗死型、隐匿型、心力衰竭型、心绞痛型、猝死型五个类型。最常见的为心绞痛型，最严重的为心肌梗死以及猝死两种类型，能够直接导致死亡。

四、护理措施

（1）休息。发病时，老年人要绝对卧床休息。养老护理师协助老年人取舒适体位。病情较轻者在稍事休息后，症状得到缓解。

（2）吸氧。有条件者可给予氧气吸入，流量为 $2\sim5$ L/min，可有效减轻缺血以及疼痛症状。

（3）心理护理。养老护理师帮助老年人正确认识疾病，改变消极的心态，解除紧张不安的情绪，保持平和的心态，减少心肌耗氧量。

（4）监测病情。养老护理师严密观察老年人疼痛的部位、程度、持续时间及伴随症状，监测生命体征的变化。

（5）良好的生活习惯。应戒烟、戒酒，多食用新鲜瓜果和粗纤维食物以保持大便的通畅。

五、并发症

冠心病最常见的并发症有心律失常、心力衰竭。

六、注意事项

（1）避免诱导因素发生，如便秘、寒冷、抽烟、饮酒、情绪激动等。

（2）用药指导。养老护理师遵医嘱按时按量给药，避免老年人擅自停药或减药。

（3）康复指导。适当运动可以提高老年人的生活质量和身体素质，延长寿命。运动方式可以选择步行、慢跑、健美操等。

第三节　糖尿病的护理

一、概述

糖尿病是一组由于胰岛素分泌和（或）作用缺陷所引起的以慢性血葡萄糖水平增高为特征的代谢性疾病。其发病率与年龄的升高成正比。老年人糖尿病以非胰岛素依赖型糖尿病（Ⅱ型）多见。

二、病因

糖尿病病因尚未完全阐明。糖尿病的发生与遗传因素、高龄、肥胖、高热量饮食、高脂肪低纤维饮食、精神刺激等有一定关系。

三、临床表现

（1）代谢紊乱综合征，即多饮、多食、多尿及体重减少，也称之为"三多一少症"。

（2）糖尿病酮症酸中毒。

（3）高血糖和高尿糖。

（4）低血糖，常因老年人不遵医嘱服药所致。

四、护理措施

1. 一般护理

（1）饮食护理。饮食控制是糖尿病的基础治疗方法，也是最重要的治疗方法。症状较轻的老年人，可以通过饮食治疗使症状缓解，要让老年人及其家属意识到饮食治疗对控制血糖、减轻症状的重要性。糖尿病老年人应减少高糖分、高脂肪、高胆固醇食物的摄入，多食维生素含量丰富以及粗纤维食物以保持大便通畅，同时要做到定时定量。

（2）运动护理。适当的运动可以减轻体重，减少体内脂肪含量。老年人在养老护理师的指导下做适合自己的运动，要持之以恒，坚持每天锻炼，不宜空腹锻炼，在外出锻炼的时候最好随身携带食物，以防止低血糖的发生。

（3）监测血糖。血糖的测定对于预防低血糖的发生有十分重要的意义，老年人要定期监测。

2. 用药护理

指导老年人按医嘱服药，根据血糖水平按时按剂量服药，不可随意增量或减量。

3. 低血糖的预防护理

当老年人发生低血糖时会出现大汗、心慌、头昏等症状。一旦发生低血糖，养老护理师应立即给予糖分摄入，如口服糖水或静脉推注 50% 葡萄糖 40 ml，待老年人清醒后再让其进食，以防止再次昏迷，同时要监测血糖水平。糖尿病老年人对低血糖症状的知觉降低，可无任何症状即出现神志丧失，所以对意识不清的糖尿病老年人应考虑低血糖的可能。

4. 心理护理

养老护理师向老年人及家属传达糖尿病的相关知识，主动与老年人交流，改善他们的焦虑、抑郁情绪，帮助他们树立战胜疾病的信心。

五、并发症

糖尿病的并发症如下：

（1）低血糖。多是由擅自停药或是增减药物剂量所致。

（2）脑血管病。特点为脑梗死多，脑出血少，中小梗死多，多发病灶多，椎基底动脉梗死多，直接引起死亡少，癫痫发作多。

（3）感染。合并感染时病情重而症状轻。

（4）非酮症性高渗性糖尿病昏迷。

（5）眼部病变。例如，视网膜病变、白内障、青光眼等。

（6）其他。例如，糖尿病性肾病、神经病变、糖尿病足。

六、注意事项

养老护理师要指导老年人监测血糖，控制体重，养成良好的生活习惯。老年人外出时要随身携带食物以防止低血压的发生；药物使用要尽早、个体化。

第四节　帕金森综合征的护理

一、概述

帕金森病在医学上称为"原发性震颤麻痹"，也称"震颤麻痹"，是一种中老年常见的中枢神经系统变性疾病。临床特征为静止性"捻丸样"震颤、肌强直、运动迟缓和姿势步态异常。本病的发生率与年龄的增长成正比。

二、病因

帕金森病的病因尚不清楚，可能与年龄、环境以及遗传因素有关。

（1）年龄。本病多发生于50~60岁以上的中年人。随着年龄的增长，发病率增高。

（2）环境。流行病学调查显示，长期接触杀虫剂、除草剂、某些工业化学品等可能引起帕金森病。

（3）遗传因素。大约10%的帕金森病老年人有家族史。部分学者发现几种基因的突变与帕金森病的发病有关。

三、临床表现

（1）帕金森病的起病方式是：缓慢起病，逐渐进展，以月或年为单位。

（2）静止性"捻丸样"震颤为该病的首发症状，震颤多从一侧手的远端开始，逐渐扩展到同侧上肢，同侧下肢，对侧上肢和对侧下肢，严重时可影响下颌、口唇、舌头及全身各部位，但发声不受影响。

（3）肌强直可以是帕金森病的早期表现，表现为主动肌和拮抗肌张力增加，被动运动关节时阻力始终存在，称为"铅管样强直"；如合并有震颤，被动运动时，阻力出现断续性停顿，如同齿轮转动，称为"齿轮样肌强直"。肌强直可累及全身。

（4）运动迟缓，即随意运动减少且缓慢。运动迟缓表现为动作启动和终止均困难和缓慢；在面部表现为面部表情肌活动减少，呈"面具面容"，口常张开，眨眼减少；手指精细动作困难、手指僵硬，书写时字越写越小，称"小写症"。

（5）姿势步态异常。步态拖拽，步距缩小，两上肢齐腰呈固定屈曲位；行走时起步困难；为避免跌倒，行走时身体前倾，步伐小而越走越快，不能及时停步，即"慌张步态"；转身困难，以致要用连续数个小碎步才可转身。

（6）其他症状，如口吃、流涎、便秘、抑郁、睡眠障碍等。

四、护理措施

1. 休息与活动

（1）做好老年人的基础护理工作，嘱咐老年人着宽松柔软的衣裤，选择软底防滑鞋；

定时为不能自理的老年人翻身、拍背，预防压疮和肺炎。

（2）鼓励老年人加强锻炼，做力所能及的活动。

（3）指导排尿困难的老年人学会精神放松，为其腹部按摩、热湿敷以刺激排尿。

（4）老年人应有计划和目的地做一些康复训练，以延缓其他功能的衰退。

2. 饮食护理

老年人要以高热量、高维生素、高纤维、低盐、低脂、适量优质蛋白质的易消化饮食为主，戒烟酒，多食新鲜蔬菜水果、肉类和奶制品，多饮水。进食时，抬高床头，保持坐位或半坐位，选择合适的进食方法，以预防噎食和误吸。

3. 心理护理

帕金森病程长，老年人和家属都会有一定的心理压力。情况允许的情况下，养老护理师可以多带老年人外出散步或晒太阳；注意倾听老年人的心声，尽量满足老年人的诉求；鼓励家属多关心老年人；注意修饰老年人的外在形象，多加赞美，以保持老年人乐观的心态。

4. 安全护理

养老护理师应避免老年人单独外出。外出时，老年人要穿防滑鞋。睡觉时，卧床老年人要拉好床栏。

五、并发症

患帕金森病的老年人如果不接受治疗，多在起病后 10 年左右因严重的肌强直和继发性的关节强硬而不能进食及行动，且易出现吸入性肺炎、褥疮等并发症。

六、注意事项

（1）帮助老年人养成积极乐观的心态，早治疗、早预防。

（2）鼓励老年人多运动，防止关节僵硬。病情严重的老年人，尽量避免独自外出，以防跌倒。

（3）帕金森病是一种无法根治的疾病，病程很长。养老护理师应关心、体贴病人，协助进食、服药，照顾老年人日常生活，帮助其预防并发症和及时识别病情变化。

思考题

1. 高血压的护理措施有哪些？
2. 糖尿病的护理措施有哪些？

第二十一章　感染防控

学习目标

1. 掌握消毒隔离的原则和基本方法。
2. 掌握老年人常见传染病的预防方法。
3. 熟悉垃圾分类的处理方法和原则。
4. 了解环境及物品清洁、消毒的概念和基本方法。

技能目标

1. 能正确配置消毒液，进行环境及物品的清洁、消毒。
2. 能对感染的老年人进行床旁消毒隔离。
3. 能对垃圾进行分类和处理。
4. 能进行老年人常见传染病的预防。

案例导学与分析

案例导学

　　周奶奶，女，81岁，入住养老院已三年，某日15:30腹痛、腹泻，医院诊断为细菌性痢疾。

分析：

1. 如何对该老年人进行消毒隔离？
2. 如何对老年人居住的环境及使用的物品进行清洁与消毒？

第一节　环境及物品的清洁、消毒

一、清洁、消毒概述

1. 清洁、消毒的基本概念

（1）清洁。清洁是指用流动水及清洁剂清洗物体表面附着的污垢、尘埃及有机生物，如油脂、血迹、灰尘等。

（2）消毒。消毒是指杀死病原微生物但不一定杀死细菌芽孢的方法。通常用化学的方法来达到消毒的作用。用于消毒的化学药物叫作消毒剂。

2. 清洁、消毒的意义

老年人的机体防御能力和抵抗力会随着年龄的增长而下降，容易受到外界环境的影响而患病。如果老年人生活及活动的环境有某些微生物或病毒存在，那么老年人被感染疾病的可能性会大大增加。所以，清洁、消毒工作是养老护理师的一项重要工作。

二、常用的清洁、消毒方法

（1）双手及身体：采用清洗法。养老护理师应指导老年人在外出归来、饭前、便后用肥皂水或洗手液将双手各个部位充分清洗，必要时可采用六步洗手法，并在流动水下冲洗干净。

（2）毛巾、抹布、衣服、被单、床单、枕套等布类：采用日光暴晒法和煮沸、微波消毒法。用肥皂或洗衣液将物品清洗过水后，拿到阳光下直接暴晒 6~8 h，一般每隔 2 h 翻动一次，使物品的各个面都能直接与日光接触，暴晒后把物品放在通风干燥处备用，需要时也可将衣服和被单等进行煮沸消毒。

（3）床垫、褥子、毛毯、棉被、枕头等：采用紫外线消毒法。紫外线照射消毒是通过紫外线灯管的照射来杀灭病菌的方法，紫外线灯管与照射物品间的有效距离不超过 2 m，照射时间为 30~60 min。注意在使用过程中不可直接照射眼睛和皮肤，对同室老年人应及时告知，并可用纱布或毛巾遮盖眼睛、皮肤，以免引起眼膜炎或皮肤红斑。被消毒物品直接暴露于紫外线灯下，不应有其他物品遮盖。定期用 95% 的乙醇清洁紫外线灯管，并做记录。照射时间要足够；关灯后不应立即开灯，待灯管冷却 3~4 min 再开，以免影响灯管的寿命；定期进行紫外线强度的测量，对不符合要求的灯管及时更换，确保紫外线消毒有效。

（4）餐具：通常采用煮沸法。用洗涤剂清洗或刷洗物品后，将物品完全浸没在凉开水中，水量需足够，大小相同的物品如碗、盘、盆等不可重叠，需分开放置。盖紧锅盖，水沸后计时 5~10 min，中途不要加入其他物品，时间需按照最后加入物品的煮沸时间算起。消毒后的物品及时从锅中取出，放置于清洁的橱柜中。

（5）盆具、痰杯、便器：采用浸泡消毒法。将痰杯、便器、便池的污物倒掉、冲净，用去污粉或稀盐酸刷洗、冲水后，使用漂白粉澄清液或含氯消毒液对其进行浸泡消毒。消毒时必须将痰杯和便器的盖子打开，物品要完全浸没在消毒液中，一般浸泡消毒 30 min。

（6）床铺、桌椅、轮椅、地面等物品：采用擦拭法消毒。用被 250~500 mg/L 有效氯消毒液浸湿的抹布将老年人使用过的桌椅、轮椅和老年人的日常用物进行擦拭，抹布用后消毒；地面用 250~500 mg/L 有效氯消毒液擦拭或喷洒。

三、常用消毒液的配置

（一）含氯消毒液

（1）适用范围。含氯消毒液适用于餐（茶）具、家具、环境等的消毒，有腐蚀及漂白作用，不宜用于金属制品、有色织物及油漆家具的消毒。

（2）浓度及配置方法。

①物品消毒：浓度为 0.05%。配置方法：1 000 ml 自来水＋1 片含氯消毒片（每片含 500 mg 有效氯）。

②排泄物消毒：浓度为 0.1%。配置方法：1 000 ml 自来水＋2 片含氯消毒片（每片含 500 mg 有效氯）。

③隔离消毒：浓度为 0.2%。配置方法：1 000 ml 自来水＋4 片含氯消毒片（每片含 500 mg 有效氯）。

（二）过氧乙酸消毒液

（1）适用范围。适用于耐腐蚀物品、环境等的消毒灭菌。

（2）浓度及配置方法。

①浸泡物品：0.2%~1%。配置方法：1 000 ml 自来水＋33 ml 浓度为 16% 的过氧乙酸原液＝浓度为 0.5% 的溶液，1 000 ml 自来水＋13 ml 浓度为 16% 的过氧乙酸原液＝浓度为 0.2% 的溶液。

②环境喷洒：0.2%~2%。配置方法：1 000 ml 自来水＋66 ml 浓度为 16% 的过氧乙酸原液＝浓度为 1% 的溶液，1 000 ml 自来水＋143 ml 浓度为 16% 的过氧乙酸原液＝浓度为 2% 的溶液。

四、垃圾分类

护理老年人的过程中会产生两大类垃圾，包括医疗垃圾与生活垃圾。医疗垃圾主要是在老年人的保健及其他活动中产生的具有感染性、毒性及其他危害性的垃圾，这些废物含有大量的细菌性病毒，而且有一定的空间污染、急性病毒传染和潜伏性传染的特征，如不加强管理，随意丢弃，任其混入生活垃圾、流散到人们生活环境中，就会污染大气、水源、土地以及动植物，造成疾病传播，严重危害人的身心健康。所以医疗垃圾与生活垃圾绝对不可以混放。分类垃圾桶如图21-1所示。

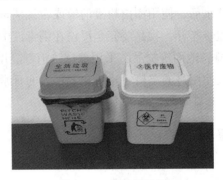

图21-1　分类垃圾桶

（一）老年机构常见的医疗垃圾

（1）被病人血液、体液、排泄物污染的物品，主要如下：

①棉球、棉签、引流棉条、纱布及其他各种敷料。

②使用后的一次性使用卫生用品、一次性使用医疗用品及一次性医疗器械。

③废弃的被服；

④其他被病人血液、体液、排泄物污染的物品。

（2）过期、淘汰、变质或被污染的废弃的药品，如抗生素、非处方类药物等。

（3）养老机构收治的隔离传染病病人或疑似传染病病人产生的生活垃圾。

（二）生活垃圾分类及处理

（1）可回收垃圾。可回收垃圾指生活垃圾中未污染的、具有一定经济价值的、适宜回收和资源利用的垃圾，如废纸、塑料、玻璃和金属布类等。

（2）厨余垃圾。厨余垃圾指居民日常家庭生活中产生的有机易腐垃圾，具有含水量高、易被生物降解、产生臭味、产生渗沥液等特点，主要包括废弃和剩余的食品、蔬菜、瓜果皮核、茶叶渣、废弃食用油等。经生物技术就地处理堆肥，每吨可生产0.6~0.7 T（1 T＝1 000 kg）有机肥料。

（3）有害垃圾。有害垃圾是指含有对人体健康有害的重金属、有毒物质，对环境造成现实危害或潜在危害的废弃物，包括电池、荧光灯管、灯泡、水银温度计、油漆桶、部分家电、过期药品及其容器、过期化妆品等。这些垃圾一般使用单独回收或填埋处理。

（4）其他垃圾。其他垃圾包括除上述几类垃圾之外的砖瓦陶瓷、渣土、卫生间废纸、纸巾等难以回收的废弃物及尘土、食品袋（盒）。采取卫生填埋可有效减少对地下水、地表水、土壤及空气的污染。大棒骨因为"难腐蚀"被列入"其他垃圾"。玉米核、坚果壳、果核、鸡骨等则是餐厨垃圾。

进行垃圾分类可以减少垃圾处理量和处理设备的使用，降低处理成本，减少土地资源的消耗，具有社会、经济、生态等几方面的效益。垃圾分类是处理垃圾公害的最佳方法和最佳出路。进行垃圾分类已经成为一个国家发展的必然路径。垃圾分类能够使民众学会节约资源、利用资源，养成良好的生活习惯，提高个人的素质素养。一个人能够养成良好的垃圾分类习惯，那么他也就会关注环境保护问题，在生活中珍惜资源，养成节约资源的习惯。

第二节　老年人隔离技术

一、隔离概述

（一）隔离的概念

隔离技术是指将传染源、传播者和高度易感人群安置在指定地点和特殊环境中，使其暂时避免和周围人群接触。对传染病人采取传染源隔离，切断传染途径；对易感人群采取保护性隔离。

隔离空间是发生院内感染时病患的临时安置场所，也是疑似人员、返院老年人隔离期间的主要使用区域。在流感及其他传染性疾病暴发时，均需设置隔离观察室来接收感染的老人。因此，应将隔离观察室的布置纳入建筑设计，在功能上可以结合医疗室一同考虑。平时，隔离观察室作为患有感冒等呼吸道疾病的老年人隔离的区域，突发疫情时作为感染人群的隔离空间。设置隔离区是养老院在突发性公共卫生事件中"外防输入""内防扩散"的关键措施。民政部办公厅印发的《新冠肺炎疫情高风险地区及被感染养老机构防控指南》明确要求："有条件的养老机构要设置隔离观察（室）区，隔离（室）区应设置在相对独立、通风良好、有独立厕所的单人房间，并处于养老机构下风向。"

目前养老机构对隔离区的设置主要采用以下几种方式：

第一种是条件较好的养老机构，专门辟出单独的一块区域作为隔离区域。隔离区域有独立的出入口，与生活区完全脱离，这种方式保障了隔离人员与其余人员的互不干扰，杜绝了交叉感染的隐患。

第二种情况是某些大型养老机构在入住率不高的情况下单独辟出一个或几个楼层作为隔离区。与其他长期居住的老年人的生活区从竖向上完全隔离，但是会共用垂直交通，在发生院内感染的情况时，有交叉感染的风险。

第三种，也是最常见的一种，就是利用设施的端头作为隔离区域。但是，隔离区域往往与其他老年人的生活区缺乏过渡区间，联系紧密，也并未设置独立的竖向交通供隔离区污染垃圾的回收，同一层的老年人容易发生交叉感染。

设置时应注意的问题如下：

（1）为了避免与其他流线重合，引发交叉感染，隔离区的人员、洁污流线应该与正常生活区完全分开。首先，隔离区的位置应相对独立，可以毗邻护士站或服务区域，与其余老年人的生活区有一定的过渡空间，减小对其他老年人的影响；其次，隔离区最好有独立的带电梯的竖向交通，而污物间的位置也应尽量靠近竖向交通，能够方便隔离老年人的进出、送医，也方便运送污物；最后，隔离区域在首层或负一层应有直通室外的出入口，避免与机构内其他区域发生交叉感染。

（2）隔离区的位置应处于建筑的下风向，通风良好，最好使用独立空调。空气传播是传染性疾病的一种重要传播方式。在传染病医院中，通常对隔离病房采用负压装置，避免病房中受污染的空气传向其他区域。养老机构一般不具有设置负压装置的条件，但是应保证隔离区具有良好的自然通风条件，并位于机构的下风向，且最好使用独立空调。如确需使用中央空调时，应关闭回风系统，每周对送风口、回风口进行清洗、消毒。

（3）隔离区内应注重对老年人的心理疏导。隔离区除了应配备基本的空间和设施以保障老年人的正常生活外，也应注意对老年人心理压力的疏解。老年人极易由于进入隔离区而产生过大的心理压力，甚至引发暴躁的情绪。良好整洁的居住环境不仅能缓解老年人的心理压力，也能给予老年人信心和安全感。因此，隔离居室宜选择日照充足、通风良好、视野景观开阔的房间。同时，居室中布置一些调节室内空气质量的绿色植物，让老年人亲近自然，缓解压力。

（二）隔离技术使用的目的

传染病的流行需要具备三个条件，即传染源、传播途径和易感人群，控制传染发生的主要手段是阻断传染链的形成。通过实施隔离技术，达到控制传染源，切断传播途径，保护易感人群，防止病原微生物在人群中扩散的目的，最终控制和清除传染源。

（三）传染性疾病隔离种类

（1）严密隔离适用于霍乱、肺鼠疫、肺炭疽、严重急性呼吸综合征（SARS）等甲类或传染性极强的乙类传染病。具体隔离方法是：①病人住单间病室，同类病人可同住一室，关闭门窗，禁止陪伴和探视病人；②进入病室的医务人员戴口罩、帽子，穿隔离衣，换鞋，注意手的清洗与消毒，必要时戴手套；③病人的分泌物、排泄物、污染物、敷料等严格消毒；④室内采用单向正压通气，室内的空气及地面定期喷洒消毒液或紫外线照射。

（2）呼吸道隔离适用于流行性感冒、麻疹、白喉、水痘等通过空气飞沫传播的呼吸道传染病。具体隔离方法是：①同类病人可同住一室，关闭门窗；②室内喷洒消毒液或紫外线照射；③病人口腔、呼吸道分泌物应消毒；④进入病室的医务人员戴口罩、帽子，穿隔离衣。

（3）消化道隔离适用于伤寒、细菌性痢疾、甲型肝炎等通过粪—口途径传播的疾病。具体隔离方法是：①同类病人可同住一室；②接触病人时穿隔离衣，换鞋，手清洗与消毒；③老年人粪便严格消毒，病人用品、餐具、便器等单独使用并定期消毒，地面喷洒消毒液；④室内防杀苍蝇和蟑螂。

（4）接触隔离适用于狂犬病、破伤风等经皮肤伤口传播的疾病。具体隔离方法是：①同类病人可同居一室；②医务人员接触病人穿隔离衣、戴口罩；③病人用过的物品和敷料等严格消毒。

（5）昆虫隔离适用于通过蚊子、蚤、虱、蜱、恙螨等昆虫叮咬传播的疾病，如疟疾、斑疹伤寒等。具体的隔离方法主要是病室内有完善防蚊设施，以预防叮咬及杀灭上述医学昆虫。

（6）保护性隔离适用于抵抗力低或极易感染的病人，如严重烧伤病人、早产儿、白血病病人、脏器移植病人及免疫缺陷病人等。

二、老年人床旁隔离

床旁隔离属于隔离的一种，是指针对特殊感染或感染多重耐药菌的老年人，为避免感染他人而实行的隔离措施。

（1）床单位安置在整个房间的一角，床间距离大于1.5 m，如小于1.5 m应用屏风隔离开；床头卡贴挂隔离标志，避免耐药菌感染的老年人与其他老年人接触。

（2）应将感染同一种耐药菌的老年人安排在同一居室内。床旁设有消毒设施和专用医疗器械；接触老年人后，必须消毒双手。

（3）实施床旁隔离时，应先照料护理其他老年人，最后照料护理耐药菌感染的老年人。老年人离院后，房间应通风换气，并进行终末消毒。

（4）老年人的安置，以老年人为隔离单位：每个耐药菌感染的老年人有单独的病室及用物，并与其他老年人进行隔离。以病种为隔离单位：感染同一病种耐药菌的老年人可安置在同一病室内；感染不同耐药菌的老年人进行分室收置。

第三节 老年人常见传染病

一、流行性感冒

流行性感冒（简称流感）是流感病毒引起的急性呼吸道感染，也是一种传染性强、传播速度快的疾病。其主要通过空气中的飞沫、人与人之间的接触或与被污染物品的接触传播。典型的临床症状是急起高热、全身疼痛、显著乏力和轻度呼吸道症状。一般秋冬季节是其高发期，所引起的并发症和死亡现象非常严重。

（一）流行性感冒的主要表现

流行性感冒常突然起病，畏寒高热，体温可达 39 ℃ ~ 40 ℃，多伴头痛、全身肌肉关节酸痛、极度乏力、食欲减退等全身症状，常有咽喉痛、干咳，可有鼻塞、流涕、胸骨后不适等。颜面潮红，眼结膜外眦轻度充血。如无并发症呈自限性过程，多于发病 3 ~ 4 天后体温逐渐消退，全身症状好转，但咳嗽、体力恢复常需 1 ~ 2 周。轻症流感与普通感冒相似，症状轻，2 ~ 3 天可恢复。

因老年人常存有呼吸系统、心血管系统等原发病，因此老年人感染流感病毒后病情多较重，病情进展快，发生肺炎的概率高于青壮年人，其他系统损伤主要包括流感病毒性心肌炎导致的心电图异常、心功能衰竭、急性心肌梗死，也可并发脑炎以及血糖控制不佳等。

（二）流行性感冒的护理要点

季节性流感在人与人间的传播能力很强。与有限的有效治疗措施相比，积极防控更为重要。主要的预防措施如下：

（1）保持室内空气流通，流行高峰期避免去人群聚集场所。

（2）咳嗽、打喷嚏时应使用纸巾等，避免飞沫传播。

（3）经常彻底洗手，避免脏手接触口、眼、鼻。

（4）流行期间如出现流感样症状应及时就医，并减少接触他人，尽量居家休息。

（5）流感老年人应呼吸道隔离 1 周或至主要症状消失。老年人的用具及分泌物要彻底消毒。

（6）加强户外体育锻炼，提高身体抗病能力。

（7）秋冬气候多变，注意加减衣服。

（8）养老机构内流行的防控：当流感已在社区流行时，同一机构内如在 72 h 内有两人或两人以上出现流感样症状就应警惕，积极进行病原学检测。一旦确诊，应要求老年人入院治疗或居家休养，搞好个人卫生，尽量避免、减少与他人接触。当确认为机构内暴发后，应按《中华人民共和国传染病防治法》及《突发公共卫生事件应急条例》的有关规定来执行。医院内感染暴发时，有关隔离防护等措施应参照相关技术指南的规定来执行。

二、肺炎

肺炎指由多种原因引起的肺实质炎症，细菌性肺炎是最常见的肺炎。

（一）肺炎的主要表现

老年肺炎常缺乏明显呼吸系症状，症状多不典型，病情进展快，易发生漏诊、错诊。首发症状为呼吸急促及呼吸困难，或者有意识障碍、嗜睡、脱水、食欲减退等。

（1）主要症状。主要症状为寒战，发热达 40 ℃，伴头痛、肌酸，胸部刺痛，深呼吸加重，咳痰初为少量泡沫痰，逐渐出现黏浓痰、铁锈色痰，有的可出现呼吸困难，气急紫绀，或出现恶心呕吐等消化系统症状。严重者神志模糊、烦躁、嗜睡、谵妄等。

（2）老年人肺炎的特点。起病隐匿，症状不明显或不典型。1/3 的老年人表现为非呼吸道方面的症状，如乏力、倦怠、恶心、食欲不振等。个别老年人可出现休克或呼吸衰竭等。

（二）肺炎的病情观察

注意观察生命体征，意识状态，皮肤黏膜颜色及温度，有无出血倾向，以及尿液和痰液等的变化。

（三）肺炎的护理要点

（1）卧床休息，环境安静，空气流通。

（2）寒战时注意保暖，高热时降温饮水，出汗时更衣、换被子、换床单。

（3）定时测体温、脉搏，防休克。

（4）及时对症处理，吸氧、排痰。

（5）补充营养。

（6）做好口腔和皮肤护理。

第四节　新型冠状病毒肺炎流行期间养老机构感染防控

新型冠状病毒肺炎（以下简称"新冠肺炎"）是 2019 年 12 月在武汉陆续发现的一种新的传染病，我国 2020 年 1 月 20 日将其纳入《中华人民共和国传染病防治法》规定的乙类传染病，并采取甲类传染病的预防、控制措施。对于一种新的传染病，控制传染源、切断传播途径和保护易感人群是感染防控的三个关键环节。目前，我国根据该病原体的特点及临床诊疗经验发布了一系列诊疗与防控指南，对指导全国的感染防控起到了非常重要的作用。在养老机构的工作中，如何预防工作人员发生感染备受关注。

一、新冠肺炎的流行病学

（一）传染源

2019 新型冠状病毒（2019-nCov）感染者，主要是新冠肺炎患者。对于是否有其他临床类型目前所知较少，对于是否有隐性感染者、病原携带状态如何目前不清楚。一般传染病在潜伏期末即具有传染性。无症状感染者主要指隐性感染者和潜伏期末患者。

（二）传播途径

呼吸道飞沫传播和接触传播是主要传播途径。飞沫直径通常大于 5 μm，飞沫的传播距离一般不超过 1 m，飞沫在 1 m 范围就会沉降到物体表面，又成为接触传播的来源。飞沫较小时，飞沫水分蒸发后可形成气溶胶。人接触后被感染，通常手是最后环节，手被污染后，人们用手触摸颜面部、鼻腔黏膜、口腔黏膜而感染。气溶胶传播是指较小的飞沫漂浮于空气中，人们通过呼吸道吸入而感染，气溶胶可以较远距离地传播。在相对封闭的环境中长时间暴露于高浓度气溶胶情况下存在经气溶胶传播的可能。

（三）易感者

2019-nCov 是一种新的病原体，人群普遍缺乏免疫力，普遍易感，老年人和有基础疾病者感染后病情较重。

二、养老机构感染防控

（一）戴口罩

（1）口罩的选择。一般选择佩戴一次性医用口罩，老年人佩戴医用外科口罩或 N95 型颗粒物防护口罩。老年人及有心肺疾病等慢性病的患者佩戴后会感到不适，甚至会加重原有病情，应寻求医生的专业指导。口罩一般 4h 更换，污染或潮湿时随时更换。

（2）口罩的佩戴。口罩颜色深的是正面，正面应该朝外，而且医用口罩上还有鼻夹金属条。正对脸部的应该是医用口罩的反面，也就是颜色比较浅的一面，除此之外，要注意带有鼻夹金属条的部分应该在口罩的上方，不要戴反。分清楚口罩的正面、反面、上端、下端后，先将手洗干净，确定口罩佩戴方向正确之后，将两端的绳子挂在耳朵上。将口罩佩戴完毕后，需要用双手压紧鼻梁两侧的鼻夹金属条，使口罩上端紧贴鼻梁，然后向下拉伸口罩，使口罩不留有褶皱，完全覆盖口鼻。

（3）废弃口罩的处理。防疫期间，摘口罩前后做好手卫生，废弃口罩放入垃圾桶内。建议每天两次使用含氯消毒剂对垃圾桶进行消毒处理。

（二）穿防护服

（1）防护服的选择。防护服的款式可分为连身式与分身式、连帽款与无帽款、有胶条款与无胶条款、一次性使用款与可重复使用款。防护服应具有防水、防微生物渗透的防护性，同时还要满足防静电、防断裂和穿着舒适等要求。防护服应干燥、清洁、无霉斑，表面不允许有粘连、裂缝、孔洞等缺陷，特别要注意连接部位和拉链部位的处理，保证安全可靠，防止缺陷对医务人员的生命造成危害。

（2）穿防护服。对于连体或分体防护服，应先穿下衣，再穿上衣，然后戴好帽子，拉上拉链，对于有胶条的防护服最后要粘上胶条。

（3）脱防护服。对于分体防护服：将拉链拉开→向上提拉帽子→使帽子脱离头部→脱袖子、上衣，将污染面向里，放入医疗废物袋→脱下衣，由上向下边脱边卷，污染面向里，脱下后置于医疗废物袋。对于连体防护服：如有胶条，先解开胶条→将拉链拉到底→向上提拉帽子，使帽子脱离头部→脱袖子，由上向下边脱边卷，污染面向里，直至全部脱下后放入医疗废物袋内。

（4）穿脱防护服的注意事项。穿前应检查防护服有无破损，穿时勿使衣袖触及面部及衣领。防护服限在规定区域内穿脱，发现有渗漏或破损应及时更换。脱卸时尽量减少接触污染面，脱完后将防护服放入医疗废物袋并进行手卫生。

（三）环境消毒

2019-nCov 的抵抗力一般，乙醇、含氯消毒剂、过氧乙酸等常规浓度的常用消毒剂即可灭活病毒，单纯的氯己定消毒剂无效；医疗器械、医用织物、餐饮服务和医疗废物管理按甲类传染病管理要求进行。

思考题

1. 老年人的居室应该如何进行日常消毒与清洁？
2. 如何在春秋季节对老年人进行健康宣教？

第二十二章　消防安全

学习目标

1. 掌握报火警、扑救初起火灾、自救互救和逃生疏散的知识。
2. 掌握建筑消防设施的性能及灭火器材的使用方法。
3. 掌握火灾逃生的方法及避难器材的使用方法。

技能目标

1. 能使用灭火器。
2. 能识别逃生通道。

案例导学与分析

案例导学

　　2015 年 5 月 25 日 20 时左右，河南省鲁山县城西一个老年康复中心发生火灾。事故造成 39 人死亡、6 人受伤，过火面积 745.8 平方米，直接经济损失达 2 064.5 万元。

分析：

　　1. 安全用火用电的重要性是什么？
　　2. 如何做好养老院及老年人的安全防护？

第一节　火灾的预防措施

（1）养老院要落实消防安全责任，加强日常消防安全管理，开展防火巡查，定期组织员工进行培训，具备扑救初起火灾和组织人员疏散逃生的能力，应定期组织开展疏散演练，有自理能力的老年人应掌握必要逃生自救知识。

（2）养老院应设立微型消防站，一旦发生紧急情况，可以第一时间组成小型战斗组进行初期火灾的扑救及人员疏散撤离。

（3）夏季炎热，是用电高峰期。养老院尤其要注意加大对电线线路、电器的检查维修力度，防止线路老化和超负荷用电，以免造成火灾。

（4）要向老年人告知正确的用火、用电方法，告知其不要卧床吸烟。

（5）养老院一旦发生火灾事故，在拨打"119"报警电话的同时，有关工作人员要设法引导疏散，为逃生人员指明各种疏散通道，同时要用镇定的语气呼喊，劝说大家消除恐慌心理，有条不紊地疏散。一旦发生火灾，要对行动不便的患者，年老体弱、卧病在床、没有自理能力的老年人进行重点援救，并及时清点人数。

（6）疏散过程中要注意尽可能分散人流，避免大量人员涌向一个出口，造成人员踩踏。通道被烟雾封阻时，疏散人员要及时给被困人员传递湿毛巾、湿布条等物品，供他们捂口、捂鼻用，养老院应为行动不便的老年人设计专门的疏散逃生路线，制定专门的应急疏散预案。

第二节　逃生方法

1. 迅速撤离

逃生行动是争分夺秒的行动。一旦听到火灾警报或意识到自己可能被烟火包围，千万不要迟疑，要立即跑出房间，设法脱险，切不可延误逃生良机。

2. 毛巾保护

逃生时常用的防烟措施是用干、湿毛巾捂住口鼻。可把毛巾浸湿，叠起来捂住口鼻，无水时，干毛巾也行；身边如没有毛巾，餐巾布、口罩、衣服也可以替代，要多叠几层，使滤烟面积增大，将口鼻捂严。穿越烟雾区时，即使感到呼吸困难，也不能将毛巾从口鼻上拿开。

3. 通道疏散

楼房着火时，应根据火势情况，优先选用最便捷、最安全的通道和疏散设施，如疏散楼梯、消防电梯、室外疏散楼梯等。从浓烟弥漫的建筑物通道向外逃生，可向头部、身上浇些凉水，用湿衣服、湿床单、湿毛毯等将身体裹好，要低势行进或爬行，穿过险区，可考虑利用建筑物的窗户、阳台、屋顶、落水管等脱险。

4. 卫生间避难法

当实在无路可逃时，可利用卫生间进行避难，用毛巾紧塞门缝，把水泼在地上降温，也可躺在放满水的浴缸里躲避。但千万不要钻到床底、阁楼、大橱等处避难，因为这些地方可燃物多，且容易聚集烟气。

5. 火场求救法

发生火灾时，可在窗口、阳台或屋顶处向外大声呼叫、敲击金属物品或投掷软物品，白天应挥动鲜艳布条发出求救信号，晚上可挥动手电筒或白布条引起救援人员的注意。

6. 暂时避难

在无路逃生的情况下，应积极寻找暂时的避难处所，以保护自己，择机而逃。

第三节　灭火器的使用方法

灭火器的使用方法如下：

（1）手提干粉灭火器距离起火点 5 m 左右，应占据上风向。

（2）使用前先把灭火器上下颠倒几次，使筒内干粉松动。

（3）拔下保险销，一手握住喷嘴，另一只手用力压下压把，干粉会喷出来。

（4）在火焰的侧面，对准火焰根部左右扫射。

（5）灭火器在灭火过程中始终保持直立状态。

灭火器及灭火器使用方法如图 22-1 和图 22-2 所示。

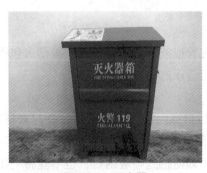

图 22-1　灭火器

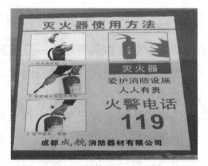

图 22-2　灭火器使用方法

思考题

1. 老年人有哪些常见的火灾隐患?
2. 发生火灾应如何自救?

第二十三章 安宁疗护

学习目标

1. 掌握安宁疗护的基本知识及注意事项。
2. 掌握清洁遗体、整理遗物的注意事项。
3. 熟悉终末消毒的知识和方法。
4. 了解姑息治疗计划的制订与实施。

技能目标

1. 能为临终老年人的家属提供心理慰藉，协助其应对哀伤。
2. 能协助老年人的家属处理后事。

案例导学与分析

案例导学

    杨奶奶，女，86 岁，1 年前被诊断为晚期肺癌，素来与家人关系融洽，今晨因病情恶化，抢救无效而死亡。杨奶奶的女儿不能接受母亲离世的事实，拒绝养老护理师小王对杨奶奶进行遗体清洁与整理。

分析：

1. 养老护理师小王应如何劝慰家属节哀？
2. 养老护理师清洁遗体的注意事项有哪些？

第一节 安宁疗护概述

一、安宁疗护的概念与命名

关于安宁疗护的概念与命名，在中国，惯用名称有临终关怀、善终照护、姑息治疗、安宁疗护、缓和医疗、宁养服务、善终服务等。安宁疗护关注患者及家属的生活质量和尊严，重视其生理、心理、社会的需求，帮助患者安详、舒适、有尊严地离世。

我国卫健委（原国家卫生计生委）在 2017 年发布的《安宁疗护中心基本标准和管理规范（试行）》中对安宁疗护机构做出了定义，依其定义，目前我国正在推行和试点的安宁疗护应是指为疾病终末期患者在临终前通过控制痛苦和不适症状，提供身体、心理、精神等方面的照护和人文关怀等服务，以提高生命质量，帮助患者舒适、安详、有尊严离世的医疗服务。

二、安宁疗护的内涵和理念

（一）内涵

安宁疗护的内涵包括：缓解疼痛及其他痛苦症状；肯定生命；既不加速也不延迟死亡；整合心理和精神层面的患者照护；提供支持系统，协助患者尽可能以积极的态度生活，直到死亡的来临；协助家属面对患者的疾病过程及其哀伤历程；提高患者及家属的生活质量，同时对整个疾病过程产生积极的影响；安宁疗护在疾病的早期即可实施；以整个医疗团队的合作来处理患者及家属的需求。

（二）理念

安宁疗护的"五全"照护理念包括：全人、全家、全程、全队、全社区。

（1）全人。对临终患者的护理不应只了解疾病或减轻身体的痛苦，还要综合考虑其所处的环境、希望、害怕、信仰等问题。全人照顾就是指身、心灵的整体照顾，以提高生命质量与减轻痛苦为首要目标，而不是继续进行无效医疗来增加患者的痛苦。

（2）全家。患者生病死亡，其家属也必将经历一场磨难，因此安宁疗护提供全家照顾，帮助家属学习照顾技巧，缓解患者痛苦，并与家属一起面对亲人即将离去的悲伤，对患者家属进行有效的心理辅导。

（3）全程。安宁疗护的范围包括从患者接受住院治疗、居家照护到患者死亡，还包括家属的哀伤辅导，让家属的创伤减至最低，最大限度减小或避免后遗症。

（4）全队。安宁疗护由一支训练有素的工作团队完成，成员包括医生、护理人员、营养师、心理师、药师、宗教师、养老护理师、社工及志愿者等。团队成员分工合作，共同照顾患者及家属。

（5）全社区。建立社会化的安宁疗护体制，使老年人不仅在医疗机构可获得安宁疗护，而且在社区和家里也可得到不间断的持续照护。

三、姑息治疗计划的制订与实施

（一）制订计划

养老护理师应首先明确临终老年人病情、心理状况及临终护理问题的先后顺序。常用方法包括：①将生理需求排于首位。②在与治疗方案无冲突的情况下，同时兼顾个性化服务，优先解决临终老年人认为最重要的问题、现存的问题。

（二）实施

在实施姑息治疗计划前，养老护理师应考虑与实施有关的 6 个问题，即为什么做？做什么？谁去做？怎么做？何时做？在何地做？

实施姑息治疗计划常用的方法有操作、咨询、沟通、指导等。

实施姑息治疗计划后，养老护理师需要做好记录，其意义在于：有利于医护人员了解患者情况；为以后的姑息治疗提供资料和经验；是养老护理师协助临终老年人完成临终护理和老年人及其家属接受临终关怀服务的证明。

第二节　临终老年人及其家属的护理

一、临终护理的基本原则

临终护理是一种具体的临终关怀服务，养老护理师在对临终老年人及其家属进行照料时应遵循以下原则：减少痛苦原则、善始善终原则、心理关护原则、人道主义原则。

二、临终老年人的生理反应及护理

（一）临终老年人的生理反应

临终老年人的各项生命体征都处于进行性衰退期，各大生理系统功能也在进行性地减弱和丧失。作为养老护理师，应了解临终老年人的生理反应和变化特点。

1. 肌肉张力丧失

肌肉张力丧失主要表现为大、小便失禁，吞咽困难；无法维持良好、舒适的功能体位，肢体软弱、无力；脸部外观改变（嘴唇、面颊松弛）；不能进行自主的身体活动。

2. 胃肠道蠕动逐渐减弱

胃肠道蠕动逐渐减弱主要表现为恶心、呕吐、食欲不振、腹胀、脱水、口干。

3. 循环功能减退

循环功能减退主要表现为皮肤苍白、湿冷、大量出汗；体表发凉；四肢发绀并出现斑点；脉搏快而弱，不规则，甚至测不出，心律失常；血压逐渐降低甚至测不出。

4. 呼吸功能减退

呼吸功能减退主要表现为呼吸频率不规则、深度变浅，出现张口呼吸、潮式呼吸等，伴有鼻翼扇动。

5. 感觉、知觉改变

感觉、知觉改变主要表现为视觉逐渐减退，从视觉模糊到只能看近物，再发展到只有光感，最后视觉消失，分泌物增多；疼痛是临终患者常见的症状，也是最严重的不适。主要表现为烦躁不安、血压及心率改变、呼吸变快或减慢、瞳孔放大、疼痛面容等。听觉是临终老年人最后消失的感觉。

6. 意识改变

意识改变主要表现为意识模糊、昏睡、昏迷等。

（二）临终老年人的生理护理

1. 减轻或控制疼痛

养老护理师帮助临终老年人提高服药的依从性，同时通过有效的语言沟通和非语言沟通，以及用同情、安慰、鼓励和分散、转移注意力的方法消除老年人对疼痛的恐惧与紧张，提高疼痛的阈值；也可以通过放轻音乐等方式使其情绪放松，转移注意力，达到减轻疼痛的目的。

2. 提供舒适的居住环境

养老护理师为临终老年人提供温暖、舒适、安静、整洁的居住环境，增加绿色植物，使其对生命、对生活充满自信与希望。

3. 饮食护理

养老护理师应给予高蛋白、高热量、富含维生素及矿物质、易消化的饮食，同时要注意科学合理的膳食。饮食过程中应耐心做好临终老年人的思想工作，因为有的老年人在心理上会出现拒食、厌食。因此养老护理师需要耐心安慰，在营养全面的前提下尽可能满足临终老年人的要求。

4. 口腔和皮肤护理

临终老年人的免疫力低下，养老护理师应协助临终老年人做好口腔护理，保持其口腔清洁卫生、祛除异味、预防感染。同时，临终老年人长期卧床，养老护理师应协助老年人定期翻身和改变体位，预防老年人压疮的发生，保持床单元的清洁、整洁、平整以及无渣屑。

5. 排泄护理

对于大、小便失禁的老年人，养老护理师应及时为其擦净会阴部和肛周皮肤污染物，保持干燥。便后通风换气，保持床单元的清洁、干燥。

6. 呼吸护理

保持室内新鲜空气，及时通风换气。临终老年人若神志清醒，可采取半卧位，改善呼吸困难症状；若神志不清，可采取仰卧位并将头偏向一侧或采取侧卧位。

7. 睡眠护理

评估引起临终老年人睡眠障碍的原因，指导家属耐心做好临终老年人睡眠障碍的分析和解释工作，保证睡眠环境安静、空气清新、温湿度适宜，光线适中。

三、临终老年人的心理变化和护理

面对死亡，大部分临终老年人都会出现不同的心理问题，如痛苦，失去尊严，对世界、对亲人不舍，对以往的生活遗憾、悔恨，对家人不放心，对死亡恐惧等。养老护理师必须给予高度的重视和充分的理解。

（一）临终老年人的心理变化

1. 恐惧

面对死神的到来，很多临终老年人在心理上都会出现恐惧，表现为心慌、气短、眩晕、失眠、噩梦连连、惊恐万分等。

2. 焦虑

由于临终老年人遭受疾病折磨，社会角色和生活环境发生变化，担心家庭、事业，且往往处于渴望生存与面临死亡的矛盾之中等，因此临终老年人都会有中度以上的焦虑，表现为头痛、心慌、气短、咽喉发紧、注意力不集中、失眠、坐立不安等。

3. 愤怒、抑郁

随着病情进一步恶化，临终老年人预感自己病情严重，时日不多，表现为情绪焦躁，不能忍受疾病的折磨，无故发脾气；有的表现为情绪低落、悲哀、少语、情感淡漠等。

4. 自责

长期检查与治疗造成的经济困难，使临终老年人认为自己对家庭造成一种负担而感到自责。

5. 孤独

临终老年人长时间住院，远离亲人，内心孤独，渴望亲人朋友的陪伴。

（二）临终老年人的心理护理

临终老年人已经经历过太多与死亡相关的事件，应重点关注其对死亡有怎样的看法以及在面对死亡时最担心或最害怕什么。根据实际情况，帮临终老年人解决相关问题，减轻思想负担，缓解害怕、焦虑及恐惧的心理，使其坦然面对死亡。

愤怒是一种正常行为。对于愤怒的老年人，养老护理师应耐心、认真地倾听，允许其发怒、抱怨、不合作的行为，以宣泄内心的焦虑与恐惧等负面情绪。

对于抑郁的老年人，养老护理师应给予更多的同情和照护，应经常陪伴老年人，安排其与亲朋好友见面、相聚，同时预防临终老年人自杀。

四、临终老年人家属的护理

临终老年人的家属在情感上难以接受即将失去亲人的现实，在行动上四处求医，想尽各种办法延长亲人的生命。当看到亲人的死亡不可避免时，他们感到心情沉重、苦恼、烦躁不安，从而影响身心健康。因此，养老护理师面对临终老年人的家属时应做到以下几点：

（一）重视需求、鼓励表达

关注并重视临终老年人家属这个特殊人群，及时识别和满足他们的心理需求。积极与家属沟通，建立良好的信任关系，鼓励家属说出内心感受，给予情感表达和不良情绪宣泄的机会。

（二）提升信心、做好准备

面对亲人即将去世，家属常感到无力、无助，此时应保持和增强家属的信心，帮助家属了解临终老年人的病情，参与临终老年人的日常照顾，协助家属了解亲人去世后的相关事宜，做好相应的准备。

（三）指导照顾护理

养老护理师指导家属对临终老年人的生活进行照顾，耐心示范相关操作，传递舒适照顾的知识与技巧，使家属参与基本的生活照护，如移动临终老年人，帮助其洗澡、如厕等。减轻临终老年人家属在照顾家人时的无助感及焦虑，使临终老年人家属在生活照顾中获得心理慰藉。

（四）营造家庭温暖

养老护理师应增加临终老年人及其家属的心理舒适感，关心体贴家属，帮助家属安排陪伴期间的生活。

第三节　临终老年人死亡后的护理

一、遗体清洁

（一）目的

遗体清洁的目的是使临终老年人五官端详、四肢舒展、无渗液，保持良好的外观；安慰家属，减少哀痛。

（二）准备

（1）用物准备。

（2）养老护理师准备。养老护理师核对医生开具的死亡通知书，确认临终老年人已经死亡，并确认死亡时间；通知逝者家属并向家属解释遗体清洁的目的、方法、注意事项和配合要点。

（三）操作步骤

（1）核对信息并解释遗体清洁的目的、方法、注意事项和配合要点。

（2）携用物至床旁，用屏风遮挡逝者，维护逝者隐私。

（3）请家属离开病室或共同参与遗体清洁。养老护理师将床放平，使遗体仰卧，在逝者的头下放置一软枕，防止面部淤血变色；将逝者的双臂放置于身体两侧，留一层大单遮盖遗体。

（4）清洁面部，整理遗容。洗脸，协助闭上眼睑；对不能闭合者，可用毛巾湿敷或于上眼睑下垫少许棉花；对嘴不能闭合者，轻揉下颌，用绷带托起下颌。

（5）填塞孔道。用血管钳将棉花塞于口、鼻、耳、肛门、阴道等孔道。

（6）清洁全身。脱去衣裤，擦净全身，擦洗顺序依次为上肢、胸部、腹部、背、臀及下肢。

（7）穿上衣裤，梳理头发。

（8）协助家属进行遗体运送。

（9）取回大单、枕套、被套、床单一并清洗、消毒。病室及床单位的终末处理如下：

①病室开窗通风，进行空气消毒。

②临终老年人的床单位消毒应在家属离开病室后进行，避免给家属造成心理上的不舒适感。

③撤去病床上的污被服，放入污衣袋，根据临终老年人的疾病种类进行清洗和消毒。

④病床及床旁桌、椅用消毒液擦拭。

⑤床垫、床褥、棉胎、枕芯等用紫外线灯照射消毒或使用臭氧机消毒，也可置于日光下曝晒6小时。

⑥非一次性使用的面盆或痰杯等，需用消毒液浸泡。

⑦患传染性疾病的临终老年人的床单位及病室，需按传染病终末消毒法进行处理。

（10）记录。

（四）注意事项

（1）在遗体清洁过程中，应当尊重逝者遗愿，满足家属的合理要求。

（2）遗体清洁应当在医师开具死亡通知，并征得家属同意后进行。

（3）进行遗体清洁时，养老护理师应严肃认真，尊重死者，维护尸体隐私，不可暴露尸体，并以自然体位安置。

（4）对于逝者的穿戴用物等，应给予彻底的消毒再做其他处理。特别是生前患有传染性疾病的，终末处理应当严格按照传染病终末消毒法进行处置，防止传染性疾病的传播，以免给社会带来危害。

二、遗物整理

临终老年人去世后，养老护理师应当妥善清点逝者遗物，若家属不在，应由两名养老护理师共同清点，交予上级领导保管，之后交予逝者家属或所在单位领导。

三、丧葬办理程序

（一）开具死亡证明

在医院去世的患者，由医院开具死亡证明书；居家去世的患者，可由居委会开具正常死亡原因证明，然后由就近的医院开具死亡证明书；非正常死亡的由公安机关或法医医院开具死亡证明书。

（二）联系殡仪馆

家属领到死亡证明书后，联系殡仪馆将遗体接运到殡仪馆。殡仪馆根据家属意愿办理遗体冷冻保存、遗体整容、告别仪式、火化手续、选择丧葬用品等。

（三）确定开追悼会的时间

家属通知好友开追悼会的时间，亲朋好友与逝者做最后的告别。

（四）火化遗体，领取骨灰

追悼会结束后，遗体将被火化。家属可以在窗口目送遗体进入炉膛、送出炉膛，可以要求自己捡骨灰，领走骨灰。

（五）安葬

骨灰安葬方式多种多样，常见的是墓葬，即将骨灰埋于地下，在地面立碑；常见的还有骨灰堂，即在室内的骨灰架上寄存。

安葬的要求是提倡少占土地，树立现代丧葬文明。

思考题

1. 简述安宁疗护的基本知识及注意事项。

2. 清洁遗体、整理遗物的注意事项。

3. 如何为临终老年人的家属提供心理慰藉及协助其应对哀伤？

附录　实训项目

实训一　鼻饲喂食法

【目的】

（1）掌握鼻饲喂食的方法及其适应征。

（2）熟悉检查胃管在胃内的三种方法。

（3）了解鼻饲喂食的注意事项。

【评估】

（1）老年人的意识状态、活动能力、营养状态，有无咀嚼、吞咽困难。

（2）鼻腔黏膜有无肿胀、炎症、出血，有无鼻中隔偏曲、鼻息肉、活动义齿，有无食道疾病。

（3）老年人对自身疾病、营养知识的认知情况；对鼻饲的目的及注意事项是否了解。

【准备】

（1）养老护理师准备。着装整洁，洗手，戴口罩。

（2）老年人准备。老年人了解鼻饲的目的、操作过程及需配合的事项。能自理的老年人清洗口鼻部。

（3）环境准备。屏风遮挡，请无关人员回避，保持合适的室温。

（4）用物准备。餐具及鼻饲饮食200 ml，100 ml温开水，100 ml的推注器完好，毛巾1条，餐巾纸适量，笔和记录单。

【步骤】

（1）解释核对。核对老年人的床号、姓名、腕带，向老年人解释操作的目的、过程及配合方法。

（2）安置卧位。询问老年人是否需要用便器及隔帘。根据病情，协助老年人取半卧位或坐位；无法坐起者取右侧卧位，头颈部自然伸直；昏迷者取去枕仰卧位。有义齿者取下义齿并妥善放置。

（3）垫治疗巾。将治疗巾围于老年人颌下，并将弯盘置于口角旁，将餐巾纸放在便于取用处。

（4）确定胃管在胃内。

①用注射器抽吸到胃内容物。

②向胃管内注入 10 ml 空气，置听诊器在胃部，听到气过水声。

③将胃管末端置于盛水的治疗碗内，无气泡溢出。

（5）鼻饲喂食。

①确定胃管在胃内，接注射器于胃管末端，注入少量温开水。

②遵医嘱缓慢灌入鼻饲液或药物，每次用注射器抽吸鼻饲液时，应反折胃管末端，灌注前应排尽注射器内的空气。

③鼻饲完毕，再次注入少量温开水。

④反折胃管末端或关闭胃管末端的管盖并用纱布包好，用别针将其固定于大单、枕旁或老年人衣领处。

⑤清洗注射器，放入治疗盘内，盖好备用。

（6）操作后处理。

清洁口腔、鼻腔，整理用物、床单位，嘱老年人维持原卧位 20~30 min，洗手并记录鼻饲液的种类、量，插管时间，老年人的反应以及胃潴留情况。

【注意事项】

（1）每次灌注前应确定胃管在胃内方可喂食。每次鼻饲不超过 200 ml，间隔时间不少于 2 h，避免注入速度过快和注入空气，鼻饲液的温度保持在 38 ℃ ~42 ℃，新鲜果汁与乳汁分别注入，防止产生凝块。

（2）用药前后用约 30 ml 温开水冲洗管道。药片或药丸研碎、溶解后注入管道。

（3）长期鼻饲的老年人，每日护理口腔 2 次。

（4）鼻饲用物每日更换和消毒，橡胶管每周更换 1 次，硅胶管每月更换 1 次，聚氨酯管放置时间可达 2 个月。

（5）鼻饲液应现配现用或放置在 4 ℃ 以下的冰箱保存，24 h 内用完。

【评价】

（1）老年人及其家属理解鼻饲的目的，能主动配合。

（2）养老护理师操作熟练，操作过程无污染。

（3）达到预期护理目的。

鼻饲护理技术考核评分标准如附表 1 所示。

附表 1　鼻饲护理技术考核评分标准

姓名：　　　　　　学号：　　　　　　　　　年　　月　　日

项目	内容	分值	得分	备注
操作准备	环境准备：房间整洁，打扫卫生	5		
	养老护理师准备：服装整洁，洗净双手	5		
	用物准备：餐具及鼻饲饮食 200 ml，水杯里盛 100 ml 温开水，100 ml 的推注器完好，毛巾 1 条，餐巾纸适量，笔和记录单	5		
	老年人准备：根据病情帮助老年人摆放体位	5		
解释核对	核对老年人的床号、姓名、腕带，向老年人解释操作的目的、过程及配合方法	3		
	评估：胃管有无脱出、有无口腔内盘旋，是否可以进餐	2		
操作流程及要点	安置卧位： (1) 询问老年人是否需要用便器及隔帘（5分） (2) 根据病情，协助老年人取半卧位或坐位；无法坐起者取右侧卧位，头颈部自然伸直；昏迷者取去枕仰卧位；有义齿者取下义齿并妥善放置（5分）	10		
	垫治疗巾：将治疗巾围于老年人颌下，并将弯盘置于口角旁，将餐巾纸放在便于取用处	10		
	确定胃管在胃内： (1) 抽：用注射器抽吸到胃内容物（3分） (2) 听：向胃管内注入 10 ml 空气，置听诊器在胃部，听到气过水声（4分） (3) 看：将胃管末端置于盛水的治疗碗内，无气泡溢出（3分）	10		
	鼻饲喂食： (1) 确定胃管在胃内，接注射器于胃管末端，注入少量温开水（3分） (2) 遵医嘱缓慢灌入鼻饲液或药物，每次用注射器抽吸鼻饲液时，应反折胃管末端，灌注前应排尽注射器内的空气（6分） (3) 鼻饲完毕，再次注入少量温开水（3分） (4) 反折胃管末端或关闭胃管末端的管盖并用纱布包好，用别针将其固定于大单、枕旁或老年人的衣领处（5分） (5) 清洗注射器，放入治疗盘内，盖好盖子备用（3分）	20		
操作后处理	清洁口腔、鼻腔	2		
	整理用物、床单位	3		
	嘱老年人维持原卧位 20~30 min	3		
	洗手并记录鼻饲液的种类、量，插管时间，老年人的反应以及胃潴留情况	2		
评价	老年人及其家属理解鼻饲的目的，能主动配合	5		
	养老护理师操作熟练，操作过程无污染	5		
	达到预期护理目的	5		
总分		100		

实训二 口腔护理

【目的】

（1）掌握口腔护理的具体操作方法。

（2）掌握口腔护理的目的。

（3）掌握口腔护理的注意事项。

（4）熟悉口腔护理中内黏膜、舌苔及牙龈的评估方法。

【评估】

（1）患者的年龄、病情、意识、心理状态、配合程度。

（2）患者的口腔卫生状态及自理能力。

（3）患者的口腔卫生知识及口腔卫生习惯。

【准备】

（1）养老护理师准备。衣帽整洁，修剪指甲，洗手，戴口罩。

（2）老年人准备。老年人了解口腔护理的目的、方法、注意事项及配合要点，取安全舒适的操作体位。

（3）环境准备。安静整洁，光线充足，温度适宜。

（4）用物准备。治疗车、治疗盘、一次性口腔护理包（内装治疗碗、棉球、弯盘、弯止血钳2把、压舌板、治疗巾、纱布2张、手套）、吸水管、漱口杯、棉签、液状石蜡油或润唇膏、手电筒、温开水或口腔护理液、生活垃圾桶、医疗垃圾桶，必要时准备开口器及口腔外用药。

【步骤】

1. 核对、解释

核对老年人的床号、姓名，并向老年人解释口腔护理的目的、方法及注意事项，并取得配合。

2. 评估

评估老年人的病情、意识、配合程度；观察口唇、口腔黏膜、牙龈、舌有无异常，牙齿有无松动。

3. 安置卧位

老年人仰卧或侧卧，头偏向一侧，面向养老护理师，便于分泌物及多余水分从口腔内流出，防止反流误吸。养老护理师铺治疗巾于老年人颈下，置弯盘于老年人口角旁。

4. 润唇漱口

养老护理师协助老年人用棉签湿润口唇，意识清醒的老年人可用吸水管吸水漱口，昏迷的老年人禁忌漱口。

5. 观察口腔

嘱患者张口，养老护理师一手持手电筒，一手持压舌板观察口腔情况。对于昏迷或牙关紧闭者，可用开口器协助其张口，开口器应从臼齿处放入，对于牙关紧闭者，不可使用暴力使其张口，以免造成损伤；有佩戴义齿者，取下义齿并用冷水刷洗，将其浸于冷水中备用。

6. 按顺序擦洗

用弯止血钳夹取含有无菌溶液的棉球，拧干棉球。棉球应包裹弯止血钳尖端，防止尖端直接触及口腔黏膜和牙龈。

首先，嘱老年人咬合上、下齿，用压舌板轻轻撑开左侧颊部。擦洗左侧牙齿的外面，纵向擦洗牙齿，按顺序由臼齿洗向门齿。同法擦洗右侧牙齿的外面。每次更换一个棉球，一个棉球擦洗一个部位，擦洗过程中动作应轻柔，特别是对有凝血功能障碍的老年人，应防止碰伤其黏膜和牙龈。

其次，嘱老年人张开上、下齿，擦洗牙齿左上内侧面、左上咬合面、左下内侧面、左下咬合面，弧形擦洗左侧颊部。同法擦洗右侧牙齿。

最后，擦洗舌面、舌下（由内向外纵向擦洗）及硬腭部。勿触及软腭、咽部以免引起恶心。

7. 再次漱口

协助老年人用吸水管吸水漱口，将漱口水吐入弯盘，用纱布擦净口唇；有义齿者，协助其佩戴义齿。

8. 再次评估口腔状况

用手电筒观察口腔情况，如未清洗干净应重新擦洗。

9. 润唇

口唇涂液状石蜡油或润唇膏，酌情涂药。如有口腔黏膜溃疡，可局部涂口腔溃疡膏。

10. 操作后处理

撤去弯盘及治疗巾，再次核对并清点棉球数量，脱手套，协助老年人取舒适卧位，整理床单位、洗手、记录口腔卫生状况及护理效果。

【注意事项】

（1）昏迷老年人禁止漱口，以免引起误吸。

（2）观察口腔时，对长期使用抗生素和激素的老年人，应注意观察口腔内有无真菌感染。

（3）擦洗时动作轻柔，特别是对凝血功能差的老年人，应防止损伤出血。

（4）一个棉球只能擦拭一个部位，擦洗时需用弯止血钳夹紧棉球，勿将其遗留在口腔内。

（5）使用的棉球不可过湿，以不能挤出液体为宜，防止因水分过多造成误吸。

（6）有传染病的老年人的用物需要按消毒隔离原则进行处理。

【评价】

（1）老年人及其家属能理解口腔护理的目的及重要性，能主动配合。

（2）老年人口唇湿润，口腔清洁，无异味、无感染、无溃疡及牙龈出血。

（3）操作熟练，操作过程无损伤、无污染。

口腔护理技术考核评分标准如附表2所示。

附表 2 口腔护理技术考核评分标准

姓名: 　　　　学号: 　　　　　　　年　月　日

项目	内容	分值	得分	备注
评估解释	评估: 老年人的年龄、病情、意识、心理状态、自理能力、配合程度及口腔卫生情况	5		
	解释: 向老年人及家属解释口腔护理的目的、方法、注意事项及配合要点	5		
操作准备	养老护理师准备: 衣帽整洁、剪指甲、洗手、戴口罩	5		
	环境准备: 宽敞, 光线明亮	5		
	用物准备: 治疗车、治疗盘、一次性口腔护理包、吸水管、漱口杯、棉签、液状石蜡油或润唇膏、手电筒、温开水或口腔护理液、生活垃圾桶、医疗垃圾桶, 必要时准备开口器及口腔外用药	5		
操作步骤	核对: 携用物至老年人床旁, 核对床号、姓名、腕带, 向老年人解释口腔护理的目的	5		
	体位: 协助老年人侧卧或仰卧, 使其将头偏向一侧, 面向养老护理师	3		
	铺巾置盘: 铺治疗巾于老年人颈下, 置弯盘于老年人口角旁	2		
	润湿清点棉球: 倒漱口液, 润湿并清点棉球数量	5		
	湿润口唇	2		
	漱口: 协助老年人用吸水管吸水漱口	3		
	口腔评估: 嘱老年人张口, 养老护理师一手持手电筒, 一手持压舌板观察口腔情况, 对于昏迷或牙关紧闭者, 可用开口器协助其张口	5		
	按顺序擦拭: (1) 用弯止血钳夹取含有口腔护理液的棉球, 拧干 (3分) (2) 嘱老年人咬合上、下齿, 用压舌板撑开左侧颊部, 纵向擦洗牙齿左外侧面, 由臼齿洗向门齿。同法擦洗牙齿右外侧面 (6分) (3) 嘱老年人张开上、下齿, 擦洗牙齿左上内侧面、左上咬合面、左下内侧面、左下咬合面, 弧形擦洗左侧颊部。同法擦洗右侧牙齿 (6分) (4) 擦洗舌面、舌下及硬腭部 (3分) (5) 擦洗完毕, 再次清点棉球数量 (2分)	20		
	协助老年人再次漱口, 纱布擦净口唇	3		
	再次评估口腔情况	5		
	润唇: 口唇涂液状石蜡油或润唇膏	2		
	撤去弯盘及治疗巾, 协助老年人取舒适体位, 整理床单元	5		
	整理用物, 洗手, 记录	5		
注意事项	昏迷老年人禁止漱口, 以免引起误吸	5		
	对长期使用抗生素和激素的老年人, 注意观察口腔有无真菌感染; 若为传染病老年人, 用物需按消毒隔离原则进行处理	5		
	得分	100		

实训三　协助床上排便及更换尿垫

【目的】

（1）掌握协助床上排便及更换尿垫的具体操作方法。

（2）掌握协助床上排便及更换尿垫的目的。

（3）掌握协助床上排便及更换尿垫的注意事项。

【评估】

（1）老年人的年龄、病情、意识、心理状态、配合程度。

（2）老年人排泄物的形状、颜色、气味。

（3）老年人的皮肤情况。

【准备】

（1）养老护理师准备。衣帽整洁，修剪指甲，洗手，戴口罩。

（2）老年人准备。老年人了解床上排便及更换尿垫的目的、方法、注意事项及配合要点，取安全舒适的操作体位。

（3）环境准备。安静整洁，光线充足，温度适宜，无人进食。

（4）用物准备。治疗车、便盆、便盆巾、浴巾、卫生纸、一次性护理垫，必要时备温水、水盆、毛巾、屏风、手套。

【步骤】

1. 核对、解释

核对老年人的床号、姓名，向老年人解释操作的目的、方法及注意事项，并取得配合。

2. 评估

评估老年人的病情、意识、配合程度，了解有无便意。

3. 安置卧位

①仰卧位放置便盆法。

协助老年人取仰卧位，掀开下身盖被折向远侧；叮嘱老年人配合屈膝以抬高臀部，同时一手托起老年人的臀部，另一手将便盆放置于老年人的臀下（便盆窄口朝向足部）；为防止尿液浸湿盖被，可在会阴上部覆盖一张一次性中单，然后为老年人盖好盖被。

②侧卧位放置便盆法。

叠浴巾与便盆同高，放于老年人近侧腰髋部，双手扶住老年人对侧肩部及髋部，翻转身体，使老年人面向自己呈侧卧位，掀开下身盖被，折向近侧，暴露臀部；将便盆扣于老年人的臀部（便盆窄口朝向足部），协助老年人恢复平卧位；在会阴上部覆盖一张一次性中单，然后为老年人盖好盖被。

4. 撤去便盆

老年人排便后，养老护理师戴手套，掀开被盖，撤下会阴上部的一次性中单，取卫生纸为老年人擦净肛门，一只手扶稳便盆，另一只手协助老年人侧卧，取出便盆放于治疗车下层，盖上便盆巾；用温水清洗肛门及会阴部，观察皮肤情况；擦干皮肤。

5. 更换尿垫

养老护理师将污染尿垫向侧卧位方向折叠；取清洁尿垫，一半平铺一半卷折，反转老年人的身体呈平卧位，撤下污染的尿垫放入专用污染桶，整理和拉平尿垫，盖好盖被；脱手套、洗手。

6. 整理

养老护理师协助老年人取舒适卧位，整理床单元，必要时协助老年人洗手，开窗通风。

7. 洗手和记录

用七步洗手法洗手，记录时间、排泄物的量、颜色、气味等。

【注意事项】

（1）协助老年人排便时，避免长时间暴露老年人的身体，否则易导致老年人受凉。

（2）为老年人放置便盆时不可硬塞，以免损伤其皮肤。

（3）换尿垫时动作轻柔，避免伤害老年人。

（4）定时查看尿垫浸湿情况，及时更换，避免发生尿布疹及压疮。

【评价】

（1）老年人及其家属能理解协助床上排便及更换尿垫的目的及重要性，能主动配合。

（2）老年人肛周、会阴等处的皮肤完整、无破损。

（3）环境无异味。

（4）操作熟练、操作过程中无损伤、确保安全、注意保暖、保护隐私。

协助床上排便及更换尿垫技术考核评分标准如附表3所示。

附表3　协助床上排便及更换尿垫技术考核评分标准

姓名：　　　　学号：　　　　　　年　月　日

项目	内容	分值	得分	备注
操作准备	各位老师好，我叫×××，参考项目的协助床上排便及更换尿垫技术，请求开考	2		
	服装整洁，修剪指甲，洗手，戴口罩	2		
	用物准备：治疗车、便盆、便盆巾、浴巾、卫生纸、一次性护理垫，必要时备温水、水盆、毛巾、屏风、手套	3		
	环境整洁，温度适宜，关闭门窗，必要时用屏风遮挡	3		

附表3(续)

项目	内容	分值	得分	备注
操作过程	(1) 询问老年人是否有便意,提醒老年人定时排便;查看并向老年人解释(5分) (2) 需要更换尿垫时,取得老年人的配合(5分)	10		
	仰卧位放置便盆法 (1) 协助老年人取仰卧位,掀开下身盖被并折向远侧(5分) (2) 叮嘱老年人配合屈膝以抬高臀部,同时一手托起老年人的臀部,另一手将便盆放置于老年人的臀下(便盆窄口朝向足部)(5分) (3) 为防止尿液溅湿盖被,可在会阴上部覆盖一张一次性中单,然后为老年人盖好盖被(5分)	15		
	侧卧位放置便盆法 (1) 叠浴巾与便盆同高,放于老年人近侧腰髋部,双手扶住老年人的对侧肩部及髋部,翻转身体,使老年人面向自己呈侧卧位,掀开下身盖被并折向近侧,暴露臀部(5分) (2) 将便盆扣于老年人的臀部(便盆窄口朝向足部),协助老年人恢复平卧位(5分) (3) 在会阴上部覆盖一张一次性中单,然后为老年人盖好盖被(5分)	15		
	撤去便盆 (1) 老年人排便后,养老护理师戴手套,掀开被盖,撤下会阴上部的护理垫,取卫生纸为老年人擦净肛门,一只手扶稳便盆,另一只手协助老年人侧卧,取出便盆放于治疗车下层,盖上便盆巾(8分) (2) 用温水清洗肛门及会阴部,观察皮肤情况,擦干皮肤(7分)	15		
	更换尿垫 (1) 将污染尿垫向侧卧位方向折叠(7分) (2) 取清洁尿垫,一半平铺一半卷折,反转老年人的身体呈平卧位,撤下污染的尿垫并放入专用污染桶,整理和拉平尿垫,盖好盖被,脱手套、洗手(8分)	15		
	整理 (1) 协助老年人取舒适卧位,整理床单元(5分) (2) 必要时协助老年人洗手,开窗通风(5分) (3) 用七步洗手法洗手,记录时间、排泄物的量、颜色、气味等(2分)	12		
注意事项	(1) 协助老年人排便时,避免长时间暴露老年人的身体,否则易导致老年人受凉(2分) (2) 为老年人放置便盆时不可硬塞,以免损伤其皮肤(2分) (3) 换尿垫时动作轻柔,避免伤害老年人(2分) (4) 定时查看尿垫浸湿情况,及时更换,避免发生尿布疹及压疮(2分)	8		
得分		100		

实训四 床向轮椅转运

【目的】

（1）掌握床向轮椅转运的操作方法。

（2）熟悉床向轮椅转运的注意事项。

（3）了解床向轮椅转运的评估内容。

【评估】

（1）养老护理师向老年人及家属解释操作的目的、注意事项及配合要点，以取得老年人及家属的同意。

（2）养老护理师评估老年人的病情、体重及活动能力。

【准备】

（1）物品准备：轮椅、棉被、枕头等。

（2）环境准备：环境整洁，无障碍物。

（3）养老护理师准备：整洁着装，修剪指甲，洗净双手。

（4）老年人准备：了解轮椅运送的目的、操作过程及需要配合的事项。

【步骤】

（1）核对老年人的姓名及床号。

（2）检查轮椅部件是否完好。

（3）调节床面高度与轮椅坐垫高度一致，推轮椅与床呈30°~45°。

（4）固定刹车，抬起脚踏板。

（5）夹闭管道，妥善固定，协助老年人坐在床沿。老年人的双手手臂扶在养老护理师的肩上或交叉环抱在其颈后，身体前倾并靠于养老护理师的肩部。

（6）环抱老年人的腰部，然后以自身身体为转动轴，将老年人移到轮椅上。

（7）告知老年人拉好扶手，将两臂从老年人的腋下伸入，使老年人后移并坐稳，最后系好安全带。

（8）在转运过程中养老护理师询问老年人的感受，以便改进操作。

（9）转运结束，洗手并做好记录。

【注意事项】

（1）转运过程中，老年人要系好安全带，不可自行上下轮椅。

（2）养老护理师随时观察老年人的病情。上下坡时，速度要慢，推行要稳。

（3）老年人乘坐轮椅的时间不宜太长，每30 min要更换体位1次。根据季节酌情为老年人增加衣服、毛毯来保暖，以免着凉。

（4）养老护理师应注意保护老年人的隐私。

【评价】

（1）老年人及其家属理解转运的目的，能主动配合。

（2）转运过程中注意观察病情，能与老年人有效沟通，保护隐私。

（3）步骤正确，操作熟练。

轮椅转移操作考核评分标准如附表4所示。

附表4　轮椅转移操作考核评分标准

姓名：　　　　学号：　　　　　　　　年　　月　　日

项目	内容	分值	得分	备注
解释评估	解释：向老年人及家属解释运送的目的、注意事项及配合要点，取得同意	5		
	评估：老年人的病情、体重及活动能力	5		
操作准备	环境准备：环境整洁，无障碍物	5		
	养老护理师准备：整洁着装，修剪指甲，洗净双手	5		
	用物准备：轮椅、棉被、枕头等	2		
	老年人准备：了解轮椅转运的目的、操作过程及需要配合的事项	3		
操作流程	（1）核对老年人的姓名及床号（5分） （2）检查轮椅部件是否完好（5分） （3）调节床面高度与轮椅坐垫高度一致，推轮椅与床呈30°~45°（5分） （4）固定刹车，抬起脚踏板（5分） （5）夹闭管道，妥善固定，协助老年人坐在床沿。老年人的双手手臂扶在养老护理师的肩上或交叉环抱在其颈后，身体前倾并靠于养老护理师的肩部（10分） （6）养老护理师环抱老年人的腰部，然后以自身身体为转动轴，将老年人移到轮椅上（10分） （7）养老护理师告知老年人拉好扶手，将两臂从老年人的腋下伸入，使老年人后移并坐稳，最后系好安全带（5分） （8）在转运过程中随时询问老年人的感受，以便改进操作（5分） （9）转运结束，养老护理师洗手并做好记录（5分）	55		
评价	（1）老年人及其家属了解转运目的，能主动配合（5分） （2）转运过程中注意观察病情，能与老年人有效沟通，保护隐私（5分） （3）步骤正确，操作熟练（10分）	20		
得分		100		

实训五　床向平车转运

【目的】

（1）掌握床向平车转运的操作方法。

（2）熟悉床向平车转运的注意事项。

（3）了解床向平车转运的评估内容。

【评估】

（1）向老年人及家属解释操作的目的、注意事项及配合要点，以取得同意。

（2）评估老年人的病情、体重及活动能力。

【准备】

（1）物品准备：平车、棉被、枕头、中单等。

（2）环境准备：环境整洁，无障碍物。

（3）养老护理师准备：整洁着装，修剪指甲，洗净双手。

（4）老年人准备：了解平车运送的目的、操作过程及需要配合的事项。

【步骤】

（1）核对老年人的姓名及床号，妥善安置老年人身上的各种导管。

（2）检查平车部件是否完好。

（3）根据老年人的病情和体重选择相应的转运方法。

①挪动法：适用于能在床上活动的老年人。

a. 推平车至床旁，移开床旁桌、床旁椅。

b. 掀开被子，夹闭导尿管，并妥善固定。

c. 推平车与床平行并靠拢，大轮端在床头，然后调节床面高度与平车高度一致，并固定刹车。

d. 养老护理师协助老年人将上半身、臀部、下肢依次向平车中央移动，拉起平车两侧的栏杆。

②一人搬运法：适用于上肢活动能力较好、体重较轻的老年人。

a. 推平车至床旁，使平车与床尾成钝角，大轮端在床尾，然后调节床面高度与平车高度一致，并固定刹车。

b. 养老护理师将双手从下方伸至老年人的身体对侧，分别托住老年人的肩部和腘窝；然后告知老年人将双手交叉环抱于养老护理师颈后。养老护理师抱起老年人平稳地放于平车中央，拉起平车两侧的栏杆。

③二人搬运法：适用于活动能力较差、体重较重的老年人。

279

a. 推平车至床旁，使平车与床尾成钝角，大轮端在床尾，然后调节床面高度与平车高度一致，并固定刹车。

b. 养老护理师甲、乙站于床的同侧，协助老年人仰卧，使其双手置于胸前。

c. 养老护理师甲、乙分别将双手从下方伸至老年人的身体对侧。养老护理师甲一手托肩部，一手托腰部，养老护理师乙一手托臀部，一手托腘窝，两人同时用力抬起老年人并放于平车中央，然后拉起平车两侧的栏杆。

④三人搬运法：适用于不能活动、体重较重的老年人。

a. 推平车至床旁，使平车与床尾成钝角，大轮端在床尾，然后调节床面高度与平车高度一致，并固定刹车。

b. 养老护理师甲、乙、丙三人站于床的同侧，三人分别将双手从下方伸至老年人的身体对侧。养老护理师甲一手托头颈部，一手托肩部，养老护理师乙一手托腰部，一手托臀部，养老护理师丙一手托腘窝，一手托踝部。三人同时用力抬起老年人并放于平车中央，然后拉起平车两侧的栏杆。

⑤四人搬运法：适用于颈椎、腰椎骨折或病情较重的老年人。

a. 推平车至床旁，移开床旁桌、床旁椅。

b. 掀开被子，夹闭导尿管，并妥善固定。

c. 使平车与床平行并靠拢，大轮端在床头，然后调节床面高度与平车高度一致，并固定刹车。

d. 养老护理师甲、乙分别站于床头和床尾，养老护理师丙、丁分别站于床和平车的两侧。

e. 养老护理师丙、丁将中单放在老年人身下。

f. 养老护理师甲固定老年人的头颈部，养老护理师乙固定老年人的双足，养老护理师丙、丁分别拉住中单的四角。四人同时用力抬起老年人，放于平车中央，并拉好平车两侧的栏杆。

（4）在转运过程中养老护理师询问老年人的感受，以便改进操作。

（5）转运结束，检查导尿管等有无脱落、弯曲，然后妥善固定。

（6）整理床单元，洗手、记录。

【注意事项】

（1）转运过程中，应随时观察老年人的病情。

（2）上下坡时，老年人的头部应处于高位。速度要慢，推行要稳。

（3）养老护理师注意保护老年人的隐私。

【评价】

（1）老年人及其家属理解转运的目的，能主动配合。

（2）转运过程中注意观察病情，能与老年人有效沟通，保护其隐私。

（3）步骤正确，操作熟练，运用节力原则。

床向平车转运操作评分表如附表5所示。

附表 5　床向平车转运操作评分表

姓名：　　　　　　学号：　　　　　　　　年　　月　　日

项目	内容	分值	得分	备注
解释 评估	解释：向老年人及家属解释操作的目的、注意事项及配合要点并取得同意	5		
	评估：评估老年人的病情、体重及活动能力	5		
操作 准备	环境准备：环境整洁，无障碍物	5		
	养老护理师准备：整洁着装，修剪指甲，洗净双手	5		
	物品准备：平车、棉被、枕头、中单等	2		
	老年人准备：了解平车运送的目的、操作过程及需要配合的事项	3		
操作 流程	核对老年人的姓名及床号	5		
	检查平车部件是否完好	5		
	根据老年人的病情和体重选择相应的转运方法	5		
	二人搬运法 (1) 推平车至床旁，使平车与床尾成钝角，大轮端在床尾，固定刹车（10分） (2) 养老护理师甲、乙站于同侧床旁，协助老年人仰卧，使其双手置于胸前（5分） (3) 养老护理师甲、乙分别将双手从下方伸至老年人的身体对侧，养老护理师甲一手托肩部，一手托腰部，养老护理师乙一手托臀部，一手托腘窝，两人同时用力抬起老年人并放于平车中央，拉好平车两侧的栏杆（15分）	30		
	转运过程中随时询问老年人的感受，以便改进操作	5		
	转运结束，检查导尿管等有无脱落、弯曲，妥善固定	5		
	整理床单元，洗手、记录	5		
评价	老年人及其家属理解转运的目的，能主动配合	5		
	转运过程中注意观察病情，能与老年人有效沟通，保护隐私	5		
	步骤正确，操作熟练，运用节力原则	5		
得分		100		

实训六　温水擦浴

【目的】

（1）掌握卧床老年人温水擦浴的操作方法。

（2）熟悉卧床老年人温水擦浴的注意事项。

（3）了解卧床老年人温水擦浴的目的。

【评估】

（1）老年人的生命体征、心理状态、意识状态、生活自理能力、理解能力、合作程度。

（2）老年人的皮肤状况有无异常。

（3）老年人的身体状况是否适合进行操作。

【准备】

（1）养老护理师准备。整洁衣帽，修剪指甲，洗手，戴口罩。

（2）老年人准备。老年人平卧于床上，盖好盖被，了解温水擦浴的目的、操作过程及配合的事项。

（3）环境准备。安静整洁，光线充足，温度适宜，最好在 22 ℃~24 ℃，关闭门窗，用屏风遮挡，请无关人员回避。

（4）用物准备。治疗车，治疗盘，32 ℃~34 ℃的温水 1 盆（内浸纱布或小毛巾 2 块），大毛巾，屏风，干净衣裤 1 套，医嘱本，笔。

【步骤】

1. 核对、解释

养老护理师核对老年人的床号、姓名，向老年人解释温水擦浴的目的、方法及注意事项，并取得配合。

2. 安置卧位

养老护理师协助老年人取平卧位。

3. 实施擦浴

（1）养老护理师打开老年人的盖被，协助老年人露出擦拭部位，垫大毛巾，拧干浸湿的小毛巾并将其缠在手上成手套式，以离心方向边擦边按摩，其顺序如下：

①先擦拭面颈部，顺序为：由内眦向外眦擦拭→由中心向两边擦拭额头→先擦拭鼻梁后擦拭两侧鼻翼→由中心向两侧擦拭两侧面颊部→擦拭口周（避开嘴唇）→擦拭耳部。

②露出一侧上肢，自颈部沿上臂外侧擦至手背，再自一侧胸部经腋窝内侧擦至手心，然后用相同方法擦拭另一上肢。

③脱下上衣，露出胸腹部，用大毛巾遮挡后擦拭（若是为高热老年人进行物理降温则禁忌擦拭胸腹部）。

④使老年人侧卧，露出背部，自颈部向下擦拭全背，擦完后穿好上衣。

⑤露出一侧下肢，先自内髋部沿腿的外侧擦至足背，再沿大腿内侧擦至踝部，自腹股沟的内侧擦至踝部，然后自股下经腘窝擦至足跟；同法擦拭另一下肢。

（2）擦干后协助老年人穿好裤子，盖好盖被。

4. 复测体温

若为高热老年人降温，擦浴 30 min 后养老护理师协助老年人测量体温，如体温降至 39 ℃，则可取下头部冰袋。

5. 整理记录

（1）养老护理师整理床单位，协助老年人采取舒适卧位。

（2）整理用物，清洗消毒后备用。

（3）养老护理师按要求整理好热水袋和冰袋，洗手，并记录体温变化。

【注意事项】

（1）温水擦浴过程中应注意保暖。

（2）温水擦浴过程中注意保护老年人的隐私，避免暴露过多。

（3）温水擦浴过程中注意保护老年人的安全，避免坠床的发生。

（4）温水擦浴时，水温控制在 32 ℃ ~ 34 ℃。

（5）温水擦浴过程中注意观察老年人的反应。老年人出现面色苍白、寒战、心慌时，立即停止擦浴，通知医生。

（6）为高热老年人温水擦浴时，注意将冰袋置于老年人的头部，将热水袋置于足底部。

（7）温水擦浴结束，撤去热水袋，待体温降至 39 ℃以下时再撤去冰袋。

（8）温水擦浴的禁忌部位：颈后、胸前区、腹部、阴囊、足底。

（9）对于皮肤褶皱较多的部位，如腋窝、腹股沟、腘窝等，应稍用力并延长停留时间。

【评价】

（1）老年人及其家属能理解温水擦浴的目的及重要性，能主动配合。

（2）老年人的皮肤状况良好。

（3）操作熟练，操作过程中无损伤、无污染。

温水擦浴考核评分标准如附表6所示。

附表 6　温水擦浴考核评分标准

姓名：　　　　　学号：　　　　　　　年　月　日

项目	内容	分值	得分	备注
操作准备	环境准备：环境整洁，调节室内温度为 22 ℃～24 ℃，调节水温为 32 ℃～34 ℃，关闭门窗，拉好隔帘	2		
	养老护理师准备：服装整洁，洗净双手	2		
	用物准备：治疗车，治疗盘，32 ℃～34 ℃的温水 1 盆（内浸纱布或小毛巾 2 块），大毛巾，屏风，干净衣裤 1 套，医嘱本，笔	4		
	老年人准备：老年人平卧于床上，盖好盖被	2		
解释评估	评估：老年人的身体状况、疾病情况，是否适宜擦浴	2		
	核对老年人的床号、姓名、腕带，向老年人解释温水擦浴的目的、过程及配合方法	3		
操作流程及要点	安置卧位：协助老年人取平卧位（3 分） 养老护理师打开老年人的盖被，协助老年人露出擦拭部位，下垫大毛巾，拧干浸湿的小毛巾并将其缠在手上成手套式，以离心方向边擦边按摩（10 分） 其顺序如下： （1）先擦拭面颈部，顺序为：由内眦向外眦擦拭→由中心向两边擦拭额头→先擦拭鼻梁后擦拭两侧鼻翼→由中心向两侧擦拭两侧面颊部→擦拭口周（避开嘴唇）→最后擦拭耳部（10 分） （2）露出一侧上肢，自颈部沿上臂外侧擦至手背，再自一侧胸部经腋窝内侧擦至手心，同法擦拭另一上肢（5 分） （3）脱下上衣，露出胸腹部，用大毛巾遮挡后擦拭（若为高热老年人进行物理降温则禁忌擦拭胸腹部）（5 分） （4）使老年人侧卧，露出背部，自颈向下擦拭全背，擦完后穿好上衣（5 分） （5）露出一侧下肢，自内髋部沿腿的外侧擦至足背，自腹股沟的内侧擦至踝部，自股下经腘窝擦至足跟；同法擦拭另一下肢（10 分） 擦干后协助老年人穿好裤子，盖好盖被（2 分） 复测体温： 若为高热老年人降温，擦浴 30 min 后协助老年人测量体温，如体温降至 39 ℃，则可取下头部冰袋（10 分）	60		
整理	养老护理师整理床单位，协助老年人采取舒适卧位	4		
	整理用物：清洗消毒后备用	3		
	养老护理师按要求洗手，并记录体温变化	3		
评价	老年人及其家属能理解温水擦浴的目的及重要性，能主动配合	5		
	老年人的皮肤状况良好	5		
	操作熟练，操作过程中无损伤、无污染	5		
总计		100		

实训七　心肺复苏术

【目的】

（1）掌握胸外按压及人工呼吸的方法。

（2）了解心脏骤停的表现。

【评估】

（1）抢救现场环境是否安全。

（2）老年人的生命体征情况。

【准备】

（1）环境准备：环境宽敞、安全，无障碍物。

（2）养老护理师准备：着装得体，便于操作。

（3）用物准备：多功能模拟人、纱布、弯盘。

【步骤】

（1）确认现场环境安全。

（2）识别心脏骤停。

①见有老年人晕倒，双手轻拍老年人，并分别在两侧耳边大声呼唤："喂，您怎么了！"禁忌摇晃老年人的肩部。

②若老年人无应答，在 10 s 内检查老年人的呼吸和脉搏。

③判断呼吸：看是否有胸廓起伏，听是否有气流声音，用面部感觉是否有气流。

④判断脉搏：食指和中指并拢，从患者的气管正中部位向旁滑移 2~3 cm，在胸锁乳突肌内侧轻触颈动脉，感受搏动，并大声数数"1 001，1 002，1 003，1 004，1 005，1 006，1 007"，观察病人有无自主呼吸、有无大动脉搏动。

（3）启动应急系统。

①记录发现老年人无意识的时间。

②呼叫旁人帮忙拨打急救电话，如果在院内可自取或叫人帮忙取除颤仪。

（4）摆体位。

将老年人仰卧于硬板床上或地上，使身体成一条直线，为其去枕，使头后仰，解开衣领。

（5）胸外心脏按压术（单人）。

①养老护理师站在或跪于老年人一侧。

②按压部位及手法：以两乳头连线的中点为按压点；左手手掌根部接触老年人胸部的皮肤，右手搭在定位手的手背上，双手重叠，十指交叉相扣；定位手的 5 个手指翘起。

③按压方法：双肘关节伸直，双肩及双臂与胸骨垂直，养老护理师依靠自己的体重、

肘及臂力，有节律地垂直施加压力；每次按压后迅速放松，放松时手掌跟不离开胸壁，使胸廓充分回弹。

④按压深度：至少 5 cm。

⑤按压频率：每分钟 100~120 次。

（6）开放气道。

开放气道是指将老年人的头偏向一侧，清除口腔、气道内的分泌物或异物，有义齿时应取下。开放气道的方法如下：

①仰头抬颏法：养老护理师将一只手的小鱼际置于老年人的前额，用力向后压，使其头部后仰，把另一只手的食指、中指置于老年人的下颌骨下方，将颏部向前、向上抬起。

②提下颌法：养老护理师置双肘于老年人的头部两侧，将双手的食指、中指、无名指放在老年人的下颌骨下方，向上或向后抬起下颌。

（7）人工呼吸。

①频率：每 5~6 秒做 1 次人工呼吸，按压与人工呼吸的比为 30∶2。

②口对口人工呼吸法。

a. 在老年人口鼻处盖一单层纱布或隔离膜。

b. 养老护理师用保持老年人头部后仰的拇指和食指捏住老年人的鼻孔。

c. 双唇包住老年人的口部（不留空隙），吹气，必须使胸廓扩张。

d. 吹毕，松开捏住鼻孔的手，养老护理师稍抬起头，在侧转换气的同时注意观察老年人的胸部复原情况，注意每次吹气不超过 2 s。

（8）效果评价。

养老护理师判断心肺复苏是否有效，2 min 内做 5 个循环，先判断颈动脉是否有搏动，同时判断呼吸。

（9）复苏的有效指征。

①瞳孔：瞳孔由大变小。

②颈动脉：颈动脉有搏动。

③面色：面色、口唇和甲床由发绀转为红润。

④神志：眼球活动可见，睫毛反射或瞳孔对光反射恢复。

⑤呼吸：自主呼吸恢复。

（10）如已复苏，实施进一步的生命支持，记录复苏的时间，摆复苏体位，去掉枕头，使老年人的头偏向一侧。

【注意事项】

（1）发现老年人可能心脏骤停时要快速反应，尽快开始心肺复苏。

（2）注意按压体位，老年人一定要平躺、仰卧在坚硬的平面上。

（3）按压部位要准确。

（4）开放气道之前先清理呼吸道。

（5）做人工呼吸的时候，只有每次都看到胸廓起伏，才算有效的人工呼吸。

【评价】

（1）操作熟练，无损伤。

（2）按压手法正确，定位准确。

心肺复苏术考核评分标准如附表7所示。

附表7 心肺复苏术考核评分标准

姓名： 学号： 年 月 日

项目	内容	分值	得分	备注
操作准备	自我介绍：各位老师好，我叫×××，参考项目为心肺复苏术，请求开考	1		
	环境准备：环境宽敞，安全，无障碍物	2		
	养老护理师准备：着装得体，便于操作	2		
	用物准备：多功能模拟人、纱布、弯盘	5		
操作步骤	识别心脏骤停 （1）见有人晕倒，双手轻拍老年人，并分别在两侧耳边大声呼唤："喂，您怎么了！"禁忌摇晃老年人肩部（2分） （2）若老年人无应答，在10秒内检查老年人的呼吸和脉搏 判断呼吸：看是否有胸廓起伏，听是否有气流声音，用面部感觉是否有气流（3分） （3）判断脉搏：食指和中指并拢，从老年人的气管正中部位向旁滑移2~3 cm，在胸锁乳突肌内侧轻触颈动脉，感受搏动，并大声数数"1 001，1 002，1 003，1 004，1 005，1 006，1 007"，观察老年人有无自主呼吸、有无大动脉搏动（3分）	8		
	启动应急反应系统 （1）记录发现老年人无意识的时间（2分） （2）呼叫旁人帮忙拨打急救电话，如果在院内可自取或叫人帮忙取除颤仪（3分）	5		
	摆体位：将老年人仰卧于硬板床上或地上，使身体成一条直线，为其去枕，使头后仰，解开衣领	5		
	胸外心脏按压术（单人法） （1）养老护理师站在或跪于老年人一侧（3分） （2）按压部位及手法： 以两乳头连线的中点为按压点（5分） 左手手掌根部接触老年人胸部的皮肤，右手搭在定位手的手背上，双手重叠，十指交叉相扣（5分） 定位手的5个手指翘起（2分） （3）按压方法：双肘关节伸直，双肩及双臂与胸骨垂直，养老护理师依靠自己的体重、肘及臂力，有节律地垂直施加压力；每次按压后迅速放松，放松时手掌跟不离开胸壁，使胸廓充分回弹（5分） （4）按压深度：成人至少5厘米（3分） （5）按压频率：每分钟100~120次（2分）	25		

附表7(续)

项目	内容	分值	得分	备注
操作步骤	开放气道：将老年人的头偏向一侧，清除口腔、气道内的分泌物或异物，有义齿者应取下义齿（2分） 开放气道方法： （1）仰头抬颏法：养老护理师一只手的小鱼际置于老年人前额，用力向后压，使其头部后仰，另一只手的食指、中指置于老年人的下颌骨下方，将颏部向上抬起（5分） （2）提下颌法：养老护理师的双肘置于老年人头部两侧，将双手的食指、中指、无名指放在老年人下颌骨下方，向上或向后抬起下颌（5分）	12		
	人工呼吸：每5～6秒进行1次呼吸，按压与人工呼吸的比为30∶2（5分） 口对口人工呼吸法： （1）在老年人口鼻处盖一单层纱布或隔离膜（2分） （2）养老护理师利用保持老年人头后仰的拇指和食指捏住老年人的鼻孔（3分） （3）双唇包住老年人口部（不留空隙），吹气，必须使胸廓扩张（5分） （4）吹毕，松开捏住鼻孔的手，养老护理师稍抬起头，侧转换气的同时注意观察老年人的胸部复原情况，注意每次吹气不超过2秒钟（5分）	20		
	判断心肺复苏是否有效，2分钟内做5个循环，先判断颈动脉是否有搏动，同时判断呼吸（2分） 复苏的有效指征： （1）瞳孔：瞳孔由大变小（1分） （2）颈动脉：颈动脉有搏动（1分） （3）面色：面色、口唇和甲床由发绀转为红润（1分） （4）神志：眼球活动可见，睫毛反射或对光反射恢复（1分） （5）呼吸：自主呼吸恢复（1分） 如已复苏，实施进一步的生命支持，记录复苏的时间，摆复苏体位，去枕，使老年人的头偏向一侧（3分）	10		
评价	（1）动作熟练（2分） （2）手法正确、定位准确（3分）	5		
得分		100		

实训八 海姆利克法

【目的】

（1）掌握噎食的急救措施。

（2）了解噎食的表现。

【评估】

评估老年人的意识，观察能否发声、口鼻有无异物。

【准备】

（1）环境准备：环境安全。

（2）养老护理师准备：着装得体，便于操作。

（3）老年人准备：根据意识情况摆放合适的体位。

（4）用物准备：海姆立克模型1个、纱布1块、弯盘1个、手电筒1个。

【步骤】

（1）呼救：寻求他人的帮助，拨打"120"急救电话。

（2）摆体位：立位或仰卧位。

（3）清除异物：清除口鼻内肉眼可见的异物。

（4）立位：养老护理师双手环抱老年人的腰部，一只手握拳，大拇指侧对其肚脐上两横指处，另一只手包裹住握拳的手，双手用力，快速向内、向上冲击，直至排除异物。

（5）卧位：养老护理师骑跨在老年人髋部，一只手的掌根置于老年人肚脐上两横指处，另一只手与该手重叠，借助身体的力量，快速向内、向上冲击。

（6）操作后的处理。

①保持气道通畅，等待进一步的生命支持。

②安抚老年人的情绪。

③洗手、记录、整理用物。

【注意事项】

（1）不宜盲目拍背。

（2）及时拨打急救电话。

【评价】

（1）反应迅速，动作快而不乱。

（2）操作熟练，操作过程中无损伤。

（3）异物排出。

海姆利克法考核评分标准如附表8所示。

附表8 海姆利克法考核评分标准

姓名： 学号： 年 月 日

项目	内容	分值	得分	备注
操作准备	评估老年人的意识是否清醒，观察口腔有无异物，询问老年人是否被异物卡住	4		
	养老护理师准备：衣帽整洁	2		
	用物准备：海姆立克模型、纱布、弯盘、手电筒	4		
	环境准备：环境安全、宽敞明亮	3		
操作步骤	呼救：寻求他人的帮助，拨打"120"急救电话	4		
	摆体位： (1) 意识清醒：立位（2分） (2) 意识昏迷：卧位，头往后仰，保持气道开放（2分）	4		
	清除异物：对于手指可清除的异物，可用纱布包裹手指，将异物取出并置于弯盘中	4		
	施救： (1) 施救者双手环抱其腰部（5分） (2) 一只手握拳（5分） (3) 大拇指侧对其肚脐上两横指处（5分） (4) 另一只手包裹住握拳的手（5分） (5) 双手用力，快速向内、向上冲击，直至排除异物（5分） 卧位： (1) 养老护理师骑跨在老年人的髋部（2分） (2) 一只手的掌根置于老年人肚脐上两横指处（3分） (3) 另一只手与该手重叠（5分） (4) 借助身体的力量，快速向内、向上冲击（10分）	45		
	保持气道通畅，等待进一步的生命支持	5		
	安抚老年人的情绪	5		
	洗手、记录、整理用物	5		
评价	反应迅速，动作快而不乱	5		
	操作熟练，操作过程中无损伤	5		
	排出异物	5		
得分		100		

附　件

附件 1　中华人民共和国老年人权益保障法

附件 2　中华人民共和国劳动法

附件 3　中华人民共和国劳动合同法

附件 4 中华人民共和国消防法

附件 5 中华人民共和国食品卫生安全法